U0302997

全国科学技术名词审定委员会

公　　布

生殖医学名词

CHINESE TERMS IN REPRODUCTIVE MEDICINE

2022

医学名词审定委员会

生殖医学名词审定分委员会

国家自然科学基金资助项目

科学出版社

北　京

内 容 简 介

本书是全国科学技术名词审定委员会审定公布的生殖医学基本名词，内容包括：总论、生殖系统解剖、生殖生理与内分泌、生殖系统疾病、不孕不育诊断与治疗技术、辅助生殖技术、生殖调控、性与性功能障碍、生殖医学前沿技术、生殖遗传、生殖保健、生殖伦理 12 部分，共 1443 条。书末附有英汉、汉英两种索引，以便读者检索。本书公布的名词科研、教学、生产、经营及新闻出版等部门应遵照使用的生殖医学规范名词。

图书在版编目(CIP)数据

生殖医学名词 / 医学名词审定委员会，生殖医学名词审定分委员会审定. —北京：科学出版社，2022.3
ISBN 978-7-03-071769-6

Ⅰ. ①生… Ⅱ. ①医… ②生… Ⅲ. ①生殖医学–名词术语 Ⅳ. ①R339.2-61

中国版本图书馆 CIP 数据核字（2022）第 037240 号

责任编辑：商 涛 沈红芬 许红霞 杨 威 / 责任校对：张小霞
责任印制：赵 博 / 封面设计：吴霞暖

科 学 出 版 社 出版
北京东黄城根北街 16 号
邮政编码：100717
http://www.sciencep.com
北京建宏印刷有限公司印刷
科学出版社发行 各地新华书店经销

*

2022 年 3 月第 一 版 开本：787×1092 1/16
2024 年 9 月第四次印刷 印张：12
字数：280 000
定价：118.00 元
（如有印装质量问题，我社负责调换）

全国科学技术名词审定委员会
第七届委员会委员名单

特邀顾问：路甬祥　许嘉璐　韩启德

主　　任：白春礼

副 主 任：梁言顺　黄　卫　田学军　蔡　昉　邓秀新　何　雷　何鸣鸿
　　　　　裴亚军

常　　委（以姓名笔画为序）：

田立新　曲爱国　刘会洲　孙苏川　沈家煊　宋　军　张　军
张伯礼　林　鹏　周文能　饶克勤　袁亚湘　高　松　康　乐
韩　毅　雷筱云

委　　员（以姓名笔画为序）：

卜宪群　王　军　王子豪　王同军　王建军　王建朗　王家臣
王清印　王德华　尹虎彬　邓初夏　石　楠　叶玉如　田　森
田胜立　白殿一　包为民　冯大斌　冯惠玲　毕健康　朱　星
朱士恩　朱立新　朱建平　任　海　任南琪　刘　青　刘正江
刘连安　刘国权　刘晓明　许毅达　那伊力江·吐尔干　孙宝国
孙瑞哲　李一军　李小娟　李志江　李伯良　李学军　李承森
李晓东　杨　鲁　杨　群　杨汉春　杨安钢　杨焕明　汪正平
汪雄海　宋　彤　宋晓霞　张人禾　张玉森　张守攻　张社卿
张建新　张绍祥　张洪华　张继贤　陆雅海　陈　杰　陈光金
陈众议　陈言放　陈映秋　陈星灿　陈超志　陈新滋　尚智丛
易　静　罗　玲　周　畅　周少来　周洪波　郑宝森　郑筱筠
封志明　赵永恒　胡秀莲　胡家勇　南志标　柳卫平　闻映红
姜志宏　洪定一　莫纪宏　贾承造　原遵东　徐立之　高　怀
高　福　高培勇　唐志敏　唐绪军　益西桑布　黄清华　黄璐琦
萨楚日勒图　龚旗煌　阎志坚　梁曦东　董　鸣　蒋　颖
韩振海　程晓陶　程恩富　傅伯杰　曾明荣　谢地坤　赫荣乔
蔡　怡　谭华荣

第四届医学名词审定委员会委员名单

主　任：陈　竺

副主任：饶克勤　刘德培　贺福初　郑树森　王　宇　罗　玲

委　员（以姓名笔画为序）：

于　欣　王　辰　王永明　王汝宽　李兆申　杨伟炎

沈　悌　张玉森　陈　杰　屈婉莹　胡仪吉　徐建国

曾正陪　照日格图　魏丽惠

秘书长：张玉森（兼）

生殖医学名词审定分委员会委员名单

主　任：乔　杰　黄荷凤

委　员（以姓名笔画为序）：

王树玉　王雁玲　刘　平　刘嘉茵　孙　斐　杨　菁

杨冬梓　陈子江　郁　琦　黄元华　曹云霞　廖秦平

熊承良

秘　书：王　洋

生殖医学名词编写委员会委员名单

主　编：李　蓉

委　员（以姓名笔画为序）：

马延敏　马彩虹　王晓红　石玉华　卢美松　刘见桥

李　铮　李红钢　张　丹　张翠莲　武学清　林　戈

洪　锴　梁晓燕　靳　镭　潘　峰　薛　晴

白春礼序

科技名词伴随科技发展而生，是概念的名称，承载着知识和信息。如果说语言是记录文明的符号，那么科技名词就是记录科技概念的符号，是科技知识得以传承的载体。我国古代科技成果的传承，即得益于此。《山海经》记录了山、川、陵、台及几十种矿物名；《尔雅》19篇中，有16篇解释名物词，可谓是我国最早的术语词典；《梦溪笔谈》第一次给"石油"命名并一直沿用至今；《农政全书》创造了大量农业、土壤及水利工程名词；《本草纲目》使用了数百种植物和矿物岩石名称。延传至今的古代科技术语，体现着圣哲们对科技概念定名的深入思考，在文化传承、科技交流的历史长河中做出了不可磨灭的贡献。

科技名词规范工作是一项基础性工作。我们知道，一个学科的概念体系是由若干个科技名词搭建起来的，所有学科概念体系整合起来，就构成了人类完整的科学知识架构。如果说概念体系构成了一个学科的"大厦"，那么科技名词就是其中的"砖瓦"。科技名词审定和公布，就是为了生产出标准、优质的"砖瓦"。

科技名词规范工作是一项需要重视的基础性工作。科技名词的审定就是依照一定的程序、原则、方法对科技名词进行规范化、标准化，在厘清概念的基础上恰当定名。其中，对概念的把握和厘清至关重要，因为如果概念不清晰、名称不规范，势必会影响科学研究工作的顺利开展，甚至会影响对事物的认知和决策。举个例子，我们在讨论科技成果转化问题时，经常会有"科技与经济'两张皮'""科技对经济发展贡献太少"等说法，尽管在通常的语境中，把科学和技术连在一起表述，但严格说起来，会导致在认知上没有厘清科学与技术之间的差异，而简单把技术研发和生产实际之间脱节的问题理解为科学研究与生产实际之间的脱节。一般认为，科学主要揭示自然的本质和内在规律，回答"是什么"和"为什么"的问题，技术以改造自然为目的，回答"做什么"和"怎么做"的问题。科学主要表现为知识形态，是创造知识的研究，技术则具有物化形态，是综合利用知识于需求的研究。科学、技术是不同类型的创新活动，有着不同的发展规律，体现不同的价值，需要形成对不同性质的研发活动进行分类支持、分类评价的科学管理体系。从这个角度来看，科技名词规范工作是一项必不可少的基础性工作。我非常同意老一辈专家叶笃正的观点，他认为："科技名词规范化工作的作用比我们想象的还要大，是一项事关我国科技事业发展的基础设施建设工作！"

科技名词规范工作是一项需要长期坚持的基础性工作。我国科技名词规范工作已经有110年的历史。1909年清政府成立科学名词编订馆，1932年南京国民政府成立国立编译馆，是为了学习、引进、吸收西方科学技术，对译名和学术名词进行规范统一。中华人民共和国成立后，随即成立了"学术名词统一工作委员会"。1985年，为了更好地促进我国科学技术的发展，推动我国从科技弱国向科技大国迈进，国家成立了"全国自然科学名词审定委员会"，主要对自然科学领域的名词进行规范统一。1996年，国家批准将"全国自然科学名词审定委员会"改为"全国科学技术名词审定委员会"，是为了响应科教兴国战略，促进我国由科技大国向科技强国迈进，而将工作范围由自然科学技术领域扩展到工程技术、人文社会科学等领域。科学技术发展到今天，信息技术和互联网技术在不断突进，前沿科技在不断取得突破，新的科学领域在不断产生，新概念、新名词在不断涌现，科技名词规范工作仍然任重道远。

110年的科技名词规范工作，在推动我国科技发展的同时，也在促进我国科学文化的传承。科技名词承载着科学和文化，一个学科的名词，能够勾勒出学科的面貌、历史、现状和发展趋势。我们不断地对学科名词进行审定、公布、入库，形成规模并提供使用，从这个角度来看，这项工作又有几分盛世修典的意味，可谓"功在当代，利在千秋"。

在党和国家重视下，我们依靠数千位专家学者，已经审定公布了65个学科领域的近50万条科技名词，基本建成了科技名词体系，推动了科技名词规范化事业协调可持续发展。同时，在全国科学技术名词审定委员会的组织和推动下，海峡两岸科技名词的交流对照统一工作也取得了显著成果。两岸专家已在30多个学科领域开展了名词交流对照活动，出版了20多种两岸科学名词对照本和多部工具书，为两岸和平发展做出了贡献。

作为全国科学技术名词审定委员会现任主任委员，我要感谢历届委员会所付出的努力。同时，我也深感责任重大。

十九大的胜利召开具有划时代意义，标志着我们进入了新时代。新时代，创新成为引领发展的第一动力。习近平总书记在十九大报告中，从战略高度强调了创新，指出创新是建设现代化经济体系的战略支撑，创新处于国家发展全局的核心位置。在深入实施创新驱动发展战略中，科技名词规范工作是其基本组成部分，因为科技的交流与传播、知识的协同与管理、信息的传输与共享，都需要一个基于科学的、规范统一的科技名词体系和科技名词服务平台作为支撑。

我们要把握好新时代的战略定位，适应新时代新形势的要求，加强与科技的协同发展。一方面，要继续发扬科学民主、严谨求实的精神，保证审定公布成果的权威性和规范性。科技名词审定是一项既具规范性又有研究性，既具协调性又有长期性的综合性工作。在长期的科技名词审定工作实践中，全国科学技术名词审定委员会积累了丰富的经验，形成了一套完整的组织和审定流程。这一流程，有利于确立公布名词的权威性，有利于保证公布名词的规范性。但是，我们仍然要创新审定机制，高质高效地完成科技名词审定公布任务。另一方面，在做好科技名词审定公布工作的同时，我们要瞄准世界科技前沿，服务于前瞻性基础研究。习总书记在报告中特别提到"中国天眼"、"悟空号"暗物质粒子探测卫星、"墨子号"量子科学实验卫星、天宫二号和"蛟龙号"载人潜水器等重大科技成果，这些都是随着我国科技发展诞生的新概念、新名词，是科技名词规范工作需要关注的热点。围绕新时代中国特色社会主义发展的重大课题，服务于前瞻性基础研究、新的科学领域、新的科学理论体系，应该是新时代科技名词规范工作所关注的重点。

未来，我们要大力提升服务能力，为科技创新提供坚强有力的基础保障。全国科学技术名词审定委员会第七届委员会成立以来，在创新科学传播模式、推动成果转化应用等方面作了很多努力。例如，及时为 113 号、115 号、117 号、118 号元素确定中文名称，联合中国科学院、国家语言文字工作委员会召开四个新元素中文名称发布会，与媒体合作开展推广普及，引起社会关注。利用大数据统计、机器学习、自然语言处理等技术，开发面向全球华语圈的术语知识服务平台和基于用户实际需求的应用软件，受到使用者的好评。今后，全国科学技术名词审定委员会还要进一步加强战略前瞻，积极应对信息技术与经济社会交汇融合的趋势，探索知识服务、成果转化的新模式、新手段，从支撑创新发展战略的高度，提升服务能力，切实发挥科技名词规范工作的价值和作用。

使命呼唤担当，使命引领未来，新时代赋予我们新使命。全国科学技术名词审定委员会只有准确把握科技名词规范工作的战略定位，创新思路，扎实推进，才能在新时代有所作为。

是为序。

白春礼

2018 年春

路 甬 祥 序

　　我国是一个人口众多、历史悠久的文明古国，自古以来就十分重视语言文字的统一，主张"书同文、车同轨"，把语言文字的统一作为民族团结、国家统一和强盛的重要基础和象征。我国古代科学技术十分发达，以四大发明为代表的古代文明，曾使我国居于世界之巅，成为世界科技发展史上的光辉篇章。而伴随科学技术产生、传播的科技名词，从古代起就已成为中华文化的重要组成部分，在促进国家科技进步、社会发展和维护国家统一方面发挥着重要作用。

　　我国的科技名词规范统一活动有着十分悠久的历史。古代科学著作记载的大量科技名词术语，标志着我国古代科技之发达及科技名词之活跃与丰富。然而，建立正式的名词审定组织机构则是在清朝末年。1909 年，我国成立了科学名词编订馆，专门从事科学名词的审定、规范工作。到了新中国成立之后，由于国家的高度重视，这项工作得以更加系统地、大规模地开展。1950 年政务院设立的学术名词统一工作委员会，以及 1985 年国务院批准成立的全国自然科学名词审定委员会（现更名为全国科学技术名词审定委员会，简称全国科技名词委），都是政府授权代表国家审定和公布规范科技名词的权威性机构和专业队伍。他们肩负着国家和民族赋予的光荣使命，秉承着振兴中华的神圣职责，为科技名词规范统一事业默默耕耘，为我国科学技术的发展做出了基础性的贡献。

　　规范和统一科技名词，不仅在消除社会上的名词混乱现象，保障民族语言的纯洁与健康发展等方面极为重要，而且在保障和促进科技进步，支撑学科发展方面也具有重要意义。一个学科的名词术语的准确定名及推广，对这个学科的建立与发展极为重要。任何一门科学（或学科），都必须有自己的一套系统完善的名词来支撑，否则这门学科就立不起来，就不能成为独立的学科。郭沫若先生曾将科技名词的规范与统一称为"乃是一个独立自主国家在学术工作上所必须具备的条件，也是实现学术中国化的最起码的条件"，精辟地指出了这项基础性、支撑性工作的本质。

　　在长期的社会实践中，人们认识到科技名词的规范和统一工作对于一个国家的科技发展和文化传承非常重要，是实现科技现代化的一项支撑性的系统工程。没有这样一个系统的规范化的支撑条件，不仅现代科技的协调发展将遇到极大困难，而且在科技日益渗透人们生活各方面、各环节的今天，还将给教育、传播、交流、经贸等多方面带来困难和损害。

全国科技名词委自成立以来，已走过近 20 年的历程，前两任主任钱三强院士和卢嘉锡院士为我国的科技名词统一事业倾注了大量的心血和精力，在他们的正确领导和广大专家的共同努力下，取得了卓著的成就。2002 年，我接任此工作，时逢国家科技、经济飞速发展之际，因而倍感责任的重大；及至今日，全国科技名词委已组建了 60 个学科名词审定分委员会，公布了 50 多个学科的 63 种科技名词，在自然科学、工程技术与社会科学方面均取得了协调发展，科技名词蔚成体系。而且，海峡两岸科技名词对照统一工作也取得了可喜的成绩。对此，我实感欣慰。这些成就无不凝聚着专家学者们的心血与汗水，无不闪烁着专家学者们的集体智慧。历史将会永远铭刻着广大专家学者孜孜以求、精益求精的艰辛劳作和为祖国科技发展做出的奠基性贡献。宋健院士曾在 1990 年全国科技名词委的大会上说过："历史将表明，这个委员会的工作将对中华民族的进步起到奠基性的推动作用。"这个预见性的评价是毫不为过的。

科技名词的规范和统一工作不仅仅是科技发展的基础，也是现代社会信息交流、教育和科学普及的基础，因此，它是一项具有广泛社会意义的建设工作。当今，我国的科学技术已取得突飞猛进的发展，许多学科领域已接近或达到国际前沿水平。与此同时，自然科学、工程技术与社会科学之间交叉融合的趋势越来越显著，科学技术迅速普及到了社会各个层面，科学技术同社会进步、经济发展已紧密地融为一体，并带动着各项事业的发展。所以，不仅科学技术发展本身产生的许多新概念、新名词需要规范和统一，而且由于科学技术的社会化，社会各领域也需要科技名词有一个更好的规范。另外，随着香港、澳门的回归，海峡两岸科技、文化、经贸交流不断扩大，祖国实现完全统一更加迫近，两岸科技名词对照统一任务也十分迫切。因而，我们的名词工作不仅对科技发展具有重要的价值和意义，而且在经济发展、社会进步、政治稳定、民族团结、国家统一和繁荣等方面都具有不可替代的特殊价值和意义。

最近，中央提出树立和落实科学发展观，这对科技名词工作提出了更高的要求。我们要按照科学发展观的要求，求真务实，开拓创新。科学发展观的本质与核心是以人为本，我们要建设一支优秀的名词工作队伍，既要保持和发扬老一辈科技名词工作者的优良传统，坚持真理、实事求是、甘于寂寞、淡泊名利，又要根据新形势的要求，面向未来、协调发展、与时俱进、锐意创新。此外，我们要充分利用网络等现代科技手段，使规范科技名词得到更好的传播和应用，为迅速提高全民文化素质做出更大贡献。科学发展观的基本要求是坚持以人为本，全面、协调、可持续发展，因此，科技名词工作既要紧密围绕当前国民经济建设形势，着重开展好科技领域的学科名词审定工作，同时又要在强调经济社会以及人与自然协调发展的思想指导下，开展好社会科学、文化教育和资源、生态、环境领域的科学名词审定工作，促进各个学科领域的相互融合和共同繁荣。科学发展观非常注重可持续发展的理念，因此，我们在不断丰富和发展已建立的科技名词体系的同时，还要进一步研究具有中国特色的术语学理论，以创建中国的术语学派。研究和建立中国特色的术语学理论，也是一种知识创新，是实现科技名词工作可持续发展的必由之路，我们应当为此付出更大的努力。

当前国际社会已处于以知识经济为走向的全球经济时代，科学技术发展的步伐将会越来越快。我国已加入世贸组织，我国的经济也正在迅速融入世界经济主流，因而国内外科技、文化、经贸的交流将越来越广泛和深入。可以预言，21世纪中国的经济和中国的语言文字都将对国际社会产生空前的影响。因此，在今后10到20年之间，科技名词工作就变得更具现实意义，也更加迫切。"路漫漫其修远兮，吾将上下而求索"，我们应当在今后的工作中，进一步解放思想，务实创新、不断前进。不仅要及时地总结这些年来取得的工作经验，更要从本质上认识这项工作的内在规律，不断地开创科技名词统一工作新局面，做出我们这代人应当做出的历史性贡献。

2004 年深秋

卢 嘉 锡 序

科技名词伴随科学技术而生，犹如人之诞生其名也随之产生一样。科技名词反映着科学研究的成果，带有时代的信息，铭刻着文化观念，是人类科学知识在语言中的结晶。作为科技交流和知识传播的载体，科技名词在科技发展和社会进步中起着重要作用。

在长期的社会实践中，人们认识到科技名词的统一和规范化是一个国家和民族发展科学技术的重要的基础性工作，是实现科技现代化的一项支撑性的系统工程。没有这样一个系统的规范化的支撑条件，科学技术的协调发展将遇到极大的困难。试想，假如在天文学领域没有关于各类天体的统一命名，那么，人们在浩瀚的宇宙当中，看到的只能是无序的混乱，很难找到科学的规律。如是，天文学就很难发展。其他学科也是这样。

古往今来，名词工作一直受到人们的重视。严济慈先生 60 多年前说过，"凡百工作，首重定名；每举其名，即知其事"。这句话反映了我国学术界长期以来对名词统一工作的认识和做法。古代的孔子曾说"名不正则言不顺"，指出了名实相副的必要性。荀子也曾说"名有固善，径易而不拂，谓之善名"，意为名有完善之名，平易好懂而不被人误解之名，可以说是好名。他的"正名篇"即是专门论述名词术语命名问题的。近代的严复则有"一名之立，旬月踟蹰"之说。可见在这些有学问的人眼里，"定名"不是一件随便的事情。任何一门科学都包含很多事实、思想和专业名词，科学思想是由科学事实和专业名词构成的。如果表达科学思想的专业名词不正确，那么科学事实也就难以令人相信了。

科技名词的统一和规范化标志着一个国家科技发展的水平。我国历来重视名词的统一与规范工作。从清朝末年的科学名词编订馆，到 1932 年成立的国立编译馆，以及新中国成立之初的学术名词统一工作委员会，直至 1985 年成立的全国自然科学名词审定委员会(现已改名为全国科学技术名词审定委员会，简称全国名词委)，其使命和职责都是相同的，都是审定和公布规范名词的权威性机构。现在，参与全国名词委领导工作的单位有中国科学院、科学技术部、教育部、中国科学技术协会、国家自然科学基金委员会、新闻出版署、国家质量技术监督局、国家广播电影电视总局、国家知识产权局和国家语言文字工作委员会,这些部委各自选派了有关领导干部担任全国名词委的领导,有力地推动科技名词的统一和推广应用工作。

全国名词委成立以后,我国的科技名词统一工作进入了一个新的阶段。在第一任主任委员钱三强同志的组织带领下,经过广大专家的艰苦努力,名词规范和统一工作取得了显著的成绩。1992 年三强同志不幸谢世。我接任后,继续推动和开展这项工作。在国家和有关部门的支持及广大专家学者的努力下,全国名词委 15 年来按学科共组建了 50 多个学科的名词审定分委员会,有 1800 多位专家、学者参加名词审定工作,还有更多的专家、学者参加书面审查和座谈讨论等,形成的科技名词工作队伍规模之大、水平层次之高前所未有。15 年间共审定公布了包括理、工、农、医及交叉学科等各学科领域的名词共计 50 多种。而且,对名词加注定义的工作经试点后业已逐渐展开。另外,遵照术语学理论,根据汉语汉字特点,结合科技名词审定工作实践,全国名词委制定并逐步完善了一套名词审定工作的原则与方法。可以说,在 20 世纪的最后15 年中,我国基本上建立起了比较完整的科技名词体系,为我国科技名词的规范和统一奠定了良好的基础,对我国科研、教学和学术交流起到了很好的作用。

在科技名词审定工作中,全国名词委密切结合科技发展和国民经济建设的需要,及时调整工作方针和任务,拓展新的学科领域开展名词审定工作,以更好地为社会服务、为国民经济建设服务。近些年来,又对科技新词的定名和海峡两岸科技名词对照统一工作给予了特别的重视。科技新词的审定和发布试用工作已取得了初步成效,显示了名词统一工作的活力,跟上了科技发展的步伐,起到了引导社会的作用。两岸科技名词对照统一工作是一项有利于祖国统一大业的基础性工作。全国名词委作为我国专门从事科技名词统一的机构,始终把此项工作视为自己责无旁贷的历史性任务。通过这些年的积极努力,我们已经取得了可喜的成绩。做好这项工作,必将对弘扬民族文化,促进两岸科教、文化、经贸的交流与发展做出历史性的贡献。

科技名词浩如烟海,门类繁多,规范和统一科技名词是一项相当繁重而复杂的长期工作。在科技名词审定工作中既要注意同国际上的名词命名原则与方法相衔接,又要依据和发挥博大精深的汉语文化,按照科技的概念和内涵,创造和规范出符合科技规律和汉语文字结构特点的科技名词。因而,这又是一项艰苦细致的工作。广大专家学者字斟句酌，精益求精，以高度的社会责任感和敬业精神投身于这项事业。可以说，全国名词委公布的名词是广大专家学者心血的结晶。这里，我代表全国名词委，向所有参与这项工作的专家学者们致以崇高的敬意和衷心的感谢！

审定和统一科技名词是为了推广应用。要使全国名词委众多专家多年的劳动成果——规范名词，成为社会各界及每位公民自觉遵守的规范，需要全社会的理解和支持。国务院和4个有关部委〔国家科委(今科学技术部)、中国科学院、国家教委(今教育部)和新闻出版署〕已分别于1987年和1990年行文全国，要求全国各科研、教学、生产、经营以及新闻出版等单位遵照使用全国名词委审定公布的名词。希望社会各界自觉认真地执行，共同做好这项对于科技发展、社会进步和国家统一极为重要的基础工作，为振兴中华而努力。

值此全国名词委成立15周年、科技名词书改装之际，写了以上这些话。是为序。

卢嘉锡

2000 年夏

钱 三 强 序

科技名词术语是科学概念的语言符号。人类在推动科学技术向前发展的历史长河中，同时产生和发展了各种科技名词术语，作为思想和认识交流的工具，进而推动科学技术的发展。

我国是一个历史悠久的文明古国，在科技史上谱写过光辉篇章。中国科技名词术语，以汉语为主导，经过了几千年的演化和发展，在语言形式和结构上体现了我国语言文字的特点和规律，简明扼要，蓄意深切。我国古代的科学著作，如已被译为英、德、法、俄、日等文字的《本草纲目》《天工开物》等，包含大量科技名词术语。从元、明以后，开始翻译西方科技著作，创译了大批科技名词术语，为传播科学知识，发展我国的科学技术起到了积极作用。

统一科技名词术语是一个国家发展科学技术所必须具备的基础条件之一。世界经济发达国家都十分关心和重视科技名词术语的统一。我国早在 1909 年就成立了科学名词编订馆，后又于 1919 年中国科学社成立了科学名词审定委员会，1928 年大学院成立了译名统一委员会。1932 年成立了国立编译馆，在当时教育部主持下先后拟订和审查了各学科的名词草案。

新中国成立后，国家决定在政务院文化教育委员会下，设立学术名词统一工作委员会，郭沫若任主任委员。委员会分设自然科学、社会科学、医药卫生、艺术科学和时事名词五大组，聘任了各专业著名科学家、专家，审定和出版了一批科学名词，为新中国成立后的科学技术的交流和发展起到了重要作用。后来，由于历史的原因，这一重要工作陷于停顿。

当今，世界科学技术迅速发展，新学科、新概念、新理论、新方法不断涌现，相应地出现了大批新的科技名词术语。统一科技名词术语，对科学知识的传播，新学科的开拓，新理论的建立，国内外科技交流，学科和行业之间的沟通，科技成果的推广、应用和生产技术的发展，科技图书文献的编纂、出版和检索，科技情报的传递等方面，都是不可缺少的。特别是计算机技术的推广使用，对统一科技名词术语提出了更紧迫的要求。

为适应这种新形势的需要，经国务院批准，1985 年 4 月正式成立了全国自然科学名词审定委员会。委员会的任务是确定工作方针，拟定科技名词术语审定工作计划、实施方案和步骤，组织审定自然科学各学科名词术语，并予以公布。根据国务院授权，委员会审定公布的名词术语，科研、教学、生产、经营以及新闻出版等各部门，均应遵照使用。

全国自然科学名词审定委员会由中国科学院、国家科学技术委员会、国家教育委员会、中国科学技术协会、国家技术监督局、国家新闻出版署、国家自然科学基金委员会分别委派了正、副主任担任领导工作。在中国科协各专业学会密切配合下，逐步建立各专业审定分委员会，并已建立起一支由各学科著名专家、学者组成的近千人的审定队伍，负责审定本学科的名词术语。我国的名词审定工作进入了一个新的阶段。

这次名词术语审定工作是对科学概念进行汉语订名，同时附以相应的英文名称，既有我国语言特色，又方便国内外科技交流。通过实践，初步摸索了具有我国特色的科技名词术语审定的原则与方法，以及名词术语的学科分类、相关概念等问题，并开始探讨当代术语学的理论和方法，以期逐步建立起符合我国语言规律的自然科学名词术语体系。

统一我国的科技名词术语，是一项繁重的任务，它既是一项专业性很强的学术性工作，又涉及亿万人使用习惯的问题。审定工作中我们要认真处理好科学性、系统性和通俗性之间的关系；主科与副科间的关系；学科间交叉名词术语的协调一致；专家集中审定与广泛听取意见等问题。

汉语是世界五分之一人口使用的语言，也是联合国的工作语言之一。除我国外，世界上还有一些国家和地区使用汉语，或使用与汉语关系密切的语言。做好我国的科技名词术语统一工作，为今后对外科技交流创造了更好的条件，使我炎黄子孙，在世界科技进步中发挥更大的作用，做出重要的贡献。

统一我国科技名词术语需要较长的时间和过程，随着科学技术的不断发展，科技名词术语的审定工作，需要不断地发展、补充和完善。我们将本着实事求是的原则，严谨的科学态度做好审定工作，成熟一批公布一批，提供各界使用。我们特别希望得到科技界、教育界、经济界、文化界、新闻出版界等各方面同志的关心、支持和帮助，共同为早日实现我国科技名词术语的统一和规范化而努力。

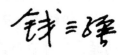

1992 年 2 月

前　言

生殖医学是一门"神秘"的科学，自1978年7月25日世界第一例"试管婴儿"路易斯·布朗诞生以来，体外受精（IVF）技术已经广泛应用于临床，每年全球借助IVF及相关技术诞生的婴儿数量超过500万。随着生殖医学相关新理论和新技术的不断涌现，现有名词已不能满足生殖医学各方面工作的需要，而且大量新出现的名词术语，带来了内涵理解、应用和交流方面的新问题。因此，生殖医学名词术语的规范化和标准化，对于推动我国生殖医学事业的健康发展，促进生殖医学内部与对外交流，使生殖医学更好地服务于中国医学与生命科学的发展，无疑具有十分重要的意义。

受全国科学技术名词审定委员会（以下简称"全国科技名词委"）和中华医学会名词审定委员会的委托，北京大学常务副校长、北京大学医学部主任、北京大学第三医院院长乔杰院士牵头，于2019年3月5日成立了生殖医学名词审定分委员会和编写委员会。主任委员由北京大学常务副校长、北京大学医学部主任、北京大学第三医院院长乔杰院士和复旦大学生殖与发育研究院院长黄荷凤院士担任，委员由13位从事生殖学专业工作的专家组成，启动了生殖医学名词的审定编写工作。按照全国科技名词委制定的《科学技术名词审定的原则及方法》，确定了编写范围，拟定了编写大纲，落实了组织分工，开始收集、拟定词条。经过几十名工作在临床、科研一线的老中青三代专家的反复修改、核对、整理，并于2019年11月和12月进行了两次集中审定，在词条选弃、中英文核对、中文释义及格式等方面反复修改和审定，形成生殖医学名词征求意见稿，广泛征求国内生殖医学专业工作者的意见。于2020年5月完成征求意见稿的修订并上报全国科技名词委。2020年10月全国科技名词委再次组织生殖医学名词审定分委员会专家进行了稿件审定。生殖医学名词审定分委员会对专家提出的意见再次进行了研究并做了相应处理。2021年6月召开生殖医学名词定稿会，经过充分的讨论后汇总专家意见，形成了上报稿件，共1443条。2021年9月经全国科技名词委审核批准，在全国科技名词委网站及有关媒体上公示征求社会意见，预公布期限为3个月。在此期间，请社会各界人士为本学科名词建言献策。结合反馈意见修改完善后，本名词规范由全国科技名词委正式对外公布，供全国各科研、教学、生产、经营及新闻出版等部门遵照使用。

医学名词审定是一项费时费力的工作，需要翻阅大量的参考文献，抱有"急功近利"想法的人是无法完成的，只有真正具有奉献精神、任劳任怨的人才能胜任此项任务。我们在此由衷感谢全体编审人员的辛勤付出，全国科技名词委专家的悉心指导，以及许多参与名词编写与审定工作但并未能在编写委员会、审定委员会和编写人员名单中列出的专家的付出。生殖医学相关领域发展迅速、内容涵盖广、与其他学科广泛交叉、新定义的外文名词层出不穷，编写难度可想而知。全体编审人员虽做出了力所能及的努力，但因水平、精力所限，书中不可避免地存在不足、不当甚至不准确之处，殷切希望学界同仁提出宝贵意见，以期再版时修订与完善。

生殖医学名词审定分委员会

2021年9月

编 排 说 明

一、本书公布的是生殖医学基本名词，共 1443 条，每条名词均给出了定义或注释。

二、全书分 12 部分：总论、生殖系统解剖、生殖生理与内分泌、生殖系统疾病、不孕不育诊断与治疗技术、辅助生殖技术、生殖调控、性与性功能障碍、生殖医学前沿技术、生殖遗传、生殖保健、生殖伦理。

三、正文按汉文名所属学科的相关概念体系排列。汉文名后给出了与该词概念相对应的英文名。

四、每个汉文名都附有相应的定义或注释。定义一般只给出其基本内涵，注释则扼要说明其特点。当一个汉文名有不同的概念时，则用（1）（2）等表示。

五、一个汉文名对应几个英文同义词时，英文词之间用"，"分开。

六、凡英文词的首字母大、小写均可时，一律小写；英文除必须用复数者，一般用单数形式。

七、"[   ]"中的字为可省略的部分。

八、主要异名和释文中的条目用楷体表示。"全称""简称"是与正名等效使用的名词；"又称"为非推荐名，只在一定范围内使用；"俗称"为非学术用语；"曾称"为被淘汰的旧名。

九、正文后所附的英汉索引按英文字母顺序排列；汉英索引按汉语拼音顺序排列。所示号码为该词在正文中的序码。索引中带"*"者为规范名的异名或在释文中出现的条目。

目　录

01. 总　　论

01.001　生殖医学　reproductive medicine
一门综合了解剖学、生理学、病理学、妇产科学、泌尿外科学等众多学科知识的交叉学科。以男女生殖功能调节、人类生殖健康相关基础和临床问题、不孕不育症和辅助生殖技术等为主要研究内容，以期揭示生殖奥秘、解决人类生育问题。

01.002　生殖　reproduction
生物为维持物种延续而由亲代繁衍出新的与自己相似子代个体的行为。是生命的基本特征之一。在高等动物中，生殖是通过两性生殖细胞结合来实现的。

01.003　生殖细胞　germ cell
具有生殖能力、能延续后代的配子。雌、雄生殖细胞发生过程中的最大特点是同时具有普通有丝分裂和减数分裂的能力，但各级生殖细胞增殖的分裂方式不同，分裂结果互有差异。男性为精原细胞、初级精母细胞、次级精母细胞、精子细胞及精子；女性为卵原细胞、初级卵母细胞及次级卵母细胞。

01.004　生殖器官　reproductive organ
与生殖功能密切相关的各组织器官的总称。

01.005　生殖系统　reproductive system，genital system
与生殖及性密切相关的各组织器官的总称。分为内生殖器和外生殖器两部分。内生殖器由生殖腺、生殖管道和附属腺组成，外生殖器以两性性交器官为主。生殖系统的功能是繁殖后代和形成并保持第二性征。分为男性生殖系统和女性生殖系统。

01.006　生殖功能　reproductive capability
生物繁衍后代的功能和效能。

01.007　生殖周期　reproductive cycle
从两性生殖细胞结合至新个体出生所延续的时间。

01.008　生殖行为　reproductive behavior
生物繁衍后代的活动过程。人类生殖行为是有意识的活动。

01.009　生育权　reproductive right
又称"生殖权利"。繁衍后代的权利。即夫妇可决定是否生育、何时生育及生育间隔时间。根据我国法律，公民有实行计划生育的义务，其生育行为应符合国家计划生育政策。

02.　生殖系统解剖

02.01　女性生殖系统解剖

02.001　女性生殖系统　female genital system，female reproductive system
女性内、外生殖器官及相关组织与邻近器官的统称。骨盆为生殖器官所在部位，并且与分娩有关，故包括在内。

02.002　女性生殖器官　genital organ of female
女性内、外生殖器官的统称。

02.003　女性外生殖器　external genital organ of female
又称"外阴（vulvae）"。女性生殖器官的外露部分。位于两股内侧之间，前面为耻骨联合，后面以会阴为界，包括阴阜、大阴唇、小阴唇、阴蒂、阴道前庭等。

02.004　阴阜　mons pubis
耻骨联合前面隆起的脂肪垫。由大量富含皮下脂肪的结缔组织形成。性成熟期以后，皮肤表面生有呈倒三角形分布的阴毛。

02.005　大阴唇　labium majus，greater lip of pudendum
从阴阜向后伸展到会阴的两个纵行隆起的皮肤皱襞。皮下为疏松结缔组织和脂肪组织，并含有丰富的血管、淋巴管和神经，外伤后易形成血肿。

02.006　唇前连合　anterior labial commissure
左、右大阴唇的前端互相连合而成的部分。向上移行于阴阜。

02.007　唇后连合　posterior labial commissure
左、右大阴唇的后端于阴唇系带下方会合而成的部分。

02.008　小阴唇　labium minus，lesser lip of pudendum
大阴唇内侧小而薄的一对纵行皮肤皱襞。表面湿润、光滑无毛，富有弹性，并富含神经末梢。

02.009　阴唇系带　frenulum of pudendal labia
两侧小阴唇后端在正中线会合而成的结构。

02.010　阴蒂　clitoris
两侧小阴唇会合处顶端的结构。是阴茎的同源器官，具有勃起性。分为三部分：阴蒂头、阴蒂体和阴蒂脚。

02.011　阴蒂头　glans of clitoris
阴蒂的前部。显露于外阴，富含神经末梢，对性刺激敏感。

02.012　阴蒂体　body of clitoris
阴蒂的中部。是由左、右阴蒂海绵体在中线处连合形成的结构，表面覆以阴蒂包皮。

02.013　阴蒂脚　crus of clitoris
阴蒂的后部。呈圆柱形，附着于耻骨下支和坐骨下支的骨膜上。

02.014　阴蒂包皮　prepuce of clitoris
两侧小阴唇前端分成两个小皱襞，其中一对皱襞在阴蒂上方会合而成的结构。

02.015　阴蒂系带　frenulum of clitoris
两侧小阴唇前端分成两个小皱襞，其中一对皱襞在阴蒂下方会合而成的结构。

02.016　阴道前庭　vaginal vestibule
两侧小阴唇之间的菱形区域。前为阴蒂，后为阴唇系带。

02.017　前庭球　bulb of vestibule
位于阴道前庭两侧的深部，由具有勃起性的静脉丛构成、呈蹄铁形的海绵样结构。其前端与阴蒂相接，后端膨大，与同侧前庭大腺相邻，表面被球海绵体肌覆盖。

02.018　前庭大腺　greater vestibular gland
位于大阴唇后部，被球海绵体肌覆盖，左右各一，如黄豆大小的圆形或卵圆形小体。开口于阴道前庭后方小阴唇与处女膜之间的沟内。性兴奋时分泌黏液，起润滑作用。

02.019 尿道外口 external orifice of urethra
尿道的出口。位于阴道前庭阴道口的前方和阴蒂的后方。

02.020 阴道口 vaginal orifice
女性尿道外口后下方的裂孔。其大小可以变化，在性交时可轻度扩张，当分娩时可极度扩张。

02.021 处女膜 hymen
阴道口的一层较薄的有孔薄膜。内含结缔组织、血管及神经末梢，多在中央有一孔，呈圆形或新月形，少数呈筛状或伞状。

02.022 阴道前庭窝 vestibular fossa of vagina
阴道口与阴唇系带之间的一浅窝。经产妇受分娩影响，此窝消失。

02.023 女性内生殖器 internal genital organ of female
女性生殖器官的内藏部分。位于真骨盆内，包括阴道、子宫、输卵管和卵巢。

02.024 阴道 vagina
连接子宫与外生殖器的肌性管道。上宽下窄，前壁长7～9cm，与膀胱和尿道相连，后壁长10～12cm，与直肠贴近，是女性的性交器官，也是排出月经和娩出胎儿的管道。

02.025 阴道穹[隆] vaginal fornix
阴道的上端宽阔，包绕子宫颈阴道部，在二者之间形成的环形凹陷。可分为前穹隆、后穹隆及两侧穹隆。其中前穹隆和侧穹隆不甚明显，而后穹隆较深。

02.026 阴道后穹隆 posterior fornix of vagina
阴道穹隆最深处的环形腔隙。位于子宫颈阴道部后方，与盆腔最低的直肠子宫陷凹仅隔阴道壁和一层腹膜。临床上可经此穿刺、引流或作为手术入路。

02.027 子宫 uterus
孕育胚胎、胎儿和产生月经的中空性肌性器官。呈前后略扁的倒梨形，长7～8cm，宽4～5cm，厚2～3cm，容量约5ml，分为子宫底、子宫体、子宫颈三部分。

02.028 子宫底 fundus of uterus
子宫上端钝圆隆起部分。位于两侧输卵管子宫口以上。

02.029 子宫角 horn of uterus
子宫底两侧与输卵管连接的部位。

02.030 子宫体 body of uterus
子宫底与子宫颈之间的部分。

02.031 子宫腔 uterine cavity
子宫体内的腔。呈上宽下窄的倒三角形，两端通输卵管，尖端向下通子宫颈管。

02.032 子宫峡部 isthmus of uterus
子宫体与子宫颈阴道上部的上端之间最狭窄的部分。非妊娠时，长约1cm，妊娠时伸长，可达7～10cm，形成子宫下段，且壁变薄，产科常在此处进行剖宫产。

02.033 子宫颈 cervix uteri
简称"宫颈"。子宫下端长而狭细的呈圆柱状部分。上与子宫体相连，下端连于阴道。以阴道为界又分为子宫颈阴道上部及子宫颈阴道部。

02.034 子宫颈阴道上部 supravaginal part of cervix
阴道上方的子宫颈部分。

02.035　子宫颈阴道部　vaginal part of cervix
子宫颈突入阴道的部分。

02.036　子宫颈管　cervical canal
子宫颈内呈梭形的内腔。内口通子宫腔,外口通阴道。

02.037　子宫颈外口　orificium externum isthmus, external cervical orifice
子宫颈管的下端通向阴道的开口。

02.038　子宫颈内口　orificium internum isthmus
又称"组织学内口(histological internal os)"。位于子宫峡部的下端,为子宫内膜转变为子宫颈黏膜处的部分。平时紧闭,有利于防止病原体侵入。

02.039　解剖学内口　anatomical internal os
位于子宫峡部的上端,为解剖上狭窄的部分。

02.040　子宫内膜　endometrium
子宫壁的内侧结构。衬于子宫腔表面,可分为致密层、海绵层和基底层。内膜表面2/3为致密层和海绵层,统称为功能层,受卵巢性激素刺激影响而脱落。靠近子宫肌层的1/3内膜为基底层,不受卵巢性激素影响。

02.041　子宫肌层　myometrium
子宫壁的中层结构。由大量平滑肌组织、少量弹力纤维和胶原纤维组成。

02.042　子宫浆膜层　perimetrium
覆盖子宫底部及其前后面的腹膜脏层。

02.043　宫旁组织　parametrium
子宫体两侧的阔韧带中有丰富的血管、神经、淋巴管及大量疏松结缔组织。

02.044　子宫韧带　ligament of uterus
维持子宫位置的韧带。包括子宫圆韧带、子宫阔韧带、子宫主韧带和子宫骶韧带。

02.045　子宫圆韧带　round ligament of uterus
结缔组织和平滑肌纤维组成的圆索。起自子宫角的前面、输卵管近端的稍下方,在阔韧带前叶的覆盖下向前外侧走行,到达两侧骨盆侧壁后,经腹股沟管止于大阴唇前端。有维持子宫前倾位置的作用。

02.046　子宫阔韧带　broad ligament of uterus
子宫侧缘向外侧延展到达骨盆侧壁的双层腹膜皱襞。近似四方形,上缘游离,内含输卵管,外侧缘附着于骨盆,下缘附着于盆底。可限制子宫向两侧移位。

02.047　子宫主韧带　cardinal ligament of uterus
横行于子宫颈两侧和骨盆侧壁之间的一对坚韧的平滑肌和结缔组织纤维束。是固定子宫颈位置、防止子宫脱垂的主要结构。

02.048　子宫骶韧带　uterosacral ligament of uterus
直肠子宫襞内平滑肌和结缔组织构成的韧带样结构。起自子宫颈上端的子宫肌层,向后绕直肠侧壁,与直肠肌层交织,并止于第2至第3骶椎的前面。有维持子宫前倾位置的作用。

02.049　子宫附件　uterine adnexa
子宫左、右两侧输卵管和卵巢的统称。

02.050　输卵管　fallopian tube, oviduct
输送卵子的肌性管道。长10~14cm,左、右各一,内侧端连子宫底的两侧,外侧端达卵巢上方,游离于腹腔内,位于子宫阔韧带的上缘内。

02.051　输卵管间质部　interstitial portion of fallopian tube
走行于子宫壁内的输卵管部分。在子宫角处穿入子宫壁，短而窄，长约1cm。

02.052　输卵管峡部　isthmic portion of fallopian tube
子宫外侧角水平向外延伸的管腔狭窄的一段结构。长2~3cm，短而直，壁较厚，血管较少，水平向外移行为壶腹部，是输卵管结扎术的常选部位。

02.053　输卵管壶腹部　ampulla portion of fallopian tube
输卵管最长、最粗的一段。约占输卵管全长的2/3，粗而弯曲，壁薄腔大，血管丰富，卵子通常在此部位与精子结合成受精卵。

02.054　输卵管伞部　fimbria portion of fallopian tube
在输卵管最外侧端，长1~1.5cm，膨大呈漏斗状，向后下弯曲覆盖在卵巢后缘和内侧面。

02.055　输卵管伞　fimbria of fallopian tube
输卵管漏斗周缘的许多指状突起部分。有拾卵作用。

02.056　输卵管子宫口　uterine orifice of fallopian tube
输卵管内侧与子宫角相连，通向子宫腔的开口。

02.057　输卵管腹腔口　abdominal orifice of fallopian tube
输卵管外端游离，接近卵巢上端，通向腹膜腔的开口。

02.058　输卵管系膜　mesosalpinx
子宫阔韧带位于输卵管与卵巢系膜根之间的部分。

02.059　卵巢　ovary
位于子宫后外上方，左、右各一，呈扁卵圆形的女性生殖腺。是产生与排出卵子，并分泌类固醇激素的性器官。

02.060　卵巢白膜　tunica albuginea of ovary
卵巢表面单层立方上皮深面的一层纤维组织。

02.061　卵巢皮质　cortex of ovary
卵巢的外周部分。是卵巢的主体，含有不同发育阶段的卵泡、黄体和退变的闭锁卵泡，以及富有网状纤维和梭形基质细胞的卵泡间结缔组织。

02.062　卵巢髓质　medulla of ovary
卵巢的中央部分。由疏松结缔组织构成，与皮质无明显的分界，含有许多血管和淋巴管等。

02.063　卵巢门　hilum of ovary
位于卵巢前缘中部，有血管和神经由此出入，故名。

02.064　卵巢伞　ovarian fimbria
输卵管伞中最长的一个突起。与卵巢表面相连，可能有引导卵子进入输卵管腹腔口的作用。

02.065　卵巢系膜　mesovarium
卵巢前缘与子宫阔韧带后叶间的部分。由阔韧带后叶向后包裹卵巢而成，内含卵巢血管、神经等。

02.066　卵巢固有韧带　proper ligament of ovary
自卵巢子宫端连至输卵管与子宫结合处的后下方，由结缔组织和平滑肌纤维构成的韧带。表面覆以构成子宫阔韧带的腹膜，形成腹膜皱襞。

02.067 卵巢悬韧带 suspensory ligament of ovary

自骨盆缘至卵巢的输卵管端、由腹膜形成的皱襞。内含卵巢血管、淋巴管、神经丛、结缔组织和平滑肌纤维，为手术时寻找卵巢血管的标志。

02.068 卵巢动脉 ovarian artery

腹主动脉供应卵巢的成对动脉分支。在肾动脉起始处的稍下方发自腹主动脉的前壁，沿腹后壁下行入骨盆，分布至卵巢和输卵管等结构。

02.069 子宫动脉 uterine artery

发自髂内动脉内侧壁的动脉，进入子宫阔韧带两层之间后，沿子宫的外侧缘分布至子宫及其邻近结构，在子宫颈外侧约2cm处跨越输尿管前上方。

02.070 子宫动脉宫体支 uterus body branch of uterine artery

沿子宫体侧缘迂曲上行的子宫动脉上支。

02.071 子宫动脉宫底支 fundus branch of uterine artery

子宫动脉供应子宫底的分支。分布于子宫底。

02.072 子宫动脉输卵管支 tubal branch of uterine artery

子宫动脉供应输卵管的分支。分布于输卵管。

02.073 子宫动脉卵巢支 ovarian branch of uterine artery

子宫动脉供应卵巢的分支。经卵巢系膜进入卵巢。

02.074 子宫动脉子宫颈–阴道支 cervix - vaginal branch of uterine artery

子宫动脉的下支较细，分布于子宫颈及阴道上部的分支。

02.075 子宫动脉阴道支 vaginal branch of uterine artery

子宫动脉供应阴道的较小分支。在子宫颈外侧发自子宫动脉，分布至阴道上部。

02.076 阴道动脉 vaginal artery

髂内动脉前干分支。分布于阴道内中下段前后壁、膀胱顶及膀胱颈。与子宫动脉阴道支和阴部内动脉分支吻合。

02.077 阴部内动脉 internal pudendal artery

髂内动脉前干终支。经坐骨大孔的梨状肌下孔穿出骨盆腔，环绕坐骨棘背面，经坐骨小孔到达坐骨肛门窝。

02.078 会阴动脉 perineal artery

阴部内动脉在坐骨肛门窝内的分支。分布于会阴浅部。

02.079 阴唇动脉 labium artery

分布于大、小阴唇的阴部内动脉分支。

02.080 阴蒂动脉 clitoris artery

分布于阴蒂及前庭球的阴部内动脉分支。

02.081 子宫静脉 uterine vein

子宫动脉的伴行静脉。起自子宫、阴道静脉丛的下部，在平子宫颈外口高度会合成1或2支子宫静脉，注入两侧的髂内静脉或其属支。

02.082 卵巢静脉 ovarian vein

起自腹主动脉，分出供应卵巢、输卵管和子宫角的血管。与同名动脉伴行，右侧汇入下腔静脉，左侧汇入左肾静脉。

02.083 输卵管静脉 vena oviductus

输卵管静脉血的回流血管。一部分与子宫动脉输卵管支伴行，汇入子宫静脉，另一部分汇入卵巢静脉。

02.084　阴部内静脉　internal pudendal vein
收纳会阴、肛管及外生殖器部位血液的主要静脉血管。与阴部内动脉伴行，最后注入髂内静脉。

02.085　子宫静脉丛　uterine venous plexus
位于子宫两侧、子宫阔韧带两层之间，构成密集的静脉网。并与卵巢静脉、阴道静脉丛相吻合，于子宫颈外口水平，每侧会合成1或2支子宫静脉，向外后注入髂内静脉。

02.086　阴道静脉丛　vaginal venous plexus
位于阴道两侧，与子宫静脉丛相延续，与膀胱、直肠静脉丛相交通的静脉网。每侧会合成1或2支阴道静脉，注入髂内静脉或其属支。

02.087　腹股沟浅淋巴结　superficial inguinal lymph node
位于腹股沟韧带下方的淋巴结。分上、下两群：上群引流腹前外侧壁下部、臀部、会阴和子宫底的淋巴；下群收纳除足外侧缘和小腿后外侧部以外的下肢浅淋巴管。其输出淋巴管注入腹股沟深淋巴结或髂外淋巴结。

02.088　腹股沟深淋巴结　deep inguinal lymph node
位于股静脉周围和股管内的淋巴结。引流大腿和会阴深部结构的淋巴，并收纳腘淋巴结深群和腹股沟浅淋巴结的输出淋巴管，其输出淋巴管注入髂外淋巴结。

02.089　腰淋巴结　lumbar lymph node
位于腹后壁，沿腹主动脉和下腔静脉排列的淋巴结。引流腹后壁深层结构和腹腔成对器官的淋巴，并收纳髂总淋巴结的输出淋巴管，其输出淋巴管会合成左、右腰干。

02.090　骶淋巴结　sacral lymph node
沿骶正中血管和骶外侧血管排列的淋巴结。引流盆腔后壁、直肠、前列腺或子宫等处的淋巴，其输出淋巴管注入髂内淋巴结或髂总淋巴结。

02.091　髂淋巴结　iliac lymph node
位于骨盆后壁和侧壁的淋巴结群。主要分为髂总淋巴结、髂外淋巴结、髂内淋巴结、骶淋巴结、髂间淋巴结和主动脉下淋巴结共6组。

02.092　髂总淋巴结　common iliac lymph node
沿髂总血管排列的淋巴结。收纳骶淋巴结、髂内淋巴结、髂外淋巴结的输出淋巴管，其输出淋巴管注入腰淋巴结。

02.093　髂外淋巴结　external iliac lymph node
沿髂外血管排列的淋巴结。引流腹前壁下部、膀胱、前列腺或子宫颈与阴道上部的淋巴，并收纳腹股沟浅、深淋巴结的输出淋巴管，其输出淋巴管注入髂总淋巴结。

02.094　髂内淋巴结　internal iliac lymph node
沿髂内动脉及其分支和髂内静脉及其属支排列的淋巴结。引流大部分盆壁、盆腔脏器及会阴、臀部、股后部深层结构的淋巴，其输出淋巴管注入髂总淋巴结。

02.095　臀淋巴结　gluteal lymph node
属于髂内淋巴结群。分为两组：臀下和臀上淋巴结。

02.096　髂间淋巴结　interiliac lymph node
位于髂外动脉、髂内动脉与闭孔动脉之间的淋巴结。是髂外内侧淋巴结的一部分。

02.097　主动脉下淋巴结　subaortic lymph node
位于腹主动脉分叉处的淋巴结。

02.098　闭孔淋巴结　obturator lymph node
位于闭膜管内口，沿闭孔动脉根部排列的淋巴结。引流子宫颈、阴道上部、膀胱及阴蒂的淋巴，输出淋巴管注入髂外淋巴结。

02.099　阴部神经　pudendal nerve
骶丛发出的分支。出梨状肌下孔，绕坐骨棘，经坐骨小孔入坐骨直肠窝，分布于会阴部和外生殖器的肌肉与皮肤。

02.100　会阴神经　perineal nerve
阴部神经的分支。前行的分支分布于会阴诸肌和外生殖器。

02.101　阴蒂背神经　dorsal nerve of clitoris
阴部神经的终支。分布于阴蒂。

02.102　肛神经　anal nerve
阴部神经的分支。分布于肛门外括约肌、肛管下部和肛门周围的皮肤。

02.103　卵巢神经丛　ovarian nervous plexus
腹主动脉前神经丛分出的交感神经纤维进入盆腔后，分布于卵巢和输卵管的神经。

02.104　骶前神经丛　presacral nervous plexus
腹主动脉前神经丛分出的交感神经纤维进入盆腔后，分布于子宫体、子宫颈、膀胱上部等处的神经。

02.105　闭孔神经　obturator nerve
由第2～4腰神经根的部分神经组成的神经干。在髂总动、静脉的后方，经骶髂关节进入盆腔，沿髂内动、静脉外侧缘，在闭孔血管的上方至闭孔内肌的内侧，穿闭膜管至股内侧部，支配股内收肌群和闭孔外肌。

02.106　骨盆　pelvis
骶骨、尾骨、左右髋骨及耻骨联合组成的骨环。是躯干和下肢之间的骨性连接，是支持躯干和保护盆腔脏器的重要结构，又是胎儿娩出时必经的骨性产道，其大小、形态与分娩密切相关。

02.107　骶骨　sacrum
腰椎下方的三角形骨。由5块骶椎融合而成，居两髋骨之间，上接第5腰椎，下与尾骨相连。

02.108　骶岬　promontory of sacrum
骶骨上缘中间向前隆突的部分。为女性骨盆内测量的一个重要标志。

02.109　尾骨　coccyx
由4或5节退化的尾椎融合而成的三角形小骨块。上宽下窄，朝向前下方。

02.110　髋骨　hip bone
位于躯干下端两侧的不规则扁板状骨块。中部略窄，上、下两端宽阔，由髂骨、坐骨和耻骨三部分组成。

02.111　髂骨　ilium
髋骨上部的一块长方形骨。可分为髂骨体和髂骨翼两部分。髂骨体为髂骨下部肥厚而不规则的部分，构成髋臼的上半部；髂骨翼为髂骨上部宽阔的部分，中部较薄，周缘肥厚。两者分界线为弓状线。

02.112　坐骨　ischium
髋骨的后下部。可分为坐骨体和坐骨支两部分。坐骨体为坐骨上部肥厚的部分，坐骨支为坐骨体下方弯向前上内方的部分。

02.113　坐骨棘　ischial spine
坐骨体后缘下部的三角形突起。肛诊或内诊可触及，是分娩过程中衡量胎先露部下降程度的重要标志。

02.114　坐骨结节　ischial tuberosity
坐骨体与坐骨支移行处后部粗糙肥厚的隆起。

02.115　耻骨　pubis
髋骨的前下部。可分为耻骨体、耻骨上支和耻骨下支。

02.116　耻骨弓　pubic arch
骨盆出口的前方，介于两侧坐骨下支及两侧耻骨下支之间的深切迹。

02.117　骨盆关节　pelvic joint
骨盆各骨之间的连接。包括耻骨联合、骶髂关节和骶尾关节。

02.118　耻骨联合　pubic symphysis
两侧耻骨的联合面之间借纤维软骨连接的结构。

02.119　骶髂关节　sacroiliac joint
由骶骨的耳状面和髂骨的耳状面构成的关节。

02.120　骶尾关节　sacrococcygeal joint
第5骶椎与第1尾椎之间借椎间盘连接构成的关节。有一定的活动度，分娩时尾骨后移可加大出口前后径。

02.121　骨盆韧带　pelvic ligament
连接骨盆各部分之间的韧带。

02.122　骶结节韧带　sacrotuberous ligament
骨盆后方的扇形强韧带。起自髂后下棘、骶骨下部外侧缘、尾骨上部侧缘，斜向外下方，止于坐骨结节内侧缘。

02.123　骶棘韧带　sacrospinous ligament
在骶结节韧带的前方，起自骶、尾骨的外侧缘，呈三角形，止于坐骨棘的韧带。其宽度是判断中骨盆是否狭窄的重要指标。

02.124　骨盆分界　pelvic brim
以耻骨联合上缘、髂耻缘及骶岬上缘围成的环形线。以此为分界线，将骨盆分为假骨盆和真骨盆。

02.125　假骨盆　false pelvis
又称"大骨盆（greater pelvis）"。由耻骨联合上缘、髂耻缘及骶岬上缘的连线组成界线的上方，为腹腔的一部分，其前方为腹壁下部，两侧为髂骨翼，后方为第5腰椎。

02.126　真骨盆　true pelvis
又称"小骨盆（lesser pelvis）"。由耻骨联合上缘、髂耻缘及骶岬上缘的连线组成界线的下方，由骶骨、尾骨、髂骨、坐骨及耻骨构成的结构。可分为骨盆上口、骨盆腔及骨盆下口。

02.127　骨盆入口　pelvic inlet，superior pelvic aperture
由前界的耻骨梳、两侧界的弓状线和后界的骶岬围成的骨盆腔入口。

02.128　骨盆腔　pelvic cavity
由后壁的骶骨和尾骨，两侧的坐骨、坐骨棘和骶棘韧带，前壁的耻骨联合和耻骨支围成的空腔。

02.129　骨盆出口　pelvic outlet，inferior pelvic aperture
又称"骨盆下口"。由后方的尾骨尖，两侧的左、右骶结节韧带及坐骨结节，前方的坐骨下支、耻骨下支及耻骨弓状韧带围成的骨盆腔出口。形状不规则，较入口狭窄。

02.130　骨盆轴　pelvic axis
贯穿骨盆径线中点的曲线。分娩及助产时，胎儿沿此轴方向娩出。

02.131　女型骨盆　gynecoid pelvis
骨盆的一种类型。其入口呈横椭圆形，入口横径较前后径稍长；耻骨弓较宽，坐骨棘间径≥10cm。最常见，为女性正常骨盆。

02.132　扁平型骨盆　platypelloid pelvis
骨盆的一种类型。其入口呈扁椭圆形，入口横径大于前后径；耻骨弓宽，骶骨失去正常弯度，变直、向后翘或呈深弧形，故骶骨短、骨盆浅。

02.133　类人猿型骨盆　anthropoid pelvis
骨盆的一种类型。其入口呈长椭圆形，入口前后径大于横径。骨盆两侧壁稍内聚，坐骨棘较突出，坐骨切迹较宽，耻骨弓较窄，骶骨向后倾斜，故骨盆前部较窄而后部较宽，骨盆较深。

02.134　男型骨盆　android pelvis
骨盆的一种类型。其入口略呈三角形，两侧壁内聚，坐骨棘突出，耻骨弓较窄，坐骨切迹窄，呈高弓形，骶骨较直而前倾，出口后矢状径较短，骨盆腔呈漏斗形，往往造成难产，较为少见。

02.135　骨盆底　pelvic floor
由多层肌肉和筋膜构成的封闭骨盆出口的结构。有尿道、阴道和直肠贯穿其中。其前方为耻骨联合下缘，后方为尾骨尖，两侧为耻骨降支、坐骨升支及坐骨结节，起承托并保持子宫、膀胱和直肠等盆腔脏器正常位置的作用。

02.136　盆膈　pelvic diaphragm
肛提肌、尾骨肌及覆盖于两肌上、下面的筋膜所构成的封闭骨盆下口的结构。具有支持和固定盆内脏器的作用，并与排便、分娩等有关。

02.137　骨盆底外层　outer layer of pelvic floor
位于外生殖器与会阴皮肤及皮下组织的下面，由会阴浅筋膜及其深面的会阴浅横肌、球海绵体肌、坐骨海绵体肌3对肌肉及肛门外括约肌组成的结构。

02.138　会阴浅筋膜　superficial perineal fascia
向上与腹壁浅筋膜深层相续，向后附于尿生殖膈后缘，向两侧附于耻骨下支和坐骨支的筋膜。

02.139　会阴浅横肌　superficial transverse muscle of perineum
自两侧坐骨结节内侧面中线会合于中心腱的肌肉。

02.140　球海绵体肌　bulbocavernosus muscle
位于阴道两侧，覆盖前庭球及前庭大腺的肌肉。向后与肛门外括约肌互相交叉而混合，收缩时能紧缩阴道。

02.141　坐骨海绵体肌　ischiocavernosus muscle
从坐骨结节内侧沿坐骨升支内侧与耻骨降支向上，最终集合于阴蒂海绵体（阴蒂脚处）的肌肉。

02.142　肛门外括约肌　external anal sphincter
围绕肛门的环形肌束。前端会合于中心腱，后端与肛尾韧带相连。

02.143　坐骨肛门窝　ischioanal fossa
肛提肌与臀大肌及坐骨结节之间的一深凹陷。呈尖向上、底向下的楔形间隙，是肛门周围脓肿或瘘管常发生的部位。

02.144　尿生殖膈　urogenital diaphragm
由会阴深横肌、尿道括约肌和覆盖其上、下两面的筋膜共同构成的一层三角形的致密肌肉筋膜组织。

02.145　会阴深横肌　deep transverse muscle of perineum
尿生殖膈上、下筋膜之间的肌肉。肌束横行，固定于两侧坐骨支之间，止于会阴中心腱，有加强会阴中心腱稳固性的作用。

02.146　尿道括约肌　urethral sphincter
全称"尿道阴道括约肌（urethrovaginal sphincter）"。会阴深横肌前方、环绕尿道的肌肉。其功能是控制排尿。

02.147　尿生殖膈上筋膜　superior fascia of urogenital diaphragm
尿生殖三角区中覆盖于会阴深横肌和尿道括约肌上面的筋膜。

02.148　尿生殖膈下筋膜　inferior fascia of urogenital diaphragm
尿生殖三角区中覆盖于会阴深横肌和尿道括约肌下面的筋膜。

02.149　盆膈筋膜　parietal pelvic fascia
覆盖在盆腔前、后和两侧壁内面及梨状肌、闭孔内肌表面的筋膜。向下至盆底与盆膈上筋膜相续。

02.150　盆膈上筋膜　superior fascia of pelvic diaphragm
覆盖于肛提肌和尾骨肌上面的盆膈筋膜。前方附着于耻骨体盆面，并向两侧延伸越过耻骨上支，在耻骨下缘上方约2cm处与闭孔筋膜融合，并继续沿一条不规则的线到

达坐骨棘。

02.151　盆膈下筋膜　inferior fascia of pelvic diaphragm
覆盖于肛提肌和尾骨肌下面的盆膈筋膜。较薄，上方起于肛提肌腱弓，向两侧与闭孔筋膜相延续，并覆盖坐骨直肠窝的内侧壁，向下与向下内移行于尿道括约肌和肛门括约肌的筋膜。

02.152　肛提肌　levator ani muscle
起自耻骨联合后面、肛提肌腱弓和坐骨棘，止于尾骨、肛尾韧带和会阴中心腱的肌肉。按纤维起止和排列不同可分为四部分，由前内向后外依次为耻骨阴道肌、耻骨直肠肌、耻尾肌、髂尾肌。是盆底最重要的支持结构。

02.153　耻骨阴道肌　pubovaginalis
肛提肌中位于前内侧的部分。起自耻骨盆面和肛提肌腱弓前份，肌纤维沿尿道、阴道两侧排列，与尿道壁、阴道壁肌互相交织，并与对侧肌纤维构成"U"形袢围绕阴道、尿道，有协助缩小阴道的作用。

02.154　耻骨直肠肌　puborectalis
肛提肌中位于中间的部分。是肛提肌中最强大的部分。起自耻骨体后面和尿生殖膈，肌纤维向后止于肛管的侧壁、后壁和会阴中心腱。

02.155　耻尾肌　pubococcygeus
肛提肌中最靠前内侧的部分。起自耻骨体后面（但高于耻骨直肠肌平面）和肛提肌腱弓的前部，向后下方走行，止于骶尾骨和肛尾韧带。

02.156　髂尾肌　iliococcygeus
肛提肌中位于后外侧的部分。宽而薄，起自坐骨棘盆面及肛提肌腱弓，向内、下、后方走行，其后部纤维止于尾骨的侧缘、尾骨尖

和肛尾韧带。

02.157　尾骨肌　coccygeus
位于肛提肌后方、混杂有腱纤维、成对的薄弱三角形肌。起自坐骨棘盆面和骶棘韧带，肌纤维呈扇形扩展，止于骶尾骨的侧缘。作用是协助肛提肌封闭骨盆底，承托盆内脏器和固定骶骨、尾骨位置。

02.158　肛提肌腱弓　arcus tendineus levator ani，ATLA
位于肛提肌附着处以上，由闭孔筋膜、肛提肌筋膜及肛提肌起始端退化的纤维共同体组成的结构。呈腱样肥厚，张于耻骨体后面与坐骨棘之间的连线上。

02.159　盆筋膜腱弓　arcus tendineus fascia pelvis，ATFP
盆膈上筋膜从耻骨联合弓行向坐骨棘的增厚的筋膜纤维束。位于肛提肌腱弓的稍下方，内侧附着于耻骨膀胱韧带，左右成对。

02.160　会阴　perineum
广义指盆膈以下封闭骨盆出口的所有软组织。狭义指阴道口和肛门之间的楔形软组织。

02.161　会阴体　perineal body，PB
阴道和肛门之间的区域，即狭义的会阴。是球海绵体肌、会阴浅横肌、会阴深横肌、会阴隔膜、肛门外括约肌、阴道后壁肌层的集合点。起自耻骨直肠肌和耻尾肌纤维，有大量的弹性组织。

02.162　尿生殖三角　urogenital triangle
两侧坐骨结节连线向前与耻骨联合下缘中点形成的三角区。有尿道和阴道通过。

02.163　肛门三角　anal triangle
两侧坐骨结节连线向后与尾骨尖围成的三

角区。中央有肛管通过。

02.164　膀胱　bladder
位于小骨盆腔的前部，储存尿液的肌性囊状器官。空虚时呈锥体形，充盈时呈卵圆形，顶部可高出耻骨上缘。分为顶、底、体和颈四部分。

02.165　尿道　urethra
起于膀胱三角尖端，穿过尿生殖膈，止于阴道前庭部尿道外口的肌性管道。短而直，与阴道邻近，容易引起泌尿系统感染。

02.166　输尿管　ureter
位于腹膜后的一对细长肌性管道。起自肾盂，止于膀胱。管壁有平滑肌，呈节律性蠕动，具有输送尿液至膀胱的功能。

02.167　直肠　rectum
在第3骶椎前方起自乙状结肠，沿骶骨、尾骨前面下行，穿过盆膈移行于肛管的一段肠管。前面与阴道后壁相连，盆底肌肉与筋膜受损时，常与阴道后壁一并膨出。

02.168　阑尾　vermiform appendix
连于盲肠内侧壁的盲端细管。形似蚯蚓，位置、长短、粗细变异很大，常位于右髂窝内，下端有时可达右侧输卵管及卵巢位置。

02.169　直肠子宫陷凹　rectouterine pouch
又称"道格拉斯陷窝（Douglas pouch）""道格拉斯腔（Douglas pouch）"。腹膜在直肠与子宫之间移行形成的陷凹。立位和半卧位时女性腹膜腔的最低部位，腹膜腔积液常积于此，可经阴道后穹隆穿刺或引流。

02.170　膀胱子宫陷凹　vesicouterine pouch
女性膀胱与子宫之间的腹膜腔形成的陷凹。

02.171　男性生殖系统　male reproductive
system，male genital system
男性内外生殖器的统称。

02.172　男性内生殖器官　internal genital
organ of male
睾丸、附睾、输精管、射精管、尿道及附属
腺（精囊腺、前列腺、尿道球腺）的统称。
主要作用是产生、储存和运送精子。

02.173　男性外生殖器官　external genital
organ of male
阴阜、阴茎和阴囊的统称。

02.174　阴茎　penis
由成对阴茎海绵体与尿道海绵体组成的男
性外生殖器官。外包筋膜和皮肤，分为阴茎
根、阴茎体和阴茎头三部分。是男性性交及
排尿器官，有排尿和射精作用。

02.175　阴茎海绵体　corpus cavernosa，
cavernous body of penis
位于阴茎背侧，由两条血管性海绵体组织构
成的柱状结构。左、右各一，两海绵体前1/3
相互连接，后端分开形成阴茎脚。

02.176　尿道海绵体　corpus spongiosum，
cavernous body of urethra
位于阴茎腹侧面正中的一条呈圆柱状包绕
男性尿道的海绵状组织。尿道贯穿其全长，
比阴茎海绵体细。

02.177　阴茎脚　crus of penis
阴茎海绵体后端左右分离，分别附着于两侧
坐骨支和耻骨下支边缘的结构。被坐骨海绵
体肌覆盖。

02.178　阴茎根　root of penis
阴茎后端。藏于阴囊和会阴部皮肤深面，固
定于耻骨下支和坐骨支。

02.179　阴茎体　body of penis
阴茎中部。呈圆柱形，以韧带悬于耻骨联合
的前下方。

02.180　阴茎头　glans penis，balanus
又称"龟头"。阴茎前端蕈状膨大部。由尿
道海绵体的前端膨大而成。头的尖端有尿道
外口，头后较细的部分为阴茎颈。

02.181　阴茎颈　neck of penis
又称"冠状沟（coronal sulcus）"。阴茎头后
方较细的部分，为阴茎头与阴茎体的移行部。

02.182　阴茎包皮　prepuce of penis
阴茎颈部的皮肤在阴茎头的后方离开阴茎
表面，并反折形成的双层皮肤皱褶。其内、
外层分别形成包皮内、外板。

02.183　包皮系带　frenulum of prepuce
冠状沟腹侧正中部位的一条与包皮内板相
连的皱襞。

02.184　尿道球　bulb of urethra
尿道海绵体后端膨大部分。位于两侧阴茎海
绵体脚的中间，连于尿道膜部，包于球海绵
体肌内，与尿生殖膈下筋膜附着，莲子大小，
后上面有尿道穿入其内。

02.185　阴茎白膜　tunica albuginea
被覆于阴茎海绵体和尿道海绵体表面的一
层致密纤维组织膜。分别称"阴茎海绵体白
膜（tunica albuginea of corpus cavernosa）"

和"尿道海绵体白膜（tunica albuginea of corpus cavernosa）"，分深浅两层。赋予阴茎良好的灵活性、硬度和组织张力。

02.186　阴茎中隔　septum of penis
白膜在两个阴茎海绵体间形成的隔。至阴茎末端，隔间常有空隙，两个海绵体彼此相通。

02.187　阴茎悬韧带　suspensory ligament of penis
位于阴茎背侧筋膜深处，上方附于耻骨联合，下方与阴茎筋膜融合，由致密纤维束组成、呈三角形的固定阴茎的结构。

02.188　阴囊　scrotum
位于耻骨联合下方、阴茎根部、两侧股上部前内侧和会阴间的皮肤囊袋。内有睾丸、附睾和精索的下部。表面皮肤薄而柔软，带褐色，常形成皱襞。

02.189　睾丸　testis
位于阴囊内的男性生殖腺。左右各一，呈椭圆形，表面光滑，分前后缘、上下端和内外侧。

02.190　睾丸鞘膜　tunica vaginalis
胚胎时睾丸从腹后壁下降时腹膜鞘突包绕睾丸构成的包绕睾丸的膜囊。分为壁层和脏层。从睾丸反折到阴囊内面的鞘膜称为壁层（parietal layer），覆盖在睾丸表面的一层鞘膜称为脏层（visceral layer）。脏、壁两层之间的腔为鞘膜腔。

02.191　睾丸白膜　tunica albuginea
包在睾丸表面的致密结缔组织膜，位于睾丸鞘膜脏层的深面。

02.192　睾丸纵隔　mediastinum testis
近睾丸后缘上部的一团致密结缔组织。与白膜相连，呈上宽下窄的卵圆形，内有睾丸网和血管。

02.193　睾丸小隔　septulum testis
睾丸纵隔的结缔组织呈放射状伸入睾丸实质所形成的隔。将睾丸实质分隔成约250个锥体形小叶。

02.194　睾丸小叶　lobules of testis
睾丸实质内被睾丸小隔分成的锥体形结构。其底部接白膜，尖部接睾丸纵隔。每个睾丸小叶含有2～4条生精小管。

02.195　生精小管　seminiferous tubule
又称"曲细精管（contorted seminiferous tubule）"。位于睾丸小叶内，由生精细胞和支持细胞构成的管状组织，是精子发生的场所。

02.196　直精小管　straight seminiferous tubule
又称"直细精管""精直小管"。生精小管在近睾丸纵隔处变为又短又直的小管。生精小管产生的精子经此小管到达睾丸网。

02.197　睾丸网　rete testis
直精小管进入睾丸纵隔内分支吻合成的网状管道。管腔大而不规则。

02.198　睾丸输出小管　efferent ductule of testis
由睾丸网发出的8～12条输出小管。穿越白膜，出睾丸后缘的上部进入附睾。

02.199　血睾屏障　blood-testis barrier
又称"血–生精小管屏障（blood-seminiferous tubule barrier）"。由毛细血管内皮及其基膜、结缔组织、生精上皮基膜和支持细胞侧面的紧密连接组成的物理屏障。可阻挡某些物质进出生精上皮，形成并维持有利于精子发生的微环境。

02.200 附睾 epididymis
紧贴睾丸的上端和后缘而略偏外侧，呈新月形的组织。可暂时储存精子，分泌附睾液，供给精子营养。分附睾头、附睾体和附睾尾三部分。

02.201 附睾头 caput epididymidis
附睾上端的膨大钝圆部分。覆盖于睾丸上端后方，由睾丸输出小管弯曲盘绕而成，借睾丸输出小管与睾丸相连。

02.202 附睾体 corpus epididymidis
附睾头、尾之间的圆柱形部分。由单根附睾管盘曲而成。

02.203 附睾尾 cauda epididymidis
附睾下端的尖细部分。通过结缔组织与鞘膜相连，移行于输精管。

02.204 附睾管 epididymal duct
睾丸输出小管末端会合形成的一条管道。高度迂曲和盘绕，长达6m。腔面为假复层柱状上皮，其游离面有静纤毛，管腔整齐。

02.205 [附睾管]主细胞 principal cell
附睾管管腔主要的组成细胞之一。在附睾的不同部位高低不一，具有分泌与吸收功能，分泌的多种物质具有营养精子和促进精子成熟的作用。

02.206 [附睾管]基细胞 basal cell
位于附睾上皮基底膜上相邻主细胞基部之间的细胞。其伸向管腔，长度约25μm。在整个附睾内形状保持相对一致，是主细胞的前体细胞。

02.207 血附睾屏障 blood-epididymis barrier
附睾主细胞紧密连接形成的屏障性结构。维持附睾腔内环境稳定、选择性隔离体液免疫系统与精子相互接触，限制血液与附睾液间生物大分子的运输。

02.208 输精管 vas deferens
附睾管直接延续形成的精液输出管道。起于附睾尾端，沿睾丸后缘上行进入精索。左右各一，远端参与射精管的形成。管壁较厚，肌层比较发达，而管腔细小，依其行径可分为睾丸部、精索部、腹股沟部和盆部。是将成熟精子从附睾输送到前列腺部尿道的唯一通道。

02.209 输精管壶腹 ampulla of deferent duct
两侧输精管走行至膀胱底的后面时逐渐接近并膨大的部分。其下端变细，与精囊的排出管会合成射精管。

02.210 精索 spermatic cord
从腹股沟管内环至睾丸上端间的柔软条索状结构。其内有睾丸血管、输精管、输精管血管、神经、淋巴管和韧带等。由浅至深依次为精索外筋膜、提睾肌和精索内筋膜。

02.211 射精管 ejaculatory duct
由输精管的末端与精囊的排出管会合而成的管道。长约2cm，起于前列腺底，止于精阜表面。

02.212 精囊 seminal vesicle
位于膀胱后面的一对卵圆形盘曲的囊状器官。黏膜表面为假复层柱状上皮，分泌弱碱性的黄色液体，内含果糖、前列腺素等。

02.213 精囊管 seminal vesicle duct
精囊液的输出管道。在进入前列腺时变细，并与输精管壶腹部的管道会合成射精管。

02.214 前列腺 prostate
位于膀胱的正下方，为环绕于尿道起始段的

男性附属性腺。由腺体和纤维肌肉基质组成。可分为前列腺中央区、前列腺移行区、前列腺外周区和前列腺前纤维肌肉间质区。

02.215 前列腺中央区 central zone of prostate
位于射精管周围，呈楔形包绕于射精管，基部紧靠膀胱颈，占前列腺腺体组织的25%左右。

02.216 前列腺移行区 transition zone of prostate
前列腺外周区与中央区之间的部分。占正常前列腺腺体组织的5%～10%，良性前列腺增生发生于此区。

02.217 前列腺外周区 peripheral zone of prostate
前列腺分区中外周的最大区域，占前列腺腺体组织的70%左右，构成前列腺的后面和两侧面。约70%的前列腺癌发现于此区。

02.218 前列腺前纤维肌肉间质区 anterior fibromuscular stroma of prostate
前列腺的非腺体组织区，主要位于前列腺的前外侧，是与逼尿肌相连的较厚的肌组织鞘，覆盖在前列腺移行区前方，远端则与尿道相连。

02.219 前列腺包膜 capsule of prostate
由结缔组织和平滑肌纤维包在前列腺外表面形成的囊状结构，起固定前列腺的作用。

02.220 前列腺前括约肌 preprostatic sphincter
包绕尿道周围的环形平滑肌。前与前列腺前纤维肌肉间质相连续，在前列腺后方，前列腺囊延伸的平滑肌与直肠膀胱隔相融合。

02.221 直肠膀胱隔 rectovesical septum
上起直肠膀胱陷凹底的腹膜外面，向下经盆膈连于会阴中心腱，两侧附着于盆侧壁的结缔组织隔。

02.222 尿道球腺 bulbourethral gland
位于尿道膜部外侧的一对豌豆状复管泡状腺。导管开口于尿道膜部，分泌黏液以润滑尿道。组织学为单层柱状上皮或立方上皮。

02.223 阴茎背动脉 dorsal artery of penis
走行于阴茎海绵体背侧，营养阴茎海绵体和白膜的动脉。属阴部内动脉分支。

02.224 阴茎背深静脉 vena dorsalis profunda penis
走行于阴茎背侧，收集阴茎头和阴茎海绵体回流血液的静脉。

02.225 阴茎背浅静脉 superficial dorsal vein of penis
引流阴茎皮肤及包皮回流血液的静脉。走行于阴茎皮下，至阴茎根部分为左、右支汇入阴部外静脉。

02.226 输精管动脉 deferential artery
髂内动脉或膀胱下动脉供应输精管的分支。随精索进入腹股沟管，分布至精索。

02.227 睾丸动脉 testicular artery
腹主动脉供应睾丸和附睾的成对动脉分支。在肾动脉的稍下方发自腹主动脉的前外侧壁，沿腹后壁下行，经腹股沟管入阴囊，分布至睾丸和附睾等结构。

02.228 输精管精囊动脉 vesiculo-deferential artery
来源于膀胱下动脉，供应精囊血液的动脉分支。

02.229 精索静脉 spermatic vein
走行于精索的一组静脉血管。由精索内静

脉、精索外静脉及输精管静脉组成。这些静脉在阴囊内相互交通、盘曲，形成精索静脉丛。左侧汇入左肾静脉，右侧汇入下腔静脉。

02.230　蔓状静脉丛　pampiniform plexus
位于睾丸上方的精索静脉网状结构。围绕睾丸动脉彼此交通吻合，形成一种逆流热交换体系，冷却睾丸动脉内的血流。当发生精索静脉曲张时，蔓状静脉丛扩张、迂曲。

02.231　阴茎背神经　dorsal nerve of penis
阴部神经的终支。向前行至阴茎背面、阴茎头包皮及阴茎海绵体。

02.232　精索神经　spermatic nerve
精索内支配睾丸与附睾的神经。来自肾脏和主动脉丛，并沿睾丸动脉走行。

02.233　海绵体神经　cavernous nerve
位于前列腺侧后方、支配海绵体勃起的神经。位于盆筋膜壁层，即在前列腺外侧筋膜内走行。

02.234　男性尿道　male urethra
起于膀胱尿道内口，终于阴茎头的尿道外口的一条细长管状器官。长18～22cm，分为尿道前列腺部、尿道膜部和尿道海绵体部。具有排尿和排精的功能。

02.235　尿道前列腺部　prostatic urethra
位于前列腺部的尿道。穿越前列腺走行，尿道嵴从尿道前列腺部的后侧中线向内延伸，贯穿整个前列腺部。前列腺的腺体开口于尿道前列腺部。

02.236　精阜　verumontanum
由尿道嵴扩大和突出形成的尿道内组织。前列腺小囊开口在精阜顶端，呈狭缝状。射精管常开口于精阜两侧。

02.237　尿道膜部　membranous urethra
尿道穿过尿生殖膈的部分。位于前列腺和尿道球之间，是尿道最狭窄的部分。尿道膜部括约肌和会阴深横肌又被称为尿道外括约肌，呈戒指状，收缩时，尿道被拉向后方会阴中心腱，控制尿液排出。是尿道的最固定处，易受到损伤。

02.238　尿道海绵体部　penile urethra
尿道贯穿阴茎海绵体的部分。位于膜部和尿道外口之间，全长15cm。起始端位于尿道球内，称为尿道球部。尿道球部内腔大，称为尿道壶腹，尿道球腺开口于此。

02.239　尿道舟状窝　fossa scaphoidea of urethra
位于尿道的阴茎头部，该处尿道与其近端尿道相比口径扩大，即膨大而形成的一个舟状小窝。

03.　生殖生理与内分泌

03.01　生　理　分　期

03.001　生理分期　physiological stage
从出生到衰老的渐进性的生理过程。一般可分为新生儿期、儿童期、青春期、性成熟期、更年期和老年期。

03.002　新生儿期　neonatal period
出生后4周内的时期。

03.003　儿童期　childhood
又称"幼年期"。出生后4周至12岁左右的时期。

03.004　青春期　adolescence
由儿童发育到成人的过渡期。是生殖器官、内分泌、体格逐渐发育至成熟的阶段。世界卫生组织规定青春期为10～19岁。

03.005　第二性征　secondary sexual characteristics
男女两性青春期时，受性激素影响出现的一系列与性别有关的特征。男性表现为肌肉发达、声音低沉、胡须生长、阴毛呈菱形分布等。女性表现为出现月经、乳房肥大、阴毛一般呈倒三角形分布等。

03.006　青春期发动　onset of puberty
中枢性负反馈抑制状态解除，促性腺激素释放激素（GnRH）开始呈脉冲式释放，引起促性腺激素和卵泡刺激素水平升高、第二性征出现，并最终获得成熟的生殖功能的时期。通常始于8～10岁。

03.007　乳房萌发　thelarche
女性第二性征的最初特征。一般接近10岁时乳房开始发育，约经过3.5年发育为成熟型。

03.008　肾上腺功能初现　adrenarche
青春期出现的由肾上腺雄激素分泌增加引起的阴毛和腋毛生长的现象。

03.009　月经初潮　menarche
女性第一次月经来潮。为青春期重要标志。月经初潮平均晚于乳房发育2.5年。

03.010　性发育　sexual development
从卵细胞受精起，经过性别决定、性分化到性成熟，与性及生殖功能相关的解剖和生理变化的全过程。

03.011　性成熟期　sexual maturity period
又称"生育期（childbearing period）""育龄期"。生殖器官成熟至衰退的时期。是人类个体具有生育力的年龄期限。分为男性育龄期和女性育龄期。通常男性以15～65岁为界限，女性以15～49岁为界限。有时也专指妇女的生育年龄。此期女性性功能旺盛，卵巢功能成熟并分泌性激素，已建立规律的周期性排卵，生殖器官及乳房在卵巢分泌的性激素作用下发生周期性改变。

03.012　更年期　climacteric period
性成熟期至老年期之间的过渡阶段。女性一般发生于45～55岁，分为绝经前期、绝经期和绝经后期。是卵巢功能由活跃转入衰退状态、排卵变得不规律，直到不再排卵，且月经渐趋不规律，最后完全停止的一段时期。男性一般开始于40～45岁，波动于35～70岁，是男性由中年期过渡到老年期的一个特定时期，以男性体内激素水平、生化环境、心理状态变化为基础。

03.013　围绝经期　perimenopausal period
从卵巢功能开始衰退直至绝经后1年内的时间，即绝经过渡期至绝经后1年。

03.014　绝经过渡期　menopausal transition period
从卵巢功能开始衰退直至最后一次月经的时期。可开始于40岁，历时短至1～2年，长至十余年。

03.015　绝经　menopause
月经永久性停止。中国妇女平均绝经年龄在50岁左右。

03.016　绝经后期　postmenopause
绝经后的生命时期。

03.017 老年期 senility
通常在60岁或65岁开始，机体各器官组织出现明显的退行性变化，心理方面也发生相应改变，衰老现象逐渐明显的时期。

03.02 女性生殖生理与内分泌

03.018 卵子发生 oogenesis
由原始生殖细胞发育成卵原细胞，再由卵原细胞发育为成熟卵子的整个过程。

03.019 卵母细胞 oocyte
卵巢中的生殖细胞。根据发育阶段的不同，可分为初级卵母细胞和次级卵母细胞。

03.020 卵母细胞发育 oocyte development
从卵原细胞发育为次级卵母细胞的生理过程。

03.021 原始生殖细胞 primordial germ cell
人胚第3~4周时，近尿囊根部的卵黄囊内胚层出现的大而圆的细胞。于第4周沿背侧肠系膜迁入生殖腺嵴，后分化为精原细胞或卵原细胞。

03.022 卵原细胞 oogonium
由原始生殖细胞分化而来的最幼稚的女性生殖细胞。仅存于胚胎时期。

03.023 有丝分裂 mitosis
真核细胞的染色质凝集成染色体，复制的姐妹染色单体在纺锤丝的牵拉下分向两极，从而产生两个染色体数目和遗传性相同的子细胞的一种细胞分裂方式。

03.024 减数分裂 meiosis
在生殖细胞成熟发育中，染色体只复制一次，细胞连续分裂两次，从而形成的子细胞染色体数目只有母细胞的一半的一种特殊细胞分裂方式。

03.025 减数分裂Ⅰ meiosisⅠ
又称"前减数分裂（prereductional division）"

"异型分裂（heterotypic division）"。在配子形成过程中，性细胞相继两次减数分裂中的第一次。同源染色体分离，产生的两个细胞的染色体已减半（每个细胞只获得一对同源染色体中的一条）。

03.026 减数分裂Ⅱ meiosisⅡ
又称"后减数分裂（postmeiotic division）""同型分裂（homotypic division）"。在配子形成过程中，性细胞相继两次减数分裂中的第二次。姐妹染色单体分离，类似于有丝分裂，形成4个单倍体（n）子细胞，即性细胞（高等动物的卵细胞形成时，4个分裂产物中的3个形成不参与受精的极体）。

03.027 第一极体 first polar body
初级卵母细胞完成第一次成熟分裂后产生的极体。

03.028 第二极体 second polar body
次级卵母细胞完成第二次成熟分裂及第一极体分裂后产生的极体。

03.029 初级卵母细胞 primary oocyte
自胚胎11~12周开始卵原细胞进入第一次减数分裂，并静止于前期双线期。

03.030 生发泡 germinal vesicle
在减数分裂过程中卵母细胞内膨大的核。

03.031 次级卵母细胞 secondary oocyte
初级卵母细胞完成第二次减数分裂后形成的卵母细胞。

03.032　颗粒细胞　granulosa cell
分布在卵母细胞和（或）卵泡腔周围的立方形细胞。可以为卵母细胞传递信息、提供营养。

03.033　卵泡　ovarian follicle，follicle
卵巢皮质中由一个卵母细胞和包绕在其周围的许多小型细胞所组成的泡状结构。

03.034　卵巢周期　ovarian cycle
从青春期开始到绝经前，卵巢在形态和功能上发生周期性变化。

03.035　卵泡发育　follicular development
卵泡由原始卵泡启动生长并依次发育形成初级卵泡、次级卵泡、窦状卵泡和排卵前卵泡的过程。

03.036　原始卵泡　primordial follicle
又称"始基卵泡"。由停留在减数分裂双线期的初级卵母细胞被单层梭形前颗粒细胞围绕而形成的卵泡。位于卵巢皮质浅层，体积小。

03.037　窦前卵泡　preantral follicle
由原始卵泡发育形成的结构。包括初级卵泡和次级卵泡。

03.038　初级卵泡　primary follicle
原始卵泡的梭形前颗粒细胞分化为单层立方形颗粒细胞之后形成的卵泡（直径＞60μm）。其初级卵母细胞体积增大，细胞器增多，初级卵母细胞与颗粒细胞之间出现透明带，卵泡外围形成卵泡膜。

03.039　透明带　zona pellucida
初级卵母细胞和颗粒细胞之间出现的一层均质、折光性强的嗜酸性膜。

03.040　次级卵泡　secondary follicle
初级卵泡颗粒细胞增殖为多层（600个细胞以下）形成的卵泡（直径＜120μm）。此时卵泡进一步增大并进入卵巢髓质，卵泡基底膜附近的梭形细胞形成两层卵泡膜，即卵泡内膜和卵泡外膜。

03.041　卵泡膜　follicular theca
由卵泡基底膜附近的梭形细胞形成，与颗粒层之间以基底膜相隔。初级卵泡周围的卵泡膜为一层，到次级卵泡时分化为内外两层。

03.042　卵泡内膜　theca interna
卵泡膜的内层。含有较多的细胞和丰富的毛细血管。

03.043　卵泡外膜　theca externa
卵泡膜的外层。纤维较多，含有少量平滑肌。

03.044　窦状卵泡　antral follicle
又称"囊状卵泡（vesicular follicle）"。在雌激素和卵泡刺激素（FSH）的协同作用下，颗粒细胞间积聚的卵泡液增加，最后融合形成卵泡腔，卵泡增大，直径达500μm。

03.045　卵泡周期募集　cyclic follicle recruitment
窦状卵泡发育后期，血清卵泡刺激素水平及其生物活性升高，超过一定阈值后，卵巢内有一组窦状卵泡进入生长发育过程的现象。

03.046　卵泡选择　follicle selection
约在月经第7天，在被募集的发育卵泡群中，卵泡刺激素阈值最低的一个卵泡优先发育成优势卵泡，其余的卵泡逐渐退化闭锁的现象。

03.047　排卵前卵泡　preovulatory follicle
又称"成熟卵泡（mature follicle）""赫拉夫卵泡（Graafian follicle）"。卵泡发育的

最后阶段。卵泡液急剧增加，卵泡腔增大，卵泡体积显著增大，卵泡直径可达18～23mm，卵泡向卵巢表面突出，其结构从外到内依次为卵泡外膜、卵泡内膜、颗粒细胞层、卵泡腔、卵丘、放射冠、透明带和卵母细胞。

03.048　卵丘　cumulus oophorus
初级卵母细胞及其周围的卵泡细胞突入卵泡腔形成的圆形隆起。

03.049　放射冠　corona radiata
紧靠透明带的一层呈放射状排列的高柱状颗粒细胞。

03.050　卵冠丘复合体　oocyte corona cumulus complex
卵母细胞及其外面的透明带、放射冠和卵丘共同形成的复合体。

03.051　卵泡腔　follicular cavity
颗粒细胞分裂增殖到6～12层时，颗粒细胞间出现大小不等的液腔，继而形成一个大的腔。

03.052　卵泡液　follicular fluid
卵泡腔中所含的液体。由颗粒细胞分泌及血浆渗入而成。

03.053　闭锁卵泡　atretic follicle
退化的卵泡。可发生在卵泡发育的任何阶段。

03.054　排卵　ovulation
卵冠丘复合体从卵巢表面排至腹腔的过程。包括卵母细胞完成第一次减数分裂并停留于第二次减数分裂中期，以及卵泡壁胶原层的分解及小孔形成后卵子的排出活动。

03.055　血体　corpus hemorrhagicum
排卵后，排卵孔附近血管损伤，形成充满血液的残留卵泡腔。

03.056　黄体　corpus luteum
排卵后，残留于卵巢内的卵泡壁逐渐发育成的富含血管的内分泌细胞团。新鲜时呈黄色。人类黄体生存期为14天。如卵子受精则继续发育增大，可维持3个月。

03.057　卵泡膜黄体细胞　theca lutein cell
黄体中由卵泡膜细胞衍化而来的体积较小、位于黄体周边的内分泌细胞。分泌雄激素及少量孕激素、雌激素。

03.058　颗粒黄体细胞　granulosa lutein cell
黄体中由颗粒层卵泡细胞衍化而来的体积较大、位于黄体中央的内分泌细胞。分泌孕激素，并将卵泡膜黄体细胞分泌的雄激素转化为雌激素。

03.059　白体　corpus albicans
黄体退化并逐渐被增生的结缔组织取代而形成的白色瘢痕。

03.060　黄体生成素峰　luteinizing hormone surge
排卵前，成熟卵泡分泌的雌二醇在循环中达到对下丘脑起正反馈调节作用的阈值并持续48h以上时，引起黄体生成素急速升高形成的峰值。黄体生成素峰是排卵的可靠指标，出现于卵泡破裂前36h，平均持续48h。

03.061　类固醇激素　steroid hormone
又称"甾体激素"。一种具有三个六元环及一个五元环并合生成的环戊烷多氢菲结构的高效能脂溶性生物活性物质。包括雌激素、雄激素、孕酮和肾上腺皮质激素等。

03.062　胆固醇　cholesterol
在类固醇核的C3位连接一羟基，而在C17位接有一条八碳或更多碳原子的脂族侧链而成的环戊烷多氢菲衍生物。是由乙酰辅酶A通过异戊二烯单位的缩合反应而合成，可作为胆酸和类固醇激素的前体。

03.063　雌激素　estrogen
主要由卵巢和胎盘产生的十八碳类固醇激素。肾上腺也可产生。在肝脏中灭活，转化为雌三醇和雌酮。

03.064　雌烷核　estrane nucleus
雌激素的基本结构。天然雌激素在甾体核第18位有一个碳原子（C18甾体）。

03.065　雌酮　estrone
由卵巢分泌的一种主要雌激素。是雌二醇的氧化产物，生物学作用弱于雌二醇，而强于雌三醇。

03.066　雌二醇　estradiol
卵巢分泌的类固醇激素。是主要的雌性激素，负责调节女性特征、附属性器官的成熟和月经–排卵周期，促进乳腺导管系统的产生。

03.067　雌三醇　estriol
雌二醇和雌酮的代谢产物。在雌酮、雌二醇、雌三醇中，以雌三醇的活性最弱。存在于尿中，妊娠期尿中含量更高。

03.068　孕激素　progestin
主要由卵巢黄体细胞分泌的二十一碳类固醇激素。维持妊娠期胚胎发育所必需。在肝脏中灭活成雌二醇后与葡萄糖醛酸结合经尿排出体外。

03.069　孕烷核　pregnane nucleus
孕激素的基本结构。天然孕激素在甾体核第18、19、20、21位各有一个碳原子（C21甾体）。

03.070　孕烯醇酮　pregnenolone
类固醇激素的前体。在生物合成过程中，胆固醇经碳链酶的催化作用，除去C20和C22之间的侧链成为孕烯醇酮。化学名为3-羟基孕固烯-20-酮。

03.071　孕二醇　pregnanediol
孕酮的主要分解代谢产物。以游离形式或以葡萄糖醛酸酯形式出现于孕妇尿中。化学名为5β-孕固烷-3α, 20α-二醇。

03.072　17α-羟孕烯醇酮　17α-hydroxypreg-nenolone，17α-OH-pregnenolone
孕烯醇酮在17α-羟化酶/17, 20-裂合酶（CYP17A1）作用下形成的产物。

03.073　17α-羟孕酮　17α-hydroxyproge-sterone，17α-OH-progesterone
孕酮在17α-羟化酶/17, 20-裂合酶（CYP17A1）作用下形成的产物。也可由17α-羟孕烯醇酮通过3β-羟类固醇脱氢酶（3β-HSD）作用合成。

03.074　孕酮　progesterone
维持妊娠所需的主要孕激素。含21个碳原子的类固醇，大部分是由黄体分泌。是绝大多数固醇类激素合成的中间体。在月经周期中转化子宫内膜以便受精卵植入，在妊娠期维持胚胎的正常发育。

03.075　雄激素　androgen
主要为睾丸产生的十九碳类固醇激素。能促进雄性器官生长、精子发生和决定雄性第二性征的发育，女性卵巢也分泌少量睾酮。在肝脏中灭活，灭活后的衍生物经尿排出。

03.076　雄烷核　androstane nucleus
雄激素的基本结构。天然孕激素在甾体核第18、19位各加一个甲基（C19甾体）。

03.077　脱氢表雄酮　dehydroepiandrosterone
肾上腺皮质中的主要雄激素。是睾酮生物合成过程的中间产物。可在尿中分离得到。主要作用于肌肉、毛发及第二性征，促进蛋白质的合成和骨骼肌的发育。

03.078　雄烯二酮　androstenedione
由孕酮经雄酮生物合成睾酮的中间物。其生物活性较睾酮弱。在体内亦可转化为雌酮，最后以极性更大的化合物17-酮类固醇的形式由尿中排泄。化学名为 Δ 4-雄烯-3，17-二酮。

03.079　胆固醇侧链裂解酶　cholesterol side chain cleavage enzyme
催化胆固醇侧链裂解的酶，从而形成孕烯醇酮。

03.080　17α-羟化酶　17α-hydroxylase
可催化孕烯醇酮形成17α-羟孕烯醇酮和17α-羟孕烯醇酮形成脱氢表雄酮的酶。也可催化孕酮形成17α-羟孕酮和17α-羟孕酮形成睾酮。

03.081　芳香化酶　aromatase
催化类固醇结构中C10位甲基的裂解和A环的芳香化，从而将雄烯二酮、雄烯三酮分别转化为雌酮和雌三醇的酶。是雌激素生物合成的限速酶。

03.082　两细胞-两促性腺激素假说　two-gonadotropin, two-cell hypothesis
又称"双细胞和双促性腺激素假说"。卵巢雌激素的合成是由卵泡膜细胞与颗粒细胞在卵泡刺激素和黄体生成素的共同作用下完成的，黄体生成素刺激卵泡膜细胞中雄激素（雄烯二酮和睾酮）的产生，而卵泡刺激素刺激雄激素在颗粒细胞中芳构化为雌激素（雌酮和雌二醇）。

03.083　多肽激素　polypeptide hormone
由较短的氨基酸序列组成的一类激素。与靶细胞膜受体结合，通过G蛋白使细胞内产生第二信使，激活蛋白激酶或诱导细胞基因表达的改变，影响细胞的代谢过程。卵泡液中分离出的多肽激素包括抑制素、激活素、卵泡抑制素。

03.084　抑制素　inhibin
一种多肽激素，由α和β两个亚基组成。β亚基有A、B两种同工型。对垂体卵泡刺激素的分泌有选择性抑制作用，也能增强黄体生成素活性。

03.085　激活素　activin
一种多肽激素，由抑制素的两个β亚基组成的二聚体。β亚基有A、B两种同工型，可形成AA、AB、BB三种组合。通过自分泌作用，增加垂体促性腺激素释放激素受体数量，提高垂体对促性腺激素释放激素的反应性，从而刺激卵泡刺激素的分泌。

03.086　卵泡抑制素　follistatin
一种高度糖基化的多肽，与抑制素和激活素的β亚基具有亲和力，通过自分泌/旁分泌作用，抑制脑垂体分泌卵泡刺激素。

03.087　细胞因子　cytokine
细胞释放的可影响其他细胞行为的蛋白质。常指在免疫反应中起细胞间介导物作用的分子。

03.088　生长因子　growth factor
刺激细胞生长和增殖的细胞外多肽信号分子。如上皮生长因子、血小板衍生生长因子、成纤维细胞生长因子等。

03.089　胰岛素样生长因子　insulin-like growth factor, IGF
氨基酸序列与胰岛素类似的蛋白质或多肽

生长因子。可促进细胞分裂，包括IGF-1和IGF-2两种。

03.090 表皮生长因子 epidermal growth factor，EGF
由53个氨基酸残基组成的参与调控细胞生长、增殖与分化的一种小分子多肽。

03.091 转化生长因子-β transforming growth factor-β，TGF-β
广泛分布的生长因子家族。作用于细胞增殖、分化和细胞外基质分泌，参与调控生物体免疫调节、血管形成、胚胎发育、创伤愈合、骨的重建等生理过程。

03.092 成纤维细胞生长因子 fibroblast growth factor
有酸性（pI 5.6）和碱性（pI 9.6）两种。能促进成纤维细胞有丝分裂、中胚层细胞生长，还可刺激血管形成，在创伤愈合及肢体再生中发挥作用。

03.093 类固醇激素受体 steroid hormone receptor
类固醇激素作用的靶细胞内能识别并与其结合，从而引起生物效应的蛋白质。

03.094 雌激素受体 estrogen receptor
类固醇激素受体超家族成员的一种。由雌激素α受体（ER-α）和雌激素β受体（ER-β）组成，两者均与雌激素配体高度结合。合成ER-β的基因与ER-α不同，但两者在DNA结合域中有84%的相似，在雌激素结合域中有58%的相似。雌激素受体在增殖期的子宫内膜中含量最高，排卵后明显减少。

03.095 孕激素受体 progesterone receptor
类固醇激素受体超家族成员的一种。由孕激素受体A（PR-A）和孕激素受体B（PR-B）组成。两种受体由同一基因合成，两者有相似的激素结合域和DNA结合域，但PR-A更短，缺少PR-B起始的164个氨基酸。孕激素受体在排卵时达高峰，随后腺上皮孕激素受体逐渐减少，而间质细胞孕激素受体含量相对增加。

03.096 雄激素受体 androgen receptor，AR
类固醇激素受体超家族成员的一种。雄激素与雄激素受体的结合激活受体与DNA结合，受体配体复合物作为二聚体，通过与启动子区域的雄激素反应元件（ARE）DNA序列的相互作用来诱导靶基因的转录。

03.097 蛋白激素受体 peptide hormone receptor
位于细胞表面，与水溶性激素蛋白激素结合的受体。

03.098 下丘脑 hypothalamus
位于丘脑腹侧的脑组织，被第三脑室分成左、右两半。其内侧面借下丘脑沟和丘脑分界，底面外露，自前向后为视交叉、灰结节、正中隆起、漏斗和乳头体，是调节内脏活动、内分泌功能和情绪行为等的中枢。

03.099 促性腺激素释放激素 gonadotropin-releasing hormone，GnRH
由下丘脑弓状核等部位肽能神经元分泌的调节腺垂体活动的一种肽类物质。通过门脉系统到达腺垂体后可促进黄体生成素（LH）和卵泡刺激素（FSH）释放。

03.100 腺垂体 adenohypophysis
脑垂体的重要组成部分。包括远侧部、中间部和结节部。能分泌生长激素、催乳素、促甲状腺素、促肾上腺皮质激素、促性腺激素、黑色素细胞刺激素等。

03.101　腺垂体生殖激素　adenohypophysis reproductive hormone

腺垂体分泌的直接与生殖有关的激素。包括促性腺激素和催乳素。

03.102　促性腺激素　gonadotropin

由腺垂体促性腺激素细胞分泌，以性腺为靶器官的糖蛋白激素。包括卵泡刺激素和黄体生成素。

03.103　卵泡刺激素　follicle-stimulating hormone，FSH

又称"促卵泡激素"。腺垂体分泌的两种促性腺激素之一，为糖蛋白激素。在女性主要作用于卵巢卵泡的颗粒细胞，刺激卵泡生长；在男性主要作用于睾丸支持细胞。

03.104　黄体生成素　luteinizing hormone，LH

腺垂体分泌的两种促性腺激素之一，为糖蛋白激素。可刺激女性排卵和黄体发育，并与卵泡刺激素一起促进卵巢中发育卵泡的雌激素分泌；在男性可刺激睾丸间质细胞发育和睾酮分泌。

03.105　催乳素　prolactin，PRL

腺垂体催乳细胞分泌的由198个氨基酸组成的多肽激素。具有促进乳汁合成的功能。其分泌主要受下丘脑释放入门脉循环的多巴胺（PRL抑制因子）抑制性调节。促甲状腺激素释放激素（TRH）可刺激PRL的分泌。

03.106　促性腺激素释放激素受体　gonadotropin-releasing hormone receptor，GnRH receptor

由327个氨基酸组成的60kDa糖蛋白。是垂体促性腺细胞膜上的高亲和力受体，可以介导促性腺激素释放激素（GnRH）发挥生理作用。在人体内GnRH主要有GnRH-Ⅰ和GnRH-Ⅱ两种亚型，并对应相应的两种受体。

03.107　黄体生成素受体　luteinizing hormone receptor，LHR

又称"黄体生成素/绒毛膜促性腺激素受体（luteinizing hormone，choriogonadotropin receptor，LHCGR）"为黄体生成素和人绒毛膜促性腺激素结合同一受体，属于G蛋白偶联受体的视紫红质家族。主要表达于睾丸间质细胞、卵泡膜细胞、颗粒细胞和黄体细胞，介导黄体生成素和人绒毛膜促性腺激素发挥作用。

03.108　卵泡刺激素受体　follicle stimulating hormone receptor，FSHR

属于G蛋白偶联受体的视紫红质家族，主要表达于颗粒细胞和支持细胞，介导卵泡刺激素发挥作用。

03.109　长反馈　long-loop feedback

调节环路中终末靶腺或组织分泌的激素对上位腺体活动的反馈影响。

03.110　短反馈　short-loop feedback

垂体分泌的激素对下丘脑分泌活动的反馈影响。

03.111　超短反馈　ultrashort-loop feedback

下丘脑肽能神经元分泌的调节肽对其自身活动的反馈影响。

03.112　卵巢性激素反馈作用　feedback of ovarian sex hormone

雌孕激素对下丘脑产生负反馈和正反馈两种作用。雌激素：在卵泡早期，负反馈作用于下丘脑，抑制促性腺激素释放激素（GnRH）释放，并降低垂体对GnRH的反应性；在卵泡期晚期，当雌激素分泌达阈值并持续48h以上即可发挥正反馈作用，刺激黄体生成素（LH）分泌达高峰；在黄体期，协同孕激素对下丘脑产生负反馈作用。

孕激素：在排卵期，低水平可增强雌激素对促性腺激素的正反馈作用；在黄体期，高水平对促性腺激素的脉冲分泌产生负反馈抑制作用。

03.113 下丘脑–垂体–卵巢轴 hypothalamic-pituitary-ovarian axis，HPO
下丘脑、垂体和卵巢分泌GnRH，通过调节垂体促性腺激素的分泌，调节卵巢功能。卵巢分泌的性激素对下丘脑和垂体又有反馈调节作用。三者之间相互调节、相互影响，形成一个完整而协调的神经内分泌系统。

03.114 激活素–抑制素–卵泡抑制素系统 activin-inhibin-follistatin system
由抑制素、激活素和卵泡抑制素三种多肽激素组成的调节卵泡发育的系统。抑制素可以降低促性腺激素的功能，激活素可以促进促性腺激素的功能，卵泡抑制素很可能是通过与激活素及其受体的相互作用来抑制卵泡刺激素的表达。

03.115 肾上腺 adrenal gland
解剖学部位紧邻肾内上方的成对内分泌腺体，左右各一。与同侧肾共同被肾筋膜所包裹。内部分为皮质和髓质两部分，外周是皮质，中心是髓质。肾上腺分泌皮质激素和髓质激素，参与调节体内代谢等活动。

03.116 糖皮质激素 glucocorticoid
肾上腺皮质分泌的含21个碳原子的类固醇激素。包括皮质醇、可的松和皮质酮。其促进蛋白质分解，使生成的氨基酸进行糖异生作用，动用脂肪及使酮体增加，此外还有抗过敏和抗炎的作用。

03.117 盐皮质激素 mineralocorticoid
肾上腺皮质分泌的由21个碳原子组成的类固醇皮质激素。如11-脱氧皮质酮和醛固酮，

通过刺激钠潴留和钾排泄，在水、电解质代谢中发挥作用。

03.118 生肾节 nephrotome，nephromere
胚胎发育第3周时，头侧的间介中胚层增生，呈分节状。是前肾的原基。

03.119 生肾索 nephrogenic cord
胚胎发育第4周初，尾段间介中胚层增生形成的两条纵行的细胞索。

03.120 尿生殖嵴 urogenital ridge
胚胎发育第4周末，生肾索继续生长，从胚体后臂凸向胚内体腔，形成的分列于中轴两侧的一对纵行隆起。是泌尿生殖系统发生的原基。

03.121 生殖嵴 genital ridge
又称"生殖腺嵴"。为尿生殖嵴的内侧部分，由原始生殖细胞诱导中肾和体腔上皮邻近的间胚叶细胞增殖形成。其外侧为中肾嵴。

03.122 生发上皮 germinal epithelium
生殖嵴表面覆盖的一层柱状体腔上皮。

03.123 性索 sexual cord
胚胎发育第6周时，生发上皮内陷并增生成条索状垂直伸入生殖嵴的间胚叶组织中而形成。

03.124 原始性腺 primordial gonad
又称"未分化性腺"。胚胎发育第4周时，胚胎卵黄囊处原始生殖细胞沿后肠背系膜向生殖嵴，第6周时迁入初级性索形成。此时生殖腺无性别特征，为性腺发生的始基。

03.125 前肾 pronephros
由前肾小管和前肾管构成。胚胎发育第4周

初，人胚颈部两侧生肾节内先后出现7～10对横行的细胞索，之后成为小管，称前肾小管。前肾小管的外侧向尾部延伸并互相连接形成头尾走向的前肾管。

03.126　中肾　mesonephros
由中肾小管和中肾管构成。胚胎发育第4周末，前肾小管退化，生肾索及其后形成的中肾嵴内出现80对横行的小管，称中肾小管，外侧端通入前肾管，前肾管改称中肾管。可能有短暂的功能活动，直至后肾形成，至第2个月末，中肾大部分退化，仅剩中肾管及尾端小部分中肾小管。

03.127　中肾管　mesonephric duct
又称"沃尔夫管（Wolffian duct）"。约在胚胎发育第6周，汇集中肾小管的左右两条纵行管道。由前肾管演变而来，其尾端通入泄殖腔。在男性胎儿中，中肾管演变为附睾管、输精管和射精管；在女性胎儿中则完全退化。

03.128　中肾旁管　paramesonephric duct
又称"副中肾管""米勒管（Müllerian duct）"。约在胚胎发育第6周，在中肾管外侧，由体腔上皮向外壁中胚叶凹陷成沟所形成。副中肾管头部开口于体腔，尾端下行并向内跨过中肾管，双侧副中肾管在中线融合。在女性胎儿中，副中肾管演变为输卵管、子宫及阴道穹隆。

03.129　泄殖腔膜　cloacal membrane
三胚层胚盘原条尾侧的一个圆形区域，此处的外胚层与内胚层直接相贴形成的膜结构。中间无中胚层，尿直肠隔将其分隔而形成尿生殖窦膜和肛膜。

03.130　泄殖腔褶　cloacal fold
泄殖腔膜周围的间充质细胞增生，形成头尾走向的两条弧形褶皱。尿直肠隔将其分隔而形成尿生殖褶和肛褶。

03.131　尿生殖褶　urogenital fold
尿直肠隔将原始泄殖腔褶分隔成前后两部分中的前方部分。

03.132　生殖结节　genital tubercle
人胚第5周初，尿生殖褶头侧中胚层增生形成的突起。是阴茎或阴蒂的原基。

03.133　Y染色体性别决定区　sex-determining region Y gene，SRY
存在于Y染色体短臂上的决定生物个体性别的性染色体基因编码区。

03.134　睾丸决定因子　testis-determining factor，TDF
Y染色体性别决定区上睾丸决定因子基因编码的因子，该因子能够使未分化性腺向睾丸方向分化。

03.135　副中肾管抑制因子　Müllerian inhibiting factor，MIF
约在胚胎第8周，衍化为睾丸的支持细胞分泌的一种糖蛋白。其可使副中肾管退化；若其未发生抑制作用，副中肾管约在胚胎第9周发育成输卵管、子宫及阴道穹隆部。

03.136　月经　menstruation
伴随卵巢周期性变化而出现的子宫内膜周期性脱落及出血的现象。规律月经的建立是生殖功能成熟的重要标志。

03.137　月经周期　menstrual cycle
出血的第1天为月经周期的开始，两次月经第1天的间隔时间。

03.138　月经期　menstrual period
月经周期中排出经血的持续时期。在月经周期的第1～7天。

03.139　月经量　menstrual volume
一次月经的总失血量，正常月经量为20～60ml，多于80ml为月经过多。

03.140　子宫颈黏液周期性变化　periodic change of cervical mucus
子宫颈管内黏液随月经周期发生变化的现象。月经来潮后，体内雌激素水平降低，子宫颈管分泌的黏液量很少。随着雌激素水平的提高，黏液分泌量不断增加，至排卵期子宫颈分泌的黏液变得非常稀薄、透明，拉丝度可达10cm以上。排卵后受孕激素影响，黏液分泌量逐渐减少，质地变黏稠而混浊，拉丝度差，易断裂。

03.141　羊齿状结晶　ferning pattern
子宫颈黏液分泌量随着雌激素水平的上升而不断增多，至排卵期黏液稀薄、透明，拉丝可达10cm以上。将黏液做涂片检查，干燥后在显微镜下观察会看到一种结晶体，形状与羊齿植物的树叶相似，故名。

03.142　子宫内膜组织学　histology of endo-metrium
研究子宫内膜微细结构及其相关功能的学科。

03.143　子宫内膜功能层　functional layer of endometrium
子宫内膜的浅层。包括致密层和海绵层，对性激素敏感，在卵巢激素影响下发生周期性变化，胚胎在此层植入。

03.144　子宫内膜基底层　basal layer of endometrium
子宫内膜的深层。紧贴肌层，对卵巢激素不敏感，无周期性变化。在月经和分泌时均不脱落，并具有较强的增生和修复能力，可以产生新的功能层。

03.145　子宫内膜增殖期　proliferative phase of endometrium
月经周期第5～14天。与卵巢周期中的卵泡期成熟阶段相对应。在雌激素作用下，内膜表面上皮、腺体、间质、血管均呈增殖性变化。

03.146　子宫内膜增殖早期　early prolifera-tive phase of endometrium
月经周期第5～7天。此期内膜薄，仅1～2mm，腺体短、直、细且稀疏，腺上皮细胞呈立方形或低柱状，间质致密，间质细胞呈星形，间质中的小动脉较直、壁薄。

03.147　子宫内膜增殖中期　mid-proliferative phase of endometrium
月经周期第8～10天。此期内膜腺体数多、伸长并稍有弯曲，腺上皮细胞增生活跃，细胞呈柱状，开始有分裂象，间质水肿在此期最为明显。

03.148　子宫内膜增殖晚期　late proliferative phase of endometrium
月经周期第11～14天。此期内膜可达3～5mm；腺上皮变为高柱状，增殖为假复层上皮，核分裂象增多；腺体更长，呈弯曲状；间质细胞呈星状，并互相结合成网状；组织内水肿明显；小动脉增生，管腔增大，呈弯曲状。

03.149　子宫内膜分泌期　secretory phase of endometrium
月经周期第15～28天，与卵巢周期黄体期相对应。此期黄体分泌的雌孕激素使增殖期内膜继续增厚，并出现分泌现象；血管迅速增加、更弯曲；间质疏松、水肿；内膜厚且松软，含有丰富的营养物质，有利于受精卵植入发育。

03.150 子宫内膜分泌早期 early secretory phase of endometrium
月经周期第15～19天。此期内膜腺体更长，弯曲更明显；腺上皮细胞开始出现含糖原的核下空泡，为该期的组织学特征；间质水肿；螺旋小动脉继续增生、弯曲。

03.151 子宫内膜分泌中期 mid-secretory phase of endometrium
月经周期第20～23天。子宫内膜较前更厚，呈锯齿状。此期腺体出现顶浆分泌，内膜的分泌包括血浆渗出，血液中的免疫球蛋白与上皮细胞分泌的结合蛋白结合，进入宫腔。此期间质疏松、水肿更明显，螺旋小动脉进一步增生并卷曲。

03.152 子宫内膜分泌晚期 late secretory phase of endometrium
月经周期第24～28天。为月经来潮前期，相当于黄体退化阶段。此期子宫内膜呈海绵状，厚达10mm。内膜腺体开口面向宫腔，有糖原等分泌物溢出，间质疏松、水肿更明显。

03.153 子宫内膜月经期 menstrual phase of endometrium
月经周期第1～4天，为子宫内膜海绵状功能层从基底层崩解脱落期。由于卵子未受精，卵巢内的黄体退化，体内孕酮和雌激素含量骤然下降而导致。

03.154 顶浆分泌 apocrine
腺细胞以分泌物聚集至细胞质顶端并连同局部细胞质、细胞膜一起排出的分泌方式。

03.155 胞饮突 pinopode
在扫描电镜下可见到的子宫内膜上皮细胞表面形成的膜样突起。出现在月经周期第20天左右并分布于胚胎植入部位。

03.156 核仁通道系统 nucleolar channel system，NCS
子宫内膜上皮细胞的一种特殊结构。由核膜呈螺旋状折叠，伸入核内或核仁内而形成。为核周间隙向细胞质运输mRNA提供了直接通道。受孕酮调节，是分泌期的一种标志性超微结构。

03.157 酸性黏多糖 acid mucopolysaccharide，AMPS
在雌激素作用下，由子宫内膜间质细胞产生的一种和蛋白质结合的碳水化合物。雌激素能促进其在间质中浓缩聚合，孕激素促进其降解。

03.158 血管收缩因子 vasoconstrictors
使血管收缩的物质。包括前列腺素F$_{2\alpha}$、内皮素-1、血栓素等。月经来潮前24h子宫内膜缺血、坏死，其释放达到月经期的最高水平。

03.159 前列腺素 prostaglandin，PG
花生四烯酸环氧合酶代谢的产物，为二十碳不饱和脂肪酸。体内分布广泛，已发现十余种，其功能各异。例如，前列腺素E$_2$和前列腺素I$_2$具有扩血管作用，前列腺素F$_2$和前列腺素D$_2$可使平滑肌收缩，前列腺素E$_2$具有免疫抑制和抗炎作用。

03.160 内皮素 endothelin
内皮细胞产生的有效的血管收缩剂。作用于血管平滑肌上的两种受体。由子宫内膜上皮细胞或间质细胞产生的内皮素-1可能作用于螺旋动脉平滑肌细胞，促进血管收缩。

03.161 血栓素 thromboxane，TX
由血小板凝集产生的具有血管收缩作用的

物质。可引起子宫血管和肌层节律性收缩，而且整个经期血管的收缩呈进行性加强，导致子宫内膜功能层迅速缺血坏死、崩解脱落。

03.162　植入前胚胎发育　preimplantation embryo development
精子卵子受精后沿着输卵管行进到子宫准备植入的过程。可以在体外发生。其特征在于8细胞阶段之前胚胎内细胞增殖相对同步，之后细胞分裂不同步，发育到囊胚阶段的胚胎逐渐从周围的透明带中孵化出来，准备在子宫内植入。

03.163　卵母细胞激活　oocyte activation
停滞于第二次减数分裂的次级卵母细胞，在精子的穿入下被唤醒并开始一系列的形态和生理变化，完成第二次减数分裂与分化，这一激发并发育到第一次卵裂前的过程。

03.164　透明带反应　zona reaction
精子借助顶体酶的作用，穿过放射冠和透明带，而卵子细胞质内的皮质颗粒释放溶酶体酶，引起透明带结构改变，精子受体分子变性，阻止其他精子进入透明带的过程。

03.165　受精　fertilization
成熟的精子和次级卵母细胞相互作用并结合形成受精卵的过程。

03.166　受精卵　zygote
穿过透明带的精子外膜与卵母细胞膜接触并融合，精子进入卵母细胞后新形成的细胞。随后卵母细胞迅即完成第二次减数分裂并形成卵原核，卵原核与精原核融合，核膜消失，染色体相互混合，形成二倍体。

03.167　卵裂　cleavage
受精卵的有丝分裂。卵裂期内一个细胞或细胞核不断地快速分裂，将体积极大的卵胞质

分割成许多较小的有核细胞的过程。这一发育期开始于受精卵的第一次有丝分裂，终止于囊胚的形成。

03.168　卵裂球　blastomere
又称"分裂球"。受精后受精卵借助输卵管蠕动和输卵管上皮纤毛推动向宫腔方向移动，同时进行卵裂而形成的多个子细胞。

03.169　桑葚胚　morula
受精卵连续卵裂，卵裂球迅速增多，体积越来越小，核质比越来越大，细胞紧密排列。至受精72h，卵裂球达16个，外包透明带，形似桑葚的实心胚胎。

03.170　囊胚　blastocyst
又称"胚泡"。受精卵经过一系列分裂生成由单层细胞围成的一个空心球体。腔的一端有内细胞团。

03.171　内细胞团　inner cell mass
又称"内细胞群"。受精后第5天，胚胎已有100多个卵裂球，卵裂球之间出现小腔隙，其内液体逐渐增多，腔逐渐增大，较大的内层细胞被挤向一极，形成位于囊胚腔一端的一群椭圆形或多边形细胞。将形成胚体部分。

03.172　滋养层　trophoblast
环绕在囊胚最外层的细胞。分为细胞滋养层和合体滋养层，与母体的子宫内膜一起形成胎盘，可分泌有助于形成囊胚腔的因子。

03.173　细胞滋养层　cytotrophoblast
滋养层的内层。由可分化为绒毛膜、胎盘及合体滋养细胞的多能干细胞组成。

03.174　合体滋养层　syncytiotrophoblast
滋养层的外层。分泌的蛋白水解酶可分解子宫

内膜的细胞外基质，以助囊胚植入子宫内膜。

03.175 [胚]极滋养层 polar trophoblast
又称"胚端滋养层""极端滋养层"。位于囊胚内细胞团一端的滋养层，其覆盖于内细胞团表面，与囊胚植入有关。

03.176 胚胎植入 embryo implantation
又称"着床（imbed）"。囊胚进入子宫内膜的过程，于受精第5～6天开始，第11～12天完成。需经过胚胎定位、胚胎黏附和胚胎侵入3个阶段。

03.177 胚胎定位 embryo apposition
胚胎植入过程中，透明带消失，晚期囊胚以其内细胞团端的极端滋养层接触子宫内膜的过程。

03.178 胚胎黏附 embryo adhesion
晚期囊胚黏附于子宫内膜，迅速增殖并分化的过程。囊胚滋养层细胞分化为两层：外层细胞边界消失，形成合体滋养层；内层立方上皮分界明显，为细胞滋养层。

03.179 胚胎侵入 embryo invasion
又称"胚胎穿透（embryo penetration）"。滋养细胞穿透侵入子宫内膜、内1/3肌层及血管，囊胚完全埋入子宫内膜中且被内膜覆盖。

03.180 子宫内膜容受性 endometrial receptivity
子宫内膜能否接受胚胎黏附、侵入并诱导子宫内膜间质蜕膜反应，完成胚胎植入一系列过程的能力。

03.181 种植窗 implantation window
又称"着床窗"。子宫内膜能够接受胚胎植入的一个较短的关键时期。此期子宫内膜与胚胎发育的同步性和接受性达到最佳，电镜下内膜有胞饮突出现，伴随黏附因子、细胞因子、生长因子的一系列变化。

03.182 蜕膜反应 decidual reaction
又称"蜕膜化（decidualization）"。受精卵植入后，在雌、孕激素作用下子宫内膜发生一系列变化的统称。包括子宫内膜腺体增大、腺上皮细胞内糖原增加、结缔组织细胞肥大、血管充血等。对于妊娠的建立和维持具有至关重要的作用。

03.183 蜕膜 decidua
经过蜕膜反应之后的子宫内膜。依据蜕膜与囊胚的位置关系分为底蜕膜、包蜕膜和壁蜕膜。

03.184 底蜕膜 decidua basalis
又称"基蜕膜"。囊胚植入部位的子宫内膜。构成胎盘的母体部分，占胎盘很小部分。

03.185 包蜕膜 decidua capsularis
包围在囊胚表面的蜕膜。位于囊胚与子宫腔之间，在妊娠后期消失。

03.186 壁蜕膜 decidua parietalis
除底蜕膜、包蜕膜外，覆盖宫腔其他部分的蜕膜。

03.187 真蜕膜 decidua vera
妊娠第14～16周，羊膜腔明显增大，宫腔消失，宫腔壁蜕膜与包蜕膜贴近、融合形成的结构。

03.188 植入后胚胎发育 post-implantation embryo development
囊胚植入子宫内膜后经过一系列发育，各种组织及器官形成，发育成胎儿的过程。

03.189　胚胎　embryo
妊娠10周（受精后8周）内的人胚。是器官分化、形成的时期。

03.190　胚盘　germ disc
胚胎早期发育的原基。呈椭圆盘状，由二胚层胚盘发育为三胚层胚盘，并由此分化为人体的各种组织器官。

03.191　二胚层胚盘　bilaminar germ disc
在胚胎发育第2周，内细胞团增殖分化，逐渐形成圆盘状的二胚层结构，即上胚层和下胚层，两者紧贴，中间隔以基膜。

03.192　上胚层　epiblast
在胚胎发育第2周，内细胞团增殖分化，邻近滋养层的一层柱状细胞。上胚层细胞增殖，其内出现一个充满液体的小腔隙，称羊膜腔，贴靠细胞滋养层的上胚层形成羊膜，并与其余部位上胚层形成羊膜囊。上胚层构成羊膜囊的底。

03.193　下胚层　hypoblast
在胚胎发育第2周，内细胞团增殖分化，靠近囊胚腔的一层立方细胞。下胚层形成由单层扁平上皮细胞围成的囊，称卵黄囊，该层细胞不参与形成新生机体的任何组织。下胚层构成卵黄囊的顶。

03.194　胚外中胚层　extraembryonic meso-derm
囊胚腔内出现松散分布的星状细胞和细胞外基质，充填于细胞滋养层和卵黄囊、羊膜囊之间而形成的结构。胚外中胚层细胞间出现腔隙并会合增大，在胚外中胚层内形成一个大腔，称胚外体腔。

03.195　体蒂　body stalk
随着胚外体腔的扩大，胚盘连同其背侧的羊膜囊和腹侧的卵黄囊大部分被胚外体腔所环绕，在胚盘一端尚保留着的一束胚外中胚层组织。胚胎的后端通过中胚层体蒂与滋养层组织（将来发育成胎盘）相连，随着胚胎生长、循环系统建立，胚胎血管通过体蒂与胎盘相连，发育为脐带的主要成分。

03.196　原肠作用　gastrulation
胚胎细胞剧烈、高速有序的运动过程。通过外包、内陷、内卷、内移、分层等细胞运动实现囊胚细胞的重新组合，形成由外、中、内三层细胞构成的胚胎结构，是从尚未分化进入到分化为三个胚层和决定各器官原基的关键时期。

03.197　三胚层胚盘　trilaminar germ disc
由胚胎上胚层分化而来，是由内、中、外三个胚层构成的椭圆形盘状结构。其背侧有羊膜囊，腹侧有卵黄囊，尾端借体蒂连于绒毛膜。人体的各种组织器官均来自三个胚层。

03.198　内胚层　endoderm
通过原肠作用，胚胎建立起三个胚层，形成机体的不同器官。介于胚胎内部的胚层。将来形成呼吸道和消化管。

03.199　中胚层　mesoderm
通过原肠作用，胚胎建立起三个胚层，形成机体的不同器官。介于内、外两胚层之间的胚层。将来形成结缔组织、血细胞、心脏、泌尿生殖系统及大部分内脏器官。

03.200　外胚层　ectoderm
通过原肠作用，胚胎建立起三个胚层，形成机体的不同器官。位于胚胎表面的胚层细胞。将来形成皮肤和神经系统。

03.201　器官发生　organogenesis
由三个胚层逐渐形成器官的原基并继续发

育为成熟器官的过程。

03.202　孕龄　gestational age
用于描述妊娠时间，从最后一次正常月经第1天开始计算。一般以4周为一孕龄单位来描述胚胎及胎儿发育的特征。

03.203　胎儿　fetus
自妊娠第11周（受精第9周）起至出生前的发育中的人体，是生长和成熟的时期。

03.204　顶臀长　crown-rump length，CRL
胚胎头顶部最高点至臀部最低点的长度。通常用于妊娠第6～14周的胚胎测量。

03.205　胎儿附属物　fetal appendage
胎儿以外的组织。包括胎盘、胎膜、脐带和羊水，对维持胎儿宫内的生命和生长发育起重要作用。

03.206　胎盘　placenta
由胎儿部分的羊膜和叶状绒毛膜及母体部分的底蜕膜构成的胎儿重要附属结构。具有胎儿与母体间物质交换、内分泌和屏障功能。

03.207　胎膜　fetal membrane
由外层的平滑绒毛膜和内层的羊膜组成的胎儿重要附属结构。

03.208　脐带　umbilical cord
连接胎儿与胎盘的条索状组织。胎儿借助脐带悬浮于羊水中。足月妊娠的脐带长30～100cm，平均55cm，直径0.8～2.0cm。是母体与胎儿气体交换、营养物质供应和代谢产物排出的重要通道。

03.209　华通胶　Wharton's jelly
脐带表面有羊膜覆盖，呈灰白色，内有一条脐静脉，两条脐动脉，脐血管周围为含水量丰富的来自胚外中胚层的胶样组织。有保护脐血管的作用。

03.210　脐带血　umbilical cord blood
胎儿娩出、脐带结扎并离断后残留在胎盘和脐带中的血液。内含可以重建人体造血和免疫系统的造血干细胞，可用于造血干细胞移植治疗。

03.211　羊水　amniotic fluid
羊膜腔中的液体。最早由羊膜上皮分泌而来，当羊膜壁上出现血管后，部分羊水来自血管渗透，当胚胎出现吞咽和泌尿功能后，羊水便开始了动态循环。妊娠后期，胎儿的胎脂、脱落上皮、胎粪等也进入羊水。足月胎儿的羊水量为1000 ml左右。

03.212　羊膜　amnion
为半透明薄膜，由一层羊膜上皮和少量胚外中胚层构成，内无血管。正常羊膜厚0.02～0.05mm，电镜见上皮细胞表面有微绒毛，使羊水与羊膜间进行交换。

03.213　绒毛膜　chorion
晚期囊胚植入后，植入部位的滋养层与其内面的胚外中胚层发育形成的结构。由绒毛膜板、各级绒毛膜干及绒毛组成。

03.214　绒毛膜板　chorionic plate
滋养层和衬于其内面的胚外中胚层组成板状结构。在其基础上形成各级绒毛膜干及绒毛。

03.215　胎盘绒毛　placental villus
简称"绒毛（villus）"，又称"绒毛膜绒毛（chorionic villus）"。由绒毛膜板向外发出的若干突起。外包合体滋养层和细胞滋养层，内有胚外中胚层和血管。根据其发育阶段和构成成分的不同，分为一级绒毛、二级绒毛和三级绒毛。

03.216 一级绒毛 primary villus
又称"初级绒毛"。绒毛膜表面长出呈放射状排列的合体滋养细胞小梁，增生活跃的细胞滋养细胞伸入其中，形成合体滋养细胞小梁的细胞中心索。

03.217 二级绒毛 secondary villus
又称"次级绒毛"。一级绒毛继续增长，受精第2周末胚外中胚层长入细胞中心索，形成间质中心索。

03.218 三级绒毛 tertiary villus
约在受精第3周末，绒毛内胚外中胚层分化出血管，并与胚体内的血管相通。

03.219 绒毛膜干 stem villus
细胞滋养层细胞不断增殖、扩展，与合体滋养细胞共同形成的结构。

03.220 绒毛间隙 intervillous space，IVS
绒毛膜干之间的间隙。在滋养细胞侵入子宫壁的过程中，子宫螺旋血管破裂，直径开口于绒毛间隙，其中充满母体血液，游离绒毛悬浮其中，母儿间物质交换在悬浮于母血的绒毛处进行。

03.221 游离绒毛 free villus
由三级绒毛生长并发出的分支绒毛。游离于绒毛间隙的母血中。

03.222 固定绒毛 anchoring villus
三级绒毛的主干末端与蜕膜组织紧密接触并形成复杂的连接结构。将绒毛固定于蜕膜上。

03.223 平滑绒毛膜 chorion leave，smooth chorion
囊胚表面非植入部分的绒毛膜在发育过程中因血供匮乏，绒毛逐渐萎缩退化，形成的表面无绒毛的绒毛膜。

03.224 叶状绒毛膜 chorion frondosum
又称"丛密绒毛膜（villous chorion）"。晚期囊胚植入后，与底蜕膜相接处的绒毛膜营养丰富、发育良好、分支繁茂，故名。是构成胎盘的胎儿部分，占妊娠足月胎盘的主要部分。

03.225 胎儿叶 fetal leaf
一个一级绒毛的主干及其分支形成的结构。每个胎盘有60~80个胎儿叶。

03.226 胎儿小叶 fetal lobule
一个二级绒毛的主干及其分支形成的结构。每个胎盘有200个胎儿小叶。

03.227 母胎界面 maternal-fetal interface
又称"胎盘屏障（placental barrier）""胎盘膜（placental membrane）"。由绒毛的毛细血管壁、绒毛间质及绒毛滋养细胞层构成，胎儿血与母体血在胎盘内进行物质交换所通过的结构。其免疫特性在维持母体对胎儿的免疫耐受方面具有重要作用。

03.228 胎盘物质交换功能 placental material exchange function
母体血液中的物质通过胎盘与胎儿血液中的物质进行相互交换的作用。是胎盘重要的生理功能之一。母体血液循环中的水、电解质、氧气及各种营养物质均通过胎盘提供给胎儿，满足其生理需要。

03.229 胎盘防御功能 placental defense function
胎盘作为母体与胎儿之间的一道屏障，阻止母体血液中的细菌、原虫、弓形体、衣原体、梅毒螺旋体、大分子药物等进入胎儿体内的功能。母体血液中的抗体（如IgG）可通过胎盘进入胎儿体内，使胎儿获得被动免疫功能。但各种病毒、小分子药物及弓形体、衣原体、梅毒螺旋体等可在胎盘形成病灶，破坏绒毛结构后进入胎体而感染胎儿。

03.230　胎盘合成功能　placental synthesis function

胎盘合体滋养细胞能合成多种激素、酶、神经递质和细胞因子，对维持正常妊娠起重要作用。

03.231　人绒毛膜促性腺激素　human chorionic gonadotropin，hCG

由胎盘合体滋养细胞合成的一种由α、β亚基组成的糖蛋白激素。在受精卵植入后1天可自母体血清中测出，妊娠8～10周达高峰，以后迅速下降，产后2周内消失。可维持妊娠黄体的存在，促进雌激素和孕酮形成，避免胚胎滋养层被母体淋巴细胞攻击，刺激睾酮分泌，促进男胎性分化及刺激甲状腺活性。

03.232　人胎盘催乳素　human placental lactogen，hPL

由胎盘合体滋养细胞合成的一种单链多肽激素。妊娠5周即可在母体血浆中测出，随妊娠进展其分泌量持续增加，至妊娠末期达高峰并维持至分娩，产后迅速下降，产后7h即测不出。可促进孕妇乳腺生长发育，促进胰岛素生成，通过脂解作用为胎儿供能，抑制母体对胎儿的排斥作用。通过母体促进胎儿发育的代谢调节因子。

03.233　妊娠相关血浆蛋白A　pregnancy associated plasma protein-A，PAPP-A

一种主要由胎盘合体滋养细胞分泌的糖蛋白。在妊娠早期可检测到。是妊娠早期筛查21-三体综合征的重要血清学指标，与不良妊娠结局如子痫前期密切相关。

03.234　缩宫素酶　oxytocinase

胎盘合体滋养细胞产生的一种分子量约300kDa的糖蛋白。随着妊娠进展，其逐渐增多，至妊娠末期达高峰，主要作用是灭活缩宫素分子，维持妊娠。胎盘功能不良，如死胎、子痫前期、胎儿宫内生长受限时，血中缩宫素酶减少。

03.235　耐热性碱性磷酸酶　heat-stable alkaline phosphatase，HSAP

由胎盘分泌的一种高度热稳定的碱性磷酸酶同工酶。分子量为130kDa，由两个相同的亚基组成。妊娠16～20周在母血中可测出，随着妊娠进展而增多，直至胎盘娩出后水平下降，产后3～6天消失。其数值变化可作为评估胎盘功能的一项指标。

03.236　胎盘免疫功能　placental immune function

胎儿对于母体属同种半异体移植物，母体能够容受、不排斥胎儿，这与母胎界面的免疫调控密切相关。

03.237　母-胎免疫耐受　maternal-fetal immune tolerance

母体与胎儿两种异体组织在母胎界面直接接触而能容受的免疫相互作用。来自胎儿一方的滋养细胞表达胚胎抗原和分泌细胞因子积极逃避母体免疫系统的攻击，母体蜕膜细胞的免疫功能发生适应性改变，形成以固有免疫系统为主的免疫调节机制，以利于胚胎存活。

03.238　滋养细胞　trophoblast cell

来源于胚胎的外层细胞。是胎盘绒毛的主要构成细胞，也是母胎界面唯一与母体免疫系统直接接触的胚胎来源细胞。晚期囊胚植入后，滋养细胞分化增殖为两层细胞：内层为细胞滋养细胞；外层为合体滋养细胞。

03.239　细胞滋养细胞　cytotrophoblast cell

胚胎植入过程中，囊胚最外层与子宫内膜接

触的一层扁平细胞演变形成的细胞。为滋养干细胞，具有增殖活性和分化能力，可分化成合体滋养细胞。

03.240　合体滋养细胞　syncytiotrophoblast cell
受精7~8天，植入部位的细胞滋养细胞分化形成的细胞。位于细胞滋养细胞与子宫蜕膜之间，相互融合失去细胞膜形成多核细胞团。为分化成熟细胞，合成妊娠相关的各种激素，并承担胎儿和母体间的物质交换。

03.241　绒毛滋养细胞　villous trophoblast
绒毛形成后，位于绒毛表面的滋养细胞。

03.242　绒毛外滋养细胞　extravillous trophoblast cell
绒毛形成后，除外绒毛表面其他部位的滋养细胞。主要功能是使胚胎锚定在母体面，并完成子宫螺旋动脉的重塑，提高胎盘血流量。

03.243　蜕膜基质细胞　decidual stromal cell, DSC
蜕膜组织中含量最丰富的细胞。源于间质的成纤维细胞。在妊娠早期，前蜕膜基质细胞在孕酮的作用下发生蜕膜反应，可分泌多种激素调节母胎界面的内分泌微环境，还可通过表达和分泌免疫相关分子参与母–胎免疫耐受，维持正常妊娠过程。

03.244　主要组织相容性复合体　major his-tocompatibility complex, MHC
一组与免疫应答密切相关、决定移植组织是否相容、紧密连锁的基因群。哺乳动物都有MHC，小鼠的MHC称为H-2基因复合体，人的MHC称为人类白细胞抗原基因复合体。目前认为，在母胎界面免疫微环境中，其表达在母–胎免疫耐受及维持正常妊娠中起重要作用。

03.245　人类白细胞抗原　human leucocyte antigen，HLA
集中在人类白细胞膜上的主要组织相容性抗原。其基因复合体位于人类6号染色体短臂。

03.246　人类白细胞抗原Ⅰ类基因　human leukocyte antigen class Ⅰ gene
MHCⅠ类分子重链的编码基因。包括HLA-A、HLA-B、HLA-C、HLA-E、HLA-F、HLA-G等。其中HLA-A、HLA-B、HLA-C位点所编码的分子被称为经典HLA-Ⅰ类分子，其特点是具有高度多态性和广泛表达于有核细胞表面；而HLA-E、HLA-F、HLA-G等位点所编码的分子属于非经典HLA-Ⅰ类分子，其特点是多态性程度较低，其蛋白抗原仅存在某一特定组织。其中，HLA-C、HLA-G和HLA-E能够在绒毛外滋养层细胞中表达，参与母胎界面的免疫调节。

03.247　免疫细胞　immunocyte
泛指所有参与免疫应答或与免疫应答有关的细胞。包括T、B细胞，自然杀伤细胞，单核/巨噬细胞，树突状细胞及其他细胞，是免疫系统的重要组成部分，在母–胎免疫调节中发挥重要作用。

03.248　T[淋巴]细胞　T lymphocyte
来源于胸腺，是执行适应性细胞免疫应答的关键细胞。不仅介导适应性细胞免疫应答，还在胸腺依赖性抗原诱导的体液免疫应答中发挥重要作用。

03.249　T细胞亚群　T cell subset
由于T细胞异质性而对其进行分类所得的细胞群体。按所表达CD分子不同，分为CD4$^+$T细胞和CD8$^+$T细胞；按组成T细胞受体异源二聚体的肽链不同，分为T细胞受体α/β T细胞和T细胞受体γ/δ T细胞；按功能不同，分为辅助性T细胞、细胞毒性T细胞、调节性T细胞；按所分泌细胞因子类型不同，分为Th1细胞和Th2细胞等。

03.250 辅助性 T 细胞 helper T cell, Th cell
表达CD4分子、具有辅助功能的T细胞。可特异性识别抗原肽-MHCⅡ类分子复合物。按照其所分泌细胞因子的种类，可分为Th1细胞、Th2细胞和Th3细胞等。

03.251 B［淋巴］细胞 B lymphocyte
由哺乳动物骨髓或鸟类法氏囊中淋巴样干细胞分化发育而来的细胞。能通过产生抗体发挥特异性体液免疫功能，也是一类抗原提呈细胞，并参与免疫调节。

03.252 自然杀伤细胞 natural killer cell, NK cell
又称"NK细胞"。一种淋巴细胞。无须预先接触抗原即可杀伤靶细胞，且其杀伤效应无MHC限制性。可通过其表面受体识别表达于绒毛外滋养层细胞的表面抗原，产生正性或负性信息，调节细胞因子的产生或直接介导细胞毒作用。

03.253 子宫自然杀伤细胞 uterine natural killer cell, uNK cell
又称"uNK细胞"。一种存在于母体子宫蜕膜中的特殊类型的淋巴细胞。细胞核和细胞质中有丰富的颗粒物质。其功能与绒毛膜滋养层细胞和螺旋动脉的相互作用密切相关，在调节血管功能、控制滋养层侵袭和促进胎盘发育中起重要作用。

03.254 巨噬细胞 macrophage
由单核细胞分化而来，存在于机体的绝大多数组织中，发挥不同的组织特异性功能的细胞。子宫蜕膜的巨噬细胞能够抑制炎症反应的发生，同时是重要的抗原提呈细胞，并能分泌多种与免疫调节、血管生长相关的细胞因子，在早期妊娠的多个环节均发挥重要作用。

03.255 白细胞介素 interleukin, IL
早期发现的细胞因子由白细胞产生，又在白细胞间发挥调节作用，故得名。按照其发生顺序给予序号并命名。其中IL-7能诱导T细胞向Th1分化，IL-1、IL-2属于Th1型细胞因子，能够使子宫蜕膜出现类炎症反应，早期有利于胚胎植入，IL-4、IL-5、IL-6、IL-10属于Th2型细胞因子，对胚胎有保护作用。

03.256 白血病抑制因子 leukemia inhibitory factor, LIF
属于IL-6家族中的一员，因其具有促进小鼠M1型白血病细胞分化并抑制其增殖而得名。成熟的LIF是一种分泌型糖蛋白，通过与靶细胞膜上的二聚体受体结合而发挥生物学效应。目前认为，LIF具有启动囊胚植入、促进囊胚发育生长及维持妊娠的作用。

03.257 肿瘤坏死因子 tumor necrosis factor, TNF
最初发现其能造成肿瘤组织坏死而得名。分为TNF-α和TNF-β两种。前者在母胎界面发挥重要作用。

03.258 细胞黏附分子 cell adhesion molecule, CAM
由细胞合成，能促进细胞黏附的一大类分子的总称。主要包括免疫球蛋白超家族、整合素家族、细胞外基质、钙调素家族和选择素家族。在母胎界面，母体面及胎儿面均有多种细胞黏附因子表达，参与调节胚胎植入过程。

03.259　睾丸生理　physiology of testis
睾丸产生男性生殖细胞（精子）和分泌雄激素的一系列生理过程。

03.260　生精细胞　spermatogenic cell
精子发生过程中处于不同阶段的生殖细胞的总称。包括精原细胞、初级精母细胞、次级精母细胞、精子细胞和精子，这些细胞位于支持细胞间或支持细胞之上。

03.261　生精细胞发育　spermatogenic development
精原细胞、初级精母细胞、次级精母细胞、精子细胞和精子连续分化发育的过程。

03.262　原始生殖细胞特化　primordial germ cell specification
胚胎植入后在多种信号通路作用下产生原始生殖细胞的过程。这群细胞定位于原条后端。

03.263　原始生殖细胞迁移　primordial germ cell migration
原始生殖细胞特化后表现出极性和细胞质突起，沿后肠的背侧肠系膜迁移，直至到达生殖嵴的过程。此过程中原始生殖细胞不断增殖并经历表观遗传重编程。

03.264　表观遗传重编程　epigenetic repro-gramming
原始生殖细胞迁移过程中经历全基因组DNA去甲基化、印迹基因和组蛋白修饰去除、X染色体激活，随后重新获得甲基化和组蛋白修饰的过程。促进原始生殖细胞的进一步发育。

03.265　生殖母细胞　gonocyte
又称"性原细胞"。原始生殖细胞到达生殖嵴后发生形态学变化，细胞极性和运动性丧失后的原始生殖细胞。

03.266　精子发生　spermatogenesis
精原细胞分化形成精子的过程。包括三个阶段：①精原细胞自我更新和分化，形成初级精母细胞；②初级精母细胞经过两次减数分裂形成单倍体精子细胞；③精子细胞由圆形变成蝌蚪状的精子。

03.267　精原细胞　spermatogonium
由原始生殖细胞经过多次有丝分裂形成的细胞。位于生精小管上皮的基层，与基膜直接接触，可分为A型和B型两类。部分A型精原细胞为生精细胞中的干细胞。

03.268　精原干细胞　spermatogonia stem cell，SSC；primitive spermatogonium
具有自我更新、增殖和分化能力的A型精原细胞。A型精原细胞分为Ad型（暗A型）和Ap型（亮A型）。Ad型精原细胞通常处于休眠状态，Ap型精原细胞具有更新和分化能力，可逐步增殖分化，参与精子发生的全过程。

03.269　B型精原细胞　type B spermatogonium
由Ap型精原细胞分化而来，核染色质呈较粗颗粒的精原细胞。

03.270　初级精母细胞　primary spermatocyte
B型精原细胞有丝分裂停止后，处于第一次减数分裂期的细胞。位于精原细胞近腔侧，体积较大。经过短暂间期后，初级精母细胞进入第一次减数分裂，一个细胞分裂为两个单倍体的次级精母细胞。第一次减数分裂历时约22天，所以在生精小管的切面可见到处于不同阶段的初级精母细胞。

**03.271　次级精母细胞　secondary spermato-
cyte**
初级精母细胞经过第一次减数分裂后产生的含单倍数染色体的精母细胞。次级精母细胞不再进行DNA复制，很快进行第二次减数分裂，形成两个精子细胞。次级精母细胞存在时间短，持续6～8h，故在生精小管切面中不易见到。

03.272　圆形精子细胞　round spermatid
由次级精母细胞经第二次减数分裂后产生的精子细胞。DNA量减半，胞体与胞核呈圆形，紧贴生精小管管腔，嵌在支持细胞顶端附近的壁龛中。

03.273　长形精子细胞　elongated spermatid
圆形精子细胞经一系列复杂的分化后形成的精子细胞。此时的精子细胞出现顶体、线粒体鞘等重要功能结构，染色质高度凝聚，随着支持细胞的释放活动被释放入生精小管管腔，但没有运动能力。

03.274　精子形成　spermiogenesis
精子细胞进一步发育为成熟精子的过程。主要表现为形态、位置和染色体凝聚的改变，是精子发生过程中的最后一个阶段。

03.275　[睾丸]间质细胞　interstitial cell of testis
又称"莱迪希细胞（Leydig cell）"。分布于睾丸生精小管间的一种内分泌细胞。细胞体积较大，呈圆形或多边形，HE染色后细胞质呈嗜酸性，具有分泌类固醇激素细胞的超微结构特点，是男性合成和分泌睾酮的主要细胞。

03.276　[睾丸]支持细胞　sustentacular cell
又称"塞托利细胞（Sertoli cell）"。排列于生精小管内基膜上，贯穿整个生精上皮的细胞。细胞之间有紧密连接，将生精小管分隔成近腔小室和基底小室，是构成血睾屏障的主要结构。具有形成并维持生精微环境，为生精细胞提供支持和营养的作用。

03.277　生精周期　duration of spermatogenesis
精原细胞经过不同阶段逐渐成为成熟精子的时间。大约为64天。

03.278　生精上皮　spermatogenic epithelium
生精小管能产生精子的上皮。在青春期后由5～8层生精细胞和支持细胞组成。

03.279　生精上皮周期　cycle of seminiferous epithelium
两次相同生精细胞组合之间的时限。相邻的两批A型精原细胞进入精子发生的间隔与精子发生过程中细胞增殖分化的速率都是恒定的。因此，无论在何种生精小管的横切面，细胞的排列都具有其特征。

03.280　精子　sperm，spermatozoon
终末期成熟的男性生殖细胞。呈蝌蚪状，由头、尾两部分构成，为单倍体细胞，可与卵子结合成受精卵。

03.281　精子结构　sperm structure
精子的构成。精子由头部和尾部组成。头部由细胞核、顶体和顶体后区等组成。尾部是精子最长的部分，分为颈段、中段、主段和末段四部分。

03.282　精子头　sperm head
精子前端呈扁卵圆形的结构。主要为细胞核和核前的顶体，是精子遗传物质所在部位。

03.283　精子尾[部]　sperm tail
精子头后的细长结构。是精子的运动装置，由前至后分为颈段、中段、主段和末段四部分。

03.284　精子尾颈段　neck of sperm tail
又称"精子尾连接段"。紧接精子头的一短段精子尾部。由前端的小头、后端的节柱和中央的中心粒组成。

03.285　精子尾中段　midpiece of sperm tail
位于精子尾部颈段和主段之间的一段较粗的精子尾部。由轴丝、外周致密纤维、线粒体鞘和细胞膜组成。

03.286　精子尾主段　principal piece of sperm tail
精子尾部中段之后较长的一段精子尾部，组成精子尾部的主要部分。由轴丝、外周致密纤维、纤维鞘和细胞膜组成。

03.287　精子尾末段　end piece of sperm tail
精子尾部的最后一段。起始部有少量纤维鞘，随着末段变细，纤维鞘消失，仅剩中央的轴丝和外周的细胞膜，末端轴丝的双联微管可相互分离。

03.288　精子膜　sperm membrane
精子的细胞膜。基本物质构成与体细胞类似，即主要由脂质双层组成，其中镶嵌有蛋白质和多糖。这些物质的类型、含量和分布与体细胞有明显区别，且在精子功能中发挥关键作用。在精子功能的不同阶段，如精子获能和发生顶体反应时，细胞膜成分会发生较大的变化，体现了精子的特异性功能。

03.289　鱼精蛋白　protamine
精子细胞核中特有的一种碱性蛋白。最早由鱼类精子的头部分离所得，故名。以精氨酸为主，在细胞核内鱼精蛋白主要和DNA结合，通过精氨酸上的正电荷与DNA的负电荷相吸引，使染色质高度浓缩，缩小了精子头的体积。

03.290　顶体　acrosome
覆盖在精子核前2/3区的双层膜帽状结构。由精子细胞的高尔基复合体演化形成。其内含有多种水解酶，是受精的重要结构。

03.291　顶体素　acrosin
又称"顶体蛋白"。存在于精子顶体内的丝氨酸蛋白水解酶。是受精过程中重要的蛋白水解酶，在精子穿透卵子透明带中发挥作用。

03.292　精子释放　spermiation
成形精子从支持细胞上进入生精小管管腔的过程。

03.293　附睾生理　physiology of epididymis
附睾储存精子，供给精子营养，促进精子发育成熟的一系列生物过程。

03.294　精子成熟　sperm maturation
精子在附睾中获得前向运动及受精能力的过程。

03.295　附睾小体　epididymosome
附睾上皮以顶浆分泌的方式释放至管腔的直径为50~500nm的囊泡结构。富含附睾来源的蛋白质和非编码RNA，并在附睾管腔中与精子融合，将上述物质传递至精子，因而在附睾与精子交流中发挥重要作用。

03.296　前列腺小体　prostasome
精液中小体的统称。以前认为主要来源于前列腺，故名。实际包括精液来源器官（睾丸、附睾、精囊腺、前列腺、尿道球腺等）分泌和释放的所有小体。

03.297　精子运动　sperm motility
精子的运动能力，包括运动活力和运动方式。精子的运动活力主要体现于精子头部的运动轨迹速度。精子的运动方式主要表现为精子尾部的摆动而产生的精子直线或非直线运动。根据其运动方向与速度分为前向运动、非前向运动和不动三类。

03.298 精子前向运动 progressive motility of sperm
精子直线向前运动。运动能力主要在附睾成熟时获得，是评估男性生育力的主要指标之一。

03.299 精子获能 sperm capacitation
精子经子宫颈管进入子宫腔及输卵管腔时，其顶体表面的糖蛋白被生殖道分泌物中的α、β淀粉酶降解，同时顶体膜结构中的胆固醇与磷脂比率和膜电位发生变化，致使顶体膜稳定性降低，去能因子解除，精子获得穿透卵子透明带能力的生理过程。是精子在受精前必须经历的一个重要阶段，此时精子具有受精能力。

03.300 精子超活化 sperm hyperactivation
精子获能后，其运动类型发生显著改变，头部侧摆幅度和频率明显增加，尾部振幅加大、频率加快，呈一种特殊的超活化运动或鞭打样运动的现象。

03.301 精子趋化 sperm chemotaxis
精子在女性生殖道内，顺着趋化物质浓度梯度定向运动并找到卵子的特性。

03.302 顶体反应 acrosome reaction
精子获能后，在接触透明带的过程中，顶体发生一系列变化，导致顶体内容物的释放，顶体内透明质酸酶等分解卵丘细胞间物质，导致卵丘细胞和放射冠分散脱落，使精子能够穿过透明带并发生精卵膜融合及精卵核融合的过程。

03.303 下丘脑–垂体–性腺轴 hypothalamic-pituitary-gonadal axis
下丘脑、垂体、性腺通过各自分泌的激素（促性腺激素释放激素、促性腺激素、性腺激素等），在功能上紧密联系，通过正反馈与负反馈调控人类生殖和性行为的内分泌系统。

03.304 下丘脑–垂体–睾丸轴 hypothalamic-pituitary-testicular axis
由下丘脑、垂体、睾丸及雄激素敏感受体器官等组成的内分泌系统。主要调控男性生殖和性行为。

03.305 男性内分泌功能 male endocrine function
男性生殖系统在下丘脑–垂体–睾丸轴的调节下发挥的内分泌功能。

03.306 雄激素结合蛋白 androgen binding protein
睾丸支持细胞分泌的一种蛋白质。与睾酮和双氢睾酮结合而大大提高两者在生精小管微环境中的局部浓度，高浓度雄激素是精子发生的重要因素。

03.307 睾酮 testosterone
由睾丸间质细胞分泌的主要男性性激素。具有保持性分化、促进第二性征和刺激精子发生的作用，其分泌具有昼夜节律。按是否与性激素结合球蛋白结合分为游离睾酮和结合睾酮。

03.308 游离睾酮 free testosterone
在血清中以游离状态存在的睾酮。生物学活性最高，游离睾酮指数是反映雄激素生物学活性的重要指标。

03.309 性功能 sexual function
人类进行性活动的本能。是生育、繁衍后代的基础。

03.310 性功能生理 sexual function physiology

保证性活动正常进行的一系列生理活动。涉及神经、心理、内分泌与生殖等多方面的共同作用。

03.311 性高潮 orgasm

性刺激之后，身体与心理对于性愉悦的反应。男性性高潮通常伴随射精，射精时间为3～10s，射精过后性高潮结束。

03.312 性兴奋期 sexual excitation period

性交过程中性欲被唤起，身体开始呈现紧张、精神亢奋、心理处于激动状态的短促阶段。以男性阴茎勃起、女性阴道润滑为特点。

03.313 性兴奋持续期 plateau of excitation

在兴奋期过后，性紧张度持续稳定在较高兴奋水平的阶段。

03.314 阴茎勃起 penile erection

在性刺激下的一系列神经、血管活动，即副交感神经兴奋，阴茎海绵体内小动脉及血管窦的平滑肌舒张，海绵体血管窦扩张，动脉血流量增加，造成阴茎海绵体充血，阴茎粗大变硬的过程。是一个复杂的心理-生理过程。

03.315 阴茎疲软期 flaccid phase of penis

受肾上腺能神经控制，阴茎海绵体动脉、螺旋动脉及海绵体平滑肌处于收缩状态，仅有少量的动脉血进入海绵窦，阴茎维持疲软的状态。

03.316 阴茎充盈前期 filling phase of penis

任何性刺激诱发勃起时，副交感神经产生冲动，血管平滑肌松弛，大量血液流入阴茎海绵窦，使阴茎变长增粗，但海绵体内压不变的状态。

03.317 阴茎充盈期 tumescence phase of penis

阴茎海绵窦内血压上升，动脉血液流速比充血期稍减慢，但白膜下静脉丛受压，静脉回流减少，使阴茎变得更粗、更长，并且伴有搏动的状态。

03.318 阴茎充分勃起期 full erection phase of penis

海绵体关闭机制完全被激活，海绵窦内压可持续增加，静脉回流减至最少，阴茎充分勃起的状态。

03.319 阴茎快速勃起期 rapid erection phase of penis

因骨盆肌肉、坐骨海绵体肌及球海绵体肌收缩导致海绵窦内血压超过收缩压而产生坚硬勃起的状态。此期几乎无血液流过海绵窦动脉。

03.320 阴茎勃起消退期 detumescence phase of penis

射精或性刺激停止后，交感神经兴奋使窦状隙和小动脉平滑肌收缩，动脉血流减少至疲软相水平，静脉通道开放，阴茎的长度和周径恢复到疲软相的状态。阴茎恢复疲软。

03.321 夜间勃起 nocturnal erection

昼夜交替过程中，副交感神经兴奋在夜间处于主导地位，导致阴茎间歇性自主勃起的现象。最常发生于睡眠的快速眼动期。

03.322 心理性勃起 psychogenic erection

在中央性中枢受到色情等刺激时，神经传导物质，特别是多巴胺和一氧化氮被释放，副交感神经系统激活，经骶神经丛将信号传导到阴茎背神经和海绵窦神经所产生的勃起。

03.323 反射性勃起 reflexogenic erection
由生殖器区的直接刺激诱导，通过阴茎背神经传导至脊髓低级中枢或高级中枢。勃起中枢兴奋后，信号由副交感神经纤维传出，在下腹下丛信号转化后，由海绵体神经诱导的勃起。

03.324 射精 ejaculation
男性在性活动周期最后发生的神经生理反射。常与性高潮同时发生。正常男性的射精过程可分为泌精、膀胱颈关闭和排精。

03.325 泌精 emission
性兴奋期，随着阴茎勃起，附睾和输精管在自主神经支配下节律性蠕动，精液分泌并传送到前列腺尿道的过程。

03.326 精液 semen
性高潮时男性尿道口射出的液体。由精子和精浆组成。

03.327 精浆 seminal plasma
精液中的液体成分。由睾丸液、附睾液、前列腺液、精囊腺液、尿道球腺液和尿道旁腺液混合而成。具有运送精子、营养精子、激发精子活动力的作用。

03.328 阴道内射精潜伏期 intra-vaginal ejaculation latency time
阴茎插入阴道到射精的时间。大多为2～30min。是诊断早泄的重要指标之一。

04. 生殖系统疾病

04.01 女性生殖系统疾病

04.001 生殖系统炎症 inflammation of reproductive system
由于受细菌、病毒、支原体、真菌、滴虫等多种病原体的侵袭，主要引起生殖道感染疾病的总称。

04.002 阴道微生态 vaginal microenvironment
由阴道微生物群、宿主内分泌系统、阴道解剖结构及阴道局部免疫系统共同组成的生态系统。

04.003 阴道微生态平衡 balance of vaginal microenvironment，vaginal microecological environment balance
正常阴道内虽有多种微生物存在，但这些微生物与宿主阴道之间相互依赖、相互制约，维持相互协调但不致病的状态。其中，雌激素、局部酸碱度、乳杆菌及阴道黏膜免疫系统起着重要的作用。

04.004 女性生殖道自然防御功能 innate defense of female genital tract
女性生殖道固有的解剖、生理、生化及免疫学等特点使其能抵御感染发生的作用。当自然防御功能遭到破坏或机体免疫功能降低、内分泌发生变化或外源性病原体侵入时，可导致炎症发生。

04.005 生殖道黏膜免疫系统 mucosal immune system of genital tract
由聚集在阴道黏膜、子宫颈和子宫黏膜相关淋巴组织中的淋巴细胞（包括T细胞、B细胞）、中性粒细胞、巨噬细胞、补体及一些细胞因子组成的免疫体系。在局部有重要的免疫功能，发挥抗感染作用。

04.006　下生殖道感染　lower genital tract infection
外阴、阴道和子宫颈的感染。是妇科比较常见的疾病。病因可能是阴道内正常微生物群的生态平衡被破坏或者病原体侵入。

04.007　外阴阴道炎　vulvovaginitis
发生于外阴及阴道皮肤或黏膜的炎症。

04.008　滴虫阴道炎　trichomonal vaginitis, TV
由阴道毛滴虫引起的阴道炎症。是常见的性传播疾病，也可间接传播。主要症状为阴道分泌物异常及外阴瘙痒，间或出现灼热、疼痛、性交痛等。分泌物的典型特点为稀薄脓性、泡沫状、有异味。阴道分泌物中找到滴虫即可确诊。

04.009　外阴阴道假丝酵母菌病　vulvovaginal candidiasis，VVC
曾称"念珠菌性阴道炎（candidal vaginitis）"。由假丝酵母菌（属机会致病菌）引起的外阴和阴道感染性疾病。主要为内源性感染。主要症状为外阴阴道瘙痒、灼痛，阴道分泌物呈豆渣样或凝乳样。确诊依据为阴道分泌物检查时发现假丝酵母菌的芽生孢子或假菌丝。

04.010　细菌性阴道病　bacterial vaginosis, BV
阴道内正常菌群失调，乳杆菌减少、加德纳菌及其他厌氧菌增加所致的内源性混合感染。以带有鱼腥臭味的稀薄阴道分泌物增多为主要表现，阴道分泌物中见大量线索细胞。

04.011　线索细胞　clue cell
一种阴道上皮脱落细胞。特点是细胞边缘黏附大量颗粒状物即各种厌氧菌，尤其是阴道嗜血杆菌，细胞边缘棱角消失。

04.012　非特异性外阴炎　non-specific vulvitis
因葡萄球菌、大肠埃希菌、链球菌等一般性细菌感染，以及粪便、阴道分泌物或其他物理和化学因素刺激，外阴部发生的皮肤或黏膜炎症。

04.013　小阴唇粘连　adhesion of labia minora
婴幼儿的外阴阴道炎在急性期若未给予治疗，病变加重，则外阴表面可出现由感染所致的溃疡，可出现小阴唇粘在一起的现象。粘连处往往留有小孔，排尿时尿液经小孔流出，会有尿流变细、分道或尿不成线等表现。

04.014　子宫颈炎　cervicitis
子宫颈阴道部及子宫颈管黏膜发生的炎症。

04.015　急性子宫颈炎　acute cervicitis
由多种病原体，物理因素、化学因素刺激，或机械性子宫颈损伤、子宫颈异物伴发感染所致的子宫颈急性炎症。包括局部充血、水肿，上皮变性、坏死，黏膜、黏膜下组织、腺体周围见大量中性粒细胞浸润，腺腔中可有脓性分泌物。

04.016　慢性子宫颈炎　chronic cervicitis
由急性子宫颈炎迁延而来，也可为病原体持续感染子宫颈所致的炎症。子宫颈间质内有大量淋巴细胞、浆细胞等慢性炎症细胞浸润，可伴有子宫颈腺上皮及间质的增生和鳞状上皮化生。

04.017　子宫颈息肉　cervical polyp
子宫颈管腺体和间质的局限性增生，并向子宫颈外口突出形成的赘生物。单个或多个，红色，质软而脆，呈舌形，可有蒂，蒂宽窄不一，根部可附在子宫颈外口，也可在子宫颈管内。极少恶变。

04.018　子宫颈腺囊肿　Naboth cyst
又称"纳博特囊肿"。子宫颈转化区内鳞状

上皮取代柱状上皮过程中，新生的鳞状上皮覆盖子宫颈腺管口或伸入腺管，将腺管口阻塞，导致腺体分泌物引流受阻、潴留形成的囊肿。多为子宫颈的生理性变化。局部损伤或子宫颈慢性炎症使腺管口狭窄，也可导致囊肿形成。

04.019 盆腔炎[症]性疾病 pelvic inflammatory disease，PID
简称"盆腔炎"。女性内生殖器及其周围的结缔组织和盆腔腹膜的炎症。包括子宫内膜炎、输卵管炎、输卵管卵巢脓肿，以及扩散以后产生的盆腔腹膜炎和肝周围炎。可局限于一个部位，也可同时累及几个部位，以输卵管炎、输卵管卵巢炎最为常见。

04.020 子宫内膜炎 endometritis
子宫内膜充血、水肿，有炎性渗出物，严重者内膜坏死脱落形成溃疡的炎症性病变。症状有下腹痛、发热、阴道分泌物增多，查体时宫体有压痛，镜下见大量白细胞浸润。分为急性和慢性两种，严重时炎症向深部侵入，影响子宫肌层。

04.021 子宫内膜息肉 endometrial polyp
由子宫内膜局部过度增生形成的赘生物。由子宫内膜腺体、间质和血管组成，数量可单个或多个，直径从数毫米到数厘米，可分为无蒂和有蒂。可无症状或表现为经间期出血、月经过多、经期延长或不规则出血。

04.022 输卵管炎 salpingitis
输卵管发生的炎症。多为子宫内膜炎或腹膜炎的并发症。微生物由血液或淋巴侵入输卵管也能引起。单纯输卵管炎不伴有输卵管形态上的变化，不易发现。直肠指检摸到输卵管增粗、有结节的硬固索状物时，多是结核性输卵管炎。在输卵管和子宫之间，如发现圆形、卵圆形或锯齿形的囊，如黄豆至卵巢大小，触之有波动感，或摸到输卵管充满液体而有弹性，粗似铅笔或更粗一些，多为化脓性输卵管炎或输卵管水肿。

04.023 慢性输卵管炎 chronic salpingitis
输卵管炎的慢性表现。多为急性炎症未彻底治疗或患者抵抗力差、病程迁延所致；衣原体感染时，急性症状不明显而形成慢性炎症。临床可表现为输卵管积水、积脓，输卵管卵巢囊肿，慢性盆腔腹膜炎等。

04.024 输卵管积水 hydrosalpinx
慢性输卵管炎中较为常见的一种表现。输卵管伞部和峡部因炎症粘连而封闭时，由输卵管黏膜细胞分泌的液体积聚形成，或是输卵管炎症脓性分泌物经吞噬细胞清除后形成了水样的液体。

04.025 输卵管积脓 pyosalpinx
输卵管伞部和峡部因炎症粘连而封闭时，液体积聚于输卵管管腔内，发生化脓性感染时形成的脓液。主要表现为下腹痛、腹胀、发热、阴道分泌物增多或不规则阴道流血等。

04.026 输卵管卵巢脓肿 tubo-ovarian abscess，TOA
输卵管积脓通过卵巢排卵的破孔侵入卵巢实质形成的脓肿，脓肿壁与输卵管积脓粘连并穿通。可为一侧或两侧，多位于子宫后方或阔韧带后叶及肠管间粘连处。可破入直肠或阴道，若破入腹腔则引起弥漫性腹膜炎。

04.027 输卵管卵巢炎 salpingo-oophoritis
又称"附件炎（adnexitis）"。卵巢与炎性输卵管伞端粘连而发生的卵巢周围炎。

04.028 输卵管阻塞 salpingemphraxis
由细菌感染、特殊的病原体感染（如结核分枝杆菌、沙眼衣原体、解脲脲原体、人型支原体、原虫等感染）引起的输卵管伞端粘连或输卵管黏膜破坏，使输卵管闭锁的现象。也可由先天发育异常或手术损伤引起。按部位分为输卵管近端梗阻、输卵管中段梗阻和输卵管远端梗阻；按阻塞程度分为输卵管不全梗阻和输卵管完全梗阻。

04.029　盆腔腹膜炎　pelvic peritonitis
盆腔内器官发生严重感染时，病原体通过血行或淋巴系统扩散及直接蔓延等方式，波及盆腔腹膜引起的炎症。表现为腹膜充血、水肿，并有少量含纤维素的渗出液，导致盆腔脏器粘连。

04.030　急性盆腔结缔组织炎　acute pelvic parametritis
又称"子宫周炎"。盆腔炎症的一种，为盆腔结缔组织初发的炎症。病原体经淋巴管进入盆腔结缔组织而引起结缔组织充血、水肿及中性粒细胞浸润，多为宫旁结缔组织炎。查体可扪及宫旁一侧或两侧呈片状增厚，或宫骶韧带高度水肿、增粗，压痛明显。

04.031　慢性盆腔结缔组织炎　chronic pelvic parametritis
多由急性盆腔结缔组织炎未彻底治愈而形成，往往伴有附件炎症，致使盆腔内脏器广泛粘连。两侧下腹隐痛、腰酸，性交后或月经期症状加剧，月经失调，经期延长，经量增多；继发不孕、白带增多，可有低热。附件及子宫常呈后位，粘连固定，子宫旁结缔组织增厚呈扇形直达盆壁，活动受限，呈冰冻样骨盆。

04.032　盆腔炎后遗症　sequelae of pelvic inflammatory disease
盆腔炎性疾病未得到及时正确的诊断或治疗而遗留的病变。主要病理改变为组织破坏、广泛粘连、增生及瘢痕形成，导致输卵

管阻塞、输卵管卵巢肿块形成、输卵管积水或积脓、输卵管卵巢囊肿、输卵管卵巢脓肿等。

04.033　盆腔结核　pelvic tuberculosis
又称"结核性盆腔炎（tuberculous pelvitis）""女性生殖器结核（genital tuberculosis）"。结核分枝杆菌侵及盆腔、生殖器引起的病变。是全身结核的表现之一，常继发于身体其他部位的结核，如肺结核、肠结核、腹膜结核等。可伴发全身结核中毒症状如发热、盗汗、乏力等；局部表现包括腹部疼痛或包块等。是引起不孕的重要原因。

04.034　输卵管结核　tuberculosis of fallopian tube
结核分枝杆菌侵及输卵管引起的病变。一般为邻近部位结核的侵犯。多累及双侧，是导致不孕的重要原因之一。临床表现为下腹疼痛、不孕、月经异常、白带增多等。对于少数患者，病变可破溃导致盆腔炎。

04.035　子宫内膜结核　endometrial tuberculosis
结核分枝杆菌侵及子宫内膜引起的病变。临床表现为不孕、月经异常、下腹坠痛、白带增多等。宫腔镜下可见内膜薄而硬，表面呈灰白色、高低不平。

04.036　女性生殖内分泌疾病　female reproductive endocrine disease
通常为下丘脑-垂体-卵巢轴功能异常或靶器官效应异常所致的疾病，部分还涉及遗传因素、女性生殖器官发育异常等，是妇科常见病。

04.037　异常子宫出血　abnormal uterine bleeding，AUB
妇科常见的症状和体征。与正常月经的周期频率、规律性、经期长度、经期出血量、经

血性状中的任何一项或几项不符、源自子宫腔的异常出血。

04.038 月经频发 polymenorrhea
一种月经周期频率异常的子宫出血。每次月经发生的间隔时间<21天。

04.039 月经稀发 oligomenorrhea
一种月经周期频率异常的子宫出血。每次月经发生的间隔时间>35天，但尚未达到继发性闭经诊断标准的时限。

04.040 规律月经 regular menstruation
近一年内，月经的发生有规律性，周期变化相差<7天的月经类型。

04.041 不规律月经 irregular menstruation
近一年内，月经的发生没有规律性，周期变化相差≥7天的月经类型。

04.042 经期延长 prolonged menstrual period
行经时间>7天的月经类型。

04.043 经期过短 shortened menstruation
行经时间<3天的月经类型。

04.044 月经过多 menorrhagia
一种出血量异常的月经，指一次月经总的出血量>80ml。

04.045 月经过少 hypomenorrhea
一种出血量异常的月经，指一次月经总的出血量<5ml。

04.046 经间期出血 intermenstrual bleeding
在两次月经之间发生的子宫出血。

04.047 子宫不规则出血 metrorrhagia
月经周期不规律，伴有出血量波动大的异常子宫出血。

04.048 慢性异常子宫出血 chronic abnormal uterine bleeding
近6个月内至少出现3次异常子宫出血。无须紧急临床处理，但需要进行规范化诊疗。

04.049 急性异常子宫出血 acute abnormal uterine bleeding
短时间内发生的严重异常子宫出血。出血量大，需要紧急处理以防进一步失血。

04.050 子宫内膜息肉所致异常子宫出血 abnormal uterine bleeding-polyp, AUB-P
由子宫内膜局部过度增生形成的子宫内膜息肉所致的异常子宫出血。临床多表现为月经过多、经期延长。

04.051 子宫腺肌病所致异常子宫出血 abnormal uterine bleeding-adenomyosis, AUB-A
因子宫内膜腺体和间质侵入子宫肌层形成弥漫或局限性的病变，引起经期延长、月经量增多，部分患者还可能出现月经前后点滴出血的现象。

04.052 子宫平滑肌瘤所致异常子宫出血 abnormal uterine bleeding-leiomyoma, AUB-L
因子宫平滑肌瘤引起的异常子宫出血。多由黏膜下肌瘤及肌壁间肌瘤导致。可表现为月经量增多、经期延长或周期缩短，亦可表现为不具有月经周期性的不规则阴道流血。

04.053 子宫内膜恶变和不典型增生所致异常子宫出血 abnormal uterine bleeding-malignancy and hyperplasia, AUB-M
子宫内膜细胞因发生恶性变和不典型增

生而导致的不规则阴道流血、月经稀发或闭经一段时间后继有长期大量阴道流血的现象。

04.054 全身凝血相关疾病所致异常子宫出血 abnormal uterine bleeding-coagulopathy，AUB-C

因凝血因子缺乏或功能异常所致的全身出血性疾病。由于凝血功能障碍，在月经期容易出现血流不止、月经过多等异常子宫出血。

04.055 子宫内膜局部异常所致异常子宫出血 abnormal uterine bleeding-endometrial disorder，AUB-E

因子宫内局部结构异常而发生的异常子宫出血。

04.056 医源性异常子宫出血 abnormal uterine bleeding-iatrogenic，AUB-I

由医源性检查、操作及治疗引起的异常子宫出血。

04.057 未分类异常子宫出血 abnormal uterine bleeding-not otherwise classified，AUB-N

因原因不明而未进行归类的异常子宫出血。

04.058 排卵障碍相关异常子宫出血 abnormal uterine bleeding-ovulatory dysfunction，AUB-O

由排卵异常引起的异常子宫出血。可分为无排卵性异常子宫出血和排卵性异常子宫出血。

04.059 雌激素撤退性出血 estrogen withdrawal bleeding

子宫内膜受单一雌激素持续作用后，子宫内膜持续增生，当有一批卵泡闭锁或由于大量雌激素对下丘脑和垂体的负反馈作用，雌激素水平突然下降，内膜因失去雌激素支持而剥脱，引起子宫出血。

04.060 雌激素突破性出血 estrogen breakthrough bleeding

各种原因引起的无排卵导致子宫内膜受单一雌激素作用而无孕酮对抗，引起内膜持续增厚，后因内膜脆弱脱落且修复困难而引起的子宫出血。

04.061 子宫内膜增生 endometrial hyperplasia，EH

子宫内膜过度增生的状态。根据子宫内膜组织结构和细胞学异常情况分为单纯性增生、复杂性增生和不典型增生。仅不典型增生是癌前病变。子宫内膜增生对雌激素有依赖性，临床可表现为异常子宫出血。

04.062 子宫内膜不典型增生 atypical endometrial hyperplasia，AH

子宫内膜增生伴有细胞不典型的状态。镜下见腺体排列拥挤，并伴有细胞不典型，如细胞核增大、多形性、极性丧失等。临床多表现为异常子宫出血。

04.063 萎缩型子宫内膜 atrophic endometrium

子宫内膜萎缩菲薄，腺体少而小，腺管窄而直，腺上皮为单层立方形细胞或低柱形细胞，间质少而致密，胶原纤维相对增多的病理表现。

04.064 黄体功能不足 inadequate luteal function

月经周期中卵泡发育及排卵，但黄体期孕激素分泌不足或黄体过早衰退，导致子宫内膜分泌反应不良和黄体期缩短的现象。常导致排卵性异常子宫出血、不孕或早期流产。

04.065　子宫内膜不规则脱落　irregular shedding of endometrium
月经周期有排卵，黄体发育良好，但萎缩过程延长，导致子宫内膜不规则脱落。由于下丘脑-垂体-卵巢轴调节功能紊乱引起黄体萎缩不全，内膜持续受孕激素影响，以致不能如期完整脱落的现象。

04.066　刮宫术　dilatation and curettage
刮取子宫内膜或宫腔内容物的手术。

04.067　诊断性刮宫　diagnostic curettage
用手术的方式刮取子宫内膜，并对刮取的子宫内膜进行病理学检查，以了解子宫内膜的性质。手术同时也可达到止血等治疗作用。

04.068　子宫内膜脱落法　endometrium shedding therapy
服用孕激素，使雌激素作用下持续增生的子宫内膜转化为分泌期，停药后内膜脱落的治疗方法。

04.069　子宫内膜修复法　endometrium repair and regeneration therapy
应用大剂量雌激素迅速提高血雌激素水平，促使子宫内膜生长，短期内修复子宫内膜创面而止血的治疗方法。

04.070　孕激素内膜萎缩法　progesterone-induced endometrial atrophy therapy
服用高效合成的孕激素或雌、孕激素制剂，通过抑制垂体分泌促性腺激素而抑制卵巢分泌雌激素，内源性雌激素降低后使子宫内膜萎缩，从而达到出血迅速减少或停止的治疗方法。

04.071　雌孕激素序贯法　sequential estrogen and progesterone therapy
为模拟育龄期正常月经周期中卵巢的内分泌变化，序贯应用雌、孕激素，使子宫内膜发生相应变化，引起周期性脱落出血的治疗方法。

04.072　左炔诺孕酮宫内缓释节育系统　levonorgestrel-releasing intrauterine system，LNG-IUS
以聚乙烯作为"T"形支架，纵管储存人工合成的孕激素——左炔诺孕酮，纵管外包有含聚二甲基硅氧烷的膜控制药物释放。主要是通过抑制子宫内膜生长以不利于受精卵植入等作用来达到避孕效果。

04.073　黄体功能刺激疗法　luteum function stimulation therapy
使用人绒毛膜促性腺激素促进及支持黄体功能的治疗方法。通常用于治疗黄体功能不足的患者，在基础体温上升或监测到排卵后开始使用，可隔日肌内注射人绒毛膜促性腺激素1000～2000U，共5次。

04.074　黄体功能补充疗法　luteum function supplementation therapy
使用黄体酮制剂补充体内孕激素缺乏或不足的治疗方法。通常用于治疗黄体功能不足的患者，一般选用天然黄体酮制剂，自排卵后开始，每日按生理剂量共补充10～14天。

04.075　闭经　amenorrhea
无月经或月经停止6个月以上。根据既往有无月经来潮，分为原发性闭经和继发性闭经两类。

04.076　原发性闭经　primary amenorrhea
年龄超过14岁，第二性征未发育，或年龄超过16岁，第二性征已发育，月经还未来潮的现象。

04.077　卵巢不敏感综合征　insensitive ovary syndrome
又称"卵巢抵抗综合征（resistant ovary syn-

drome，ROS）"。一种以卵巢内含许多始基及初级卵泡，少见窦状卵泡，无成熟卵泡，且对高水平的促性腺激素缺乏反应为特点的综合征。临床可表现为高促性腺激素性闭经。

04.078　低促性腺激素[性]性腺功能减退症
　　　　hypogonadotropic hypogonadism, HH
又称"促性腺激素功能低下型性腺功能减退症"。由于先天遗传性或获得性下丘脑或垂体功能障碍，下丘脑促性腺激素释放激素和垂体促性腺激素分泌不足，继而导致性腺功能减退的一类疾病。

04.079　高促性腺激素[性]性腺功能减退症
　　　　hypergonadotropic hypogonadism
曾称"高促性腺素性功能减退症"。由于性腺功能障碍而对促性腺激素反应低下或无反应，导致类固醇性激素分泌减少，继而反馈性引起促性腺激素升高的一种疾病。

04.080　卡尔曼综合征　Kallmann syndrome,
　　　　KAL
又称"性幼稚嗅觉丧失综合征"。特发性低促性腺激素性性腺功能减退症中最常见的一种类型。男性发病率高于女性。因下丘脑促性腺激素释放激素先天性分泌不足而导致性腺发育不良，同时伴有嗅觉缺失或减退。

04.081　继发性闭经　secondary amenorrhea
正常月经建立后月经停止6个月，或按自身原有月经周期计算停止3个周期以上的闭经。

04.082　下丘脑性闭经　hypothalamic amen-
　　　　orrhea
中枢神经系统及下丘脑各种功能和器质性疾病引起的闭经。以功能性原因为主。特点是下丘脑合成和分泌促性腺激素释放激素缺陷或下降导致垂体促性腺激素分泌功能

低下，故属低促性腺激素性闭经，治疗及时尚可逆。

04.083　功能性下丘脑性闭经　functional
　　　　hypothalamic amenorrhea, FHA
多因心理压力、体重下降、剧烈运动等因素引起无器质性变化的下丘脑功能失调而导致的闭经。患者会出现长期无排卵。

04.084　运动性闭经　exercise-related amen-
　　　　orrhea
长期剧烈运动或舞蹈等高强度训练导致促性腺激素释放激素受抑制，从而使促性腺激素释放受到抑制引起的闭经。

04.085　药物性闭经　drug-induced amenorrhea
长期应用甾体类避孕药及其他药物（如吩噻嗪衍生物、利血平等）导致的闭经。其机制是药物通过抑制下丘脑分泌促性腺激素释放激素或多巴胺，使垂体促性腺激素分泌减少或催乳素分泌增多，引起闭经。

04.086　垂体性闭经　pituitary amenorrhea
腺垂体出现器质性病变或功能失调，影响了促性腺激素分泌，继而影响卵巢功能导致的闭经。

04.087　垂体卒中　pituitary apoplexy
垂体突发出血、缺血、梗死、坏死，并引起突发性鞍旁压迫和颅内高压症或脑膜刺激的急性综合征。可表现出颅内压增高、蝶鞍邻近组织压迫及下丘脑-垂体功能减退的症状。

04.088　希恩综合征　Sheehan syndrome
产后大出血休克导致腺垂体促性腺激素分泌细胞缺血坏死，引起腺垂体功能低下而出现的一系列症状。例如，闭经、无泌乳、性欲减退、毛发脱落等，第二性征衰退，生殖器萎缩，以及全身性症状等。

04.089 空蝶鞍综合征 empty sella syndrome
蝶鞍隔因先天性发育不全或肿瘤及手术破坏，使充满脑脊液的蛛网膜下间隙进入垂体窝（蝶鞍），使腺垂体受压迫，下丘脑分泌的促性腺激素释放激素和多巴胺经垂体门脉循环向垂体的转运受阻，从而导致的闭经，并伴催乳素升高和溢乳。

04.090 卵巢性闭经 ovarian amenorrhea
卵巢分泌的性激素水平低下，子宫内膜不发生周期性变化而导致的闭经。

04.091 早发性卵巢功能不全 premature ovarian insufficiency，POI
女性在40岁以前出现卵巢功能减退，主要表现为月经异常（闭经、月经稀发或频发）、促性腺激素升高[至少2次血清基础卵泡刺激素（FSH）>25U/L]、雌激素水平波动性下降。若FSH水平在15～25U/L，属于亚临床期POI。

04.092 卵巢早衰 premature ovarian failure，POF
卵巢内卵泡耗竭或医源性损伤引起的卵巢功能衰竭，导致女性40岁前就出现闭经现象。激素特征为高促性腺激素水平，卵泡刺激素>40U/L、雌激素水平低下，并伴有不同程度的围绝经期症状，是早发性卵巢功能不全的终末阶段。

04.093 卵巢储备功能减退 diminished ovarian reserve，DOR
卵巢内卵母细胞的数量减少和（或）质量下降，同时伴有抗米勒管激素水平降低，窦卵泡数减少，卵泡刺激素水平升高的现象。表现为生育力下降，但不强调年龄、病因和月经改变。

04.094 子宫性闭经 uterine amenorrhea
因先天性无子宫或子宫发育不良，子宫内膜损坏或子宫切除等所致的闭经。

04.095 阿谢曼综合征 Asherman syndrome
又称"子宫腔粘连综合征"。子宫性闭经最常见的原因，多因人工流产刮宫过度或产后、流产后出血刮宫损伤子宫内膜，导致子宫腔粘连而闭经。

04.096 孕激素试验 progestational challenge
通过服用孕激素来评估内源性雌激素水平的一种方法。常用孕激素药物包括黄体酮、地屈孕酮或醋酸甲羟孕酮。停药后出现撤退性出血为阳性反应，提示子宫内膜已受一定水平雌激素影响。

04.097 雌孕激素序贯试验 sequential estrogen and progesterone test
模拟正常月经周期中卵巢的内分泌变化，序贯应用雌、孕激素，观察停药后子宫内膜是否发生撤退性出血的一种方法。若无撤退性出血为阴性，应重复试验一次；若仍无撤退性出血，提示子宫性闭经。

04.098 垂体兴奋试验 pituitary stimulating test
给受试者注射外源性促性腺激素释放激素后，在不同时相测定外周血促性腺激素含量的一种检测垂体功能的方法。若垂体功能良好，则促性腺激素水平会升高；若垂体功能不良，则促性腺激素水平不升高或延迟升高。

04.099 激素补充治疗 hormone replacement therapy
针对绝经相关健康问题而采取的一种补充性激素的治疗方法。可有效缓解绝经相关症状，从而改善生活质量。

04.100 雌激素补充治疗 estrogen replacement therapy
通过补充外源性雌激素，以缓解因体内雌激素不足而引发相关症状的一种治疗方法。通常是连用适量雌激素21天，停药1周后重复给药。适用于无子宫者。

04.101 孕激素补充疗法 progesterone replacement therapy
使用孕激素制剂治疗疾病的方法。包括用于治疗由于孕激素水平低而引起的先兆流产、月经失调、痛经，或治疗子宫内膜增生、子宫内膜癌前病变等疾病。

04.102 雌孕激素人工周期疗法 estrogen-progesterone artificial cycle therapy
根据人体正常分泌雌、孕激素的规律来建立模拟人工月经周期以调理月经的一种治疗方法。通常是连用适量雌激素21天，并且在服用雌激素的最后10天同时给予黄体酮制剂。适用于有子宫者。

04.103 戊酸雌二醇 estradiol valerate
雌二醇的戊酸酯，是长效雌二醇的衍生物。用于治疗原发性和继发性闭经、月经紊乱、激素替代治疗及预防绝经后骨质疏松等。

04.104 结合雌激素 conjugated estrogen
多种雌激素的混合物。一种含有硫酸钠结合物、17α-二氢马烯雌酮、17α-雌二醇和17β-二氢马烯雌酮的口服制剂。可用于卵巢功能不全、子宫发育不良、子宫异常出血、绝经综合征、老年性阴道炎及前列腺癌等。

04.105 17β-雌二醇 17β-estradiol
一种较为稳定的雌激素，常制作成贴片剂使用。可用于缓解与绝经有关的雌激素缺乏症状（如潮热、泌尿生殖道萎缩、骨质丢失等），还可用于异常子宫出血、原发性闭经、绝经综合征及前列腺癌等。

04.106 尼尔雌醇 nilestriol
雌二醇与雌酮的代谢物，属长效缓释雌激素类药物。可用于绝经妇女雌激素缺乏引起的症状，如绝经综合征，并可用于治疗其他雌激素缺乏症，如先天性卵巢发育不全或卵巢早衰。

04.107 替勃龙 tibolone
主要成分为7-甲基异炔诺酮，化学结构与雌二醇、孕酮、睾酮等近似，兼有雌激素、孕激素和弱雄激素活性。用于自然绝经或手术绝经后的激素替代疗法和预防骨质疏松等。

04.108 醋酸甲羟孕酮 medroxyprogesterone acetate
人工合成的孕激素类药物。无雌激素活性。主要用于治疗痛经、功能性闭经、异常子宫出血、子宫内膜异位症、子宫内膜腺癌等。

04.109 微粒化孕酮 micronized progesterone
一种微粒径只有10μm的黄体酮，属于天然孕激素药物。生物利用度约为注射剂的10%，即口服100mg微粒化黄体酮约相当于10mg注射剂。

04.110 多囊卵巢 polycystic ovary
卵巢含有多发性滤泡囊肿或囊性卵泡的现象。临床多表现为多囊卵巢综合征，主要临床表现为月经失调、不孕、多毛和肥胖。大体标本见卵巢白膜明显增厚，卵巢因含多个囊性卵泡而呈多囊状。

04.111 多囊卵巢综合征 polycystic ovary syndrome，PCOS
以不规律月经、持续性无排卵、高雄激素血症和胰岛素抵抗为重要特征的一种多病因、临床表现呈多态性的内分泌综合征。是导致生育期妇女月经紊乱、不孕、肥胖、多毛、痤疮等临床表现的常见病因。

04.112 胰岛素抵抗 insulin resistance
机体对胰岛素的反应性降低，致使胰岛素不

能发挥正常刺激组织细胞对葡萄糖摄取和利用的功能，发生单位胰岛素功能下降的现象。体内胰岛素的浓度并不下降，甚至高于正常，易导致代谢综合征和2型糖尿病。

04.113 高胰岛素血症 hyperinsulinism
一种以血液中胰岛素水平过高为特征的综合征。常与胰岛素抵抗并存，是胰岛素抵抗的代偿性表现。在胰岛素抵抗状态下，B细胞代偿性分泌较正常多数倍甚至数十倍的胰岛素，以维持血糖正常，从而导致该症。

04.114 高雄激素血症 hyperandrogenism
体内血清睾酮浓度超过正常值上限的一种疾病。女性患者可伴有月经稀发、闭经或异常子宫出血等月经改变，以及体征出现男性化改变。

04.115 卵泡膜细胞增殖症 hyperthecosis
以卵巢皮质中卵泡膜细胞群增多且皮质下多个小卵泡为特征的一种疾病。女性患者因血睾酮水平增高而出现月经稀发、闭经或异常子宫出血等月经改变，以及男性化改变。

04.116 肥胖 obesity
体内脂肪积聚过多导致的一种病理状态。常因过多摄食或人体代谢发生改变而导致体内脂肪积聚过多，体重增加，并引起病理生理方面的改变。

04.117 黑棘皮症 acanthosis nigricans
以皮肤角化过度、色素沉着及乳头瘤样增生为特征的一种少见的皮肤病。女性患者常伴有阴唇、颈背部、腋下、乳房下和腹股沟等皮肤皱褶处出现灰褐色的色素沉着，呈对称性分布，皮肤增厚，质地柔软。

04.118 痛经 dysmenorrhea
行经前后或月经期出现的下腹部疼痛、坠胀，伴有腰酸或其他不适。症状严重者会影响生活质量。

04.119 原发性痛经 primary dysmenorrhea
生殖器官无器质性病变的痛经。占痛经的90%以上。

04.120 继发性痛经 secondary dysmenorrhea
由盆腔器质性疾病引起的痛经。

04.121 经前期综合征 premenstrual syndrome
反复在黄体期出现周期性的以情感、行为和躯体障碍为特征的综合征，月经来潮后，症状自然消失。

04.122 绝经综合征 menopause syndrome
妇女绝经前后出现性激素波动或减少所致的一系列躯体及精神心理症状。

04.123 自然绝经 natural menopause
卵巢内卵泡生理性耗竭所致的绝经。

04.124 人工绝经 artificial menopause
因两侧卵巢经手术切除或放射线照射等所致的绝经。

04.125 绝经后骨质疏松 postmenopausal osteoporosis
绝经后妇女雌激素缺乏使骨质吸收增加，导致骨量快速丢失而出现骨质疏松的临床特征。

04.126 高催乳素血症 hyperprolactinemia
各种原因导致外周血催乳激素异常升高的病症。

04.127 催乳素释放抑制因子 prolactin release inhibiting factor，PRIF
由下丘脑分泌的一类抑制催乳素生成的因子。包括多巴胺、促性腺激素联合肽、促黑素细胞激素等，其中多巴胺是催乳素最主要的抑制因子，可抑制催乳素基因的表达和催乳细胞的增生。

04.128　催乳素瘤　prolactinoma
分泌催乳素的垂体瘤。在垂体瘤中最常见，约占功能性垂体瘤的40%。绝大多数为微腺瘤，10%为大腺瘤。临床表现主要有溢乳、闭经、勃起功能不良、不育及肿瘤压迫症状。症状取决于肿瘤大小、血催乳素水平及其生物活性。

04.129　甲磺酸溴隐亭　bromocriptine mesylate
一种具有多巴胺能活性的药物。可用于由催乳素过高引起的月经失调及不孕症（催乳素过高或正常），如闭经（乳溢或无乳溢）、黄体期过短，以及某些精神活性药物或抗高血压药物引起的高催乳素血症。

04.130　性早熟　precocious puberty
女童在8岁前、男童在9岁前呈现内外生殖器和第二性征发育的一种常见儿科内分泌疾病。

04.131　中枢性性早熟　central precocious puberty
又称"真性性早熟""促性腺激素释放激素依赖性性早熟""完全性性早熟"。由于下丘脑-垂体-性腺轴功能提前启动而引起的性早熟。女童8岁前、男童9岁前出现内外生殖器官快速发育和第二性征呈现。

04.132　外周性性早熟　peripheral precocious puberty
又称"假性性早熟""促性腺激素释放激素非依赖性性早熟"。不依赖下丘脑-垂体-性腺轴的激活而是由其他来源的甾体激素刺激而引起的性早熟。女童8岁前、男童9岁前过早出现青春期生理变化、内外生殖器发育和第二性征呈现。

04.133　麦丘恩-奥尔布赖特综合征　McCune-Albright syndrome
又称"多发性骨纤维发育不良伴性早熟综合征"。以皮肤咖啡斑、性早熟、多发性骨纤维发育不良为临床特征的综合征。临床较少见，呈散发性，女性发病率是男性的两倍。

04.134　卵巢未发育　undeveloped ovary
多发生于性染色体畸变女性，可出现单侧或双侧卵巢缺失，表现为低性腺激素。

04.135　卵巢发育不良　ovarian agenesis
由遗传因素、下丘脑-垂体疾病或内分泌因素（如甲状腺功能异常）导致的卵巢发育形态异常或功能不全。

04.136　条索状卵巢　streak ovary
因单侧或双侧发育不良，呈白色外观、细长索状的卵巢。临床表现为原发性闭经或初潮延迟、月经稀少和第二性征发育不良，常伴内生殖器或泌尿器官异常。

04.137　异位卵巢　ectopic ovary
卵巢形成后仍停留在原生殖嵴部位，未下降至盆腔内，即位置高于正常卵巢部位的现象。卵巢发育正常者无症状。

04.138　副卵巢　supernumerary ovary
一般远离正常卵巢部位，可出现在腹膜后的多余卵巢。患者无症状，多因其他疾病手术时发现。

04.139　中肾旁管发育异常　paramesone phric duct malformation
雌性胚胎发育早期，其中的一种原始生殖管道中肾旁管，未正常演变为输卵管、子宫和上部阴道的现象。成年患者常因原发性闭经、腹痛、流产、不孕、早产等就诊而发现。

04.140　输卵管发育异常　oviduct dysplasia
两侧副中肾管头端发育异常引起的输卵管形成异常现象。

04.141　输卵管缺失　absence of fallopian tube
同侧或双侧副中肾管未发育所致，常伴有该侧输尿管和肾脏的发育异常。

04.142　输卵管痕迹　rudimentary fallopian tube
副中肾管发育异常所致，仅形成输卵管雏形。

04.143　副输卵管　accessory fallopian tube
单侧或双侧输卵管上附有一稍小但有伞端的输卵管。有的与输卵管之间有交通，有的不通。

04.144　单侧双输卵管　unilateral double oviduct
单侧有两条发育正常的输卵管，均与宫腔相通。

04.145　双侧双输卵管　bilateral double oviduct
双侧各有两条发育正常的输卵管，均与宫腔相通。

04.146　先天性子宫畸形　congenital uterine anomaly
由于两条副中肾管在胚胎时期发育、融合及中隔吸收的某一过程停滞而造成的子宫形态异常。可分为子宫发育不全（包括幼稚子宫、始基子宫）和子宫重复性发育（包括单角子宫、残角子宫、双子宫、双角子宫、纵隔子宫等）两类。

04.147　先天性无子宫　congenital uterus absence
因双侧副中肾管形成子宫段未融合退化所致的发育异常。常合并无阴道，但卵巢发育正常，第二性征不受影响。

04.148　幼稚子宫　infantile uterus
双侧副中肾管融合形成子宫后发育停止所致的发育异常。有子宫内膜，卵巢发育正常，但子宫较正常小，常呈极度前屈或后屈，子宫颈相对较长，多呈锥形，外口小，可造成痛经、月经过少、闭经或不孕。

04.149　始基子宫　primordial uterus
系双侧副中肾管融合后不久即停止发育所致的异常。子宫极小，仅长1～3cm，多无子宫腔和子宫内膜，或为一实体畸形子宫。无月经来潮。

04.150　单角子宫　unicornous uterus
仅一侧副中肾管正常发育形成的子宫。同侧卵巢功能正常，另一侧副中肾管完全未发育或未形成管道，未发育侧卵巢、输卵管和肾脏也往往同时缺如。

04.151　残角子宫　rudimentary uterine horn
系一侧副中肾管发育，另一侧副中肾管中下段发育缺陷形成的子宫。具有子宫腔但没有子宫口，与发育完全的一侧子宫腔不相通。其子宫壁发育不良，不能承受胎儿生长发育，常于妊娠中期发生残角自然破裂，引起严重内出血。

04.152　双子宫　didelphic uterus
胚胎发育期两侧副中肾管发育正常但未完全融合，各自发育而形成的子宫。附有各自的输卵管，各具功能，形成双子宫、双子宫颈，亦常伴有双阴道。

04.153　双角子宫　bicornuate uterus
由于副中肾管的尾端已大部分融合，纵隔已退化，形成单子宫颈、单阴道，子宫底部会合不全，外形呈双角形的子宫。

04.154　纵隔子宫　septate uterus
胚胎发育过程中两侧的副中肾管间纵隔没有被吸收而形成的异常。是最多见的子宫畸形，可导致多种不良妊娠结局。分两类：①完全纵隔子宫，纵隔末端达到或超过子宫颈内口；②不完全纵隔子宫，纵隔末端终止在子宫颈内口以上水平。

04.155　弓形子宫　arcuate uterus
子宫底部发育不良，中间凹陷，子宫壁略向子宫腔突出的子宫。可导致不孕，易流产。

04.156　先天性子宫颈发育异常　congenital cervical dysplasia
由副中肾管尾端发育不全或发育停滞所致的子宫颈发育异常。主要包括子宫颈缺如、子宫颈闭锁、先天性子宫颈管狭窄、子宫颈角度异常、先天性子宫颈延长症伴子宫颈管狭窄、双子宫颈等。

04.157　先天性子宫阴道缺如综合征　Mayer-Rokitansky-Kuster-Hauser syndrome, MRKH syndrome
系双侧副中肾管发育不全或双侧副中肾管尾端发育不良所致的一种先天性女性生殖道畸形。表现为先天性无阴道，几乎均合并无子宫或仅有始基子宫，卵巢功能多正常。

04.158　阴道闭锁　atresia of vagina
尿生殖窦未参与形成阴道下段所致的一种先天性阴道畸形。子宫亦常发育不全，故即使采用手术矫正阴道，受孕的概率也极低。

04.159　阴道横隔　transverse vaginal septum
两侧副中肾管会合后的尾端与尿生殖窦相接处未贯通或部分贯通所致的一种先天性阴道畸形。横隔多发生在阴道上中交界处。阴道横隔无孔称为完全性横隔，横隔上有小孔称为不完全性横隔。

04.160　阴道纵隔　longitudinal vaginal septum
双侧副中肾管会合后，尾端纵隔未消失或部分消失所致的一种先天性阴道畸形。常伴有双子宫、双子宫颈。分为完全及不完全性阴道纵隔，前者下端达阴道口，后者未达阴道口。

04.161　阴道斜隔综合征　oblique vaginal septum syndrome
副中肾管向下延伸未到尿生殖窦形成一盲端所致的一种先天性阴道畸形。常伴有同侧泌尿系统解剖结构发育异常，多为双子宫体、双子宫颈及斜隔侧的肾缺如。

04.162　尿生殖窦发育异常　urogenital sinus malformation
在哺乳类外生殖器形成的初期，泄殖腔分化在尿生殖口（尿生殖窦）的头端形成的小突起，若泄殖腔分化异常，则引起永久尿生殖窦畸形。患者可伴有性发育异常。

04.163　处女膜闭锁　imperforate hymen
又称"处女膜无孔"。发育过程中，由阴道末端的尿生殖窦组织未腔化所致的畸形。

04.164　子宫内膜异位性疾病　endometriotic disease
由具有生长功能的异位子宫内膜所致的疾病。包括子宫内膜异位症和子宫腺肌病，临床上这两种疾病常可共存。

04.165　子宫内膜异位症　endometriosis, EMT
具有生长功能的子宫内膜组织（腺体和间质）出现在子宫体以外部位的疾病。绝大多数位于盆腔脏器和壁腹膜，以卵巢、宫骶韧带最常见。异位的子宫内膜随卵巢激素变化而发生周期性出血。主要症状为下腹痛与痛经、不孕及性交不适。

04.166　卵巢型子宫内膜异位症　ovarian endometriosis
卵巢最易被异位的子宫内膜侵犯，可分为微

小病变型和典型病变型（即囊肿型）。囊肿型为陈旧性血液聚集在囊内，形成咖啡色黏稠液体，似巧克力，故称"巧克力囊肿（chocolate cyst）"。

04.167 腹膜型子宫内膜异位症 peritoneal endometriosis
盆腔腹膜和各脏器表面出现的子宫内膜异位症。以子宫骶骨韧带、直肠子宫陷凹和子宫后壁下段浆膜最为常见。常伴随痛经、月经过多、经期延长、不孕、性交不适、大便坠胀等表现。

04.168 深部浸润型子宫内膜异位症 deep-infiltrating endometriosis
病灶浸润深度≥5mm的子宫内膜异位症。累及部位包括宫骶韧带、直肠子宫陷凹、阴道穹隆、阴道直肠隔、直肠或者结肠壁等，也可侵犯膀胱壁和输尿管。

04.169 盆腔外子宫内膜异位症 extrapelvic endometriosis
子宫内膜种植于子宫、输卵管、卵巢及周围腹膜以外部位的子宫内膜异位症。如阴道壁、子宫颈及其他少见的远处子宫内膜异位症。

04.170 瘢痕子宫内膜异位症 scar endometriosis
剖宫产术后腹壁切口、分娩后会阴切口等瘢痕部位出现的子宫内膜异位症。可能为手术时将子宫内膜带至切口直接种植所致。

04.171 经血逆流 retrograde menstruation
月经期子宫内膜腺上皮和间质细胞随经血经输卵管进入盆腔的现象。逆流的子宫内膜种植于卵巢和邻近的盆腔腹膜，并在该处继续生长、蔓延，可形成盆腔子宫内膜异位症。

04.172 子宫腺肌病 adenomyosis
子宫内膜腺体和间质侵入子宫肌层引起的病变。常同时合并子宫内膜异位症或子宫肌瘤。主要症状为经量过多、经期延长和逐渐加重的进行性痛经。

04.173 子宫腺肌瘤 adenomyoma
少数子宫腺肌病病灶呈局限性生长形成的结节或团块，似肌壁间肌瘤。因局部反复出血导致病灶周围纤维组织增生，与周围肌层无明显界限，手术时难以剥除。

04.02 男性生殖系统疾病

04.174 男性生殖系统感染 infection of male reproductive system
发生于男性生殖系统组织器官，包括睾丸、附睾、精囊、前列腺等的感染性疾病。

04.175 睾丸炎 orchitis
发生于睾丸及邻近组织的炎症。通常由细菌和病毒引起，可影响精子的数量和质量。

04.176 急性睾丸炎 acute orchitis
因血源性感染或经淋巴途径感染而引起的睾丸急性炎症。可与多种急性传染病伴发。

多为急性发作，睾丸肿大、疼痛，阴囊红肿，无尿路感染症状。

04.177 非特异性睾丸炎 nonspecific orchitis
由常见致病性细菌侵及睾丸所致的睾丸炎症性疾病。以逆行感染为主，多发生于下尿路感染、前列腺炎、经尿道手术后及长期留置导尿管的患者。表现为阴囊内疼痛并向腹股沟放射，伴恶心、呕吐、发热、寒战等全身症状。

04.178 慢性睾丸炎 chronic orchitis
由急性非特异性睾丸炎治疗不彻底而迁延，

也可由其他致病因素引起的睾丸炎症性疾病。睾丸弥漫性增大，质硬，有轻度触痛，部分患者睾丸逐渐萎缩。

04.179　病毒性睾丸炎　viral orchitis
由病毒经血液播散引起的睾丸急性炎症性疾病。最常见的病毒是流行性腮腺炎病毒，其他少见的病毒如人类免疫缺陷病毒1型、EB病毒、单纯疱疹病毒2型、寨卡病毒等。

04.180　流行性腮腺炎性睾丸炎　mumps orchitis
由腮腺炎病毒经血行播散引起的睾丸炎症性疾病。流行性腮腺炎的常见并发症，能引起睾丸的软化和萎缩，如累及双侧可致男性不育。在炎症过程中附睾可同时受累。主要表现为阴囊疼痛，伴畏寒、发热、恶心、呕吐等全身症状。体格检查示阴囊红肿，一侧或双侧睾丸肿大，有明显触痛，能区分睾丸和附睾。伴有腮腺肿胀、腮腺管口红肿等改变。

04.181　肉芽肿性睾丸炎　granulomatous orchitis
以炎性肉芽肿性病理改变为特征的睾丸炎症性疾病。病因可能为生殖细胞损伤后产生或释放某种物质引起炎性肉芽肿形成。患者常有睾丸损伤史。临床可呈急性病程，睾丸呈明显的炎性肿痛，亦可进展缓慢，似睾丸肿瘤。

04.182　睾丸结核　tuberculosis of testis
由结核分枝杆菌引起的睾丸特异性炎症性疾病。大多数病例由前列腺、精囊、输精管、附睾结核相互蔓延而发病。临床可表现为睾丸肿大、疼痛，伴有输精管增厚时，可触及结节或呈串珠样等。

04.183　附睾炎　epididymitis
发生于附睾的炎症。多数病例由尿道经输精管逆行感染。发生在尾部者居多，可能引起梗阻性无精子症。

04.184　急性附睾炎　acute epididymitis
阴囊内最常见的炎症性疾病。发病急，附睾肿大，压痛明显，并向腹股沟及下腹部放射，常伴有高热等全身症状。多发生于青壮年。

04.185　慢性附睾炎　chronic epididymitis
由急性附睾炎未彻底治愈而迁延，也可为长期轻度感染所致的附睾炎症性疾病。部分病例继发于慢性细菌性前列腺炎，致病菌和感染途径与急性附睾炎相似。

04.186　精子肉芽肿　sperm granuloma
输精管绝育术后由于断端或输精管穿刺孔未完全闭合，或附睾管管腔扩张破裂，精子漏到输精管外或附睾间质而引起的特有的病理变化，形成由精子、吞噬了精子的吞噬细胞和增生的纤维细胞所组成的肉芽肿。

04.187　附睾结核　tuberculosis of epididymis
结核分枝杆菌侵入附睾引起的感染性疾病。最常见的男性生殖道结核，多继发于泌尿系统结核或生殖道其他部位结核，也可由原发感染经血行播散引起。常表现为附睾结节，可引起附睾管不完全或完全梗阻。

04.188　精囊炎　seminal vesiculitis
发生于精囊的炎症性疾病。常与前列腺炎同时发生，多由逆行感染所致，因此致病菌多为金黄色葡萄球菌、溶血性链球菌及大肠埃希菌，分为急性精囊炎和慢性精囊炎两类。临床常见血精，可影响精子质量。

04.189　前列腺炎　prostatitis
在病原体和（或）某些非感染因素作用下引起的前列腺炎症性疾病。患者出现以骨盆区域疼痛或不适、排尿异常等为特征的一组疾病。

04.190 急性细菌性前列腺炎 acute bacterial prostatitis，ABP
主要由细菌引起的前列腺组织的急性炎症。一般起病急，高热、寒战伴尿频、尿急、尿痛及会阴部疼痛，多在劳累、饮酒、性生活过于频繁后发生，部分患者继发于慢性前列腺炎。

04.191 慢性细菌性前列腺炎 chronic bacterial prostatitis，CBP
由一种或数种病原菌引起的前列腺非急性炎症性疾病。尿路感染反复发作是其特点。

04.192 慢性盆腔疼痛综合征 chronic pelvic pain syndrome，CPPS
在某些非感染因素作用下，患者表现为腰骶部、会阴部、小腹疼痛或不适，以及睾丸疼痛不适等症状。

04.193 慢性非细菌性前列腺炎 chronic non-bacterial prostatitis，CNP
前列腺炎中最常见的类型之一，找不到致病菌的前列腺炎。主要表现为长期、反复发作的骨盆区域疼痛或不适，伴随不同症状和体征。

04.194 性传播疾病 sexually transmitted diseases
一组通过性接触传播的传染病。我国重点监测的须进行疫情报告的性传播疾病有8种，包括梅毒、淋病、软下疳、性病性淋巴肉芽肿、非淋菌性尿道炎、获得性免疫缺陷综合征、尖锐湿疣和生殖器疱疹。

04.195 淋菌性尿道炎 gonococcal urethritis
由淋病双球菌引起的尿道感染。常累及泌尿生殖器的黏膜，主要由性接触直接传播。

04.196 非淋菌性尿道炎 non-gonococcal urethritis
临床表现为尿频、尿急、尿痛等尿道刺激症状，但涂片或培养不能诊断为淋球菌感染的尿道炎症。主要由沙眼衣原体、解脲支原体及其他病原体（如阴道毛滴虫、白念珠菌、单纯疱疹病毒、大肠埃希菌）等引起。

04.197 生殖器念珠菌病 genital candidiasis
由白念珠菌感染生殖器引起的一种真菌病。临床表现为外阴阴道炎和阴茎头炎等，常因性接触传染，也可因接触污染的浴巾、浴盆、衣物和医疗器械等感染。

04.198 软下疳 chancroid
由杜克雷嗜血杆菌引起的生殖器痛性溃疡，伴腹股沟淋巴结肿大的性传播疾病。

04.199 性病性淋巴肉芽肿 venereal lympho-granuloma
由沙眼衣原体引起的性传播疾病。表现为生殖器丘疱疹，腹股沟淋巴结肿大、化脓和晚期生殖器象皮肿或直肠狭窄。

04.200 生殖器疱疹 genital herpes
一种初发或复发性单纯疱疹病毒感染的生殖器急性炎症。主要通过性接触传播。

04.201 尖锐湿疣 condyloma acuminatum
由人乳头瘤病毒感染所致的生殖器、会阴、肛门等处的乳头瘤样增生。主要通过性接触传播。

04.202 获得性免疫缺陷综合征 acquired immunodeficiency syndrome，AIDS
简称"艾滋病"。一种由反转录病毒即人类免疫缺陷病毒所致的传染性疾病。通过血液或体液传播，导致机体进行性免疫抑制，从而引起以各种严重的机会性感染、肿瘤或其他危及生命的功能失调为特征的临床综合征。

04.203 男性生殖内分泌疾病 male reproductive endocrine disease
主要通过影响下丘脑-垂体-睾丸轴而导致男性生殖内分泌功能紊乱，进而影响男性生育力或性功能的疾病。

04.204 原发性性腺功能减退症 hypergonadotropic hypogonadism
性腺疾病本身病变导致的性腺功能减退。临床可表现为不育。

04.205 继发性性腺功能减退症 hypogonadotropic hypogonadism
先天或后天原因导致的下丘脑和垂体病变引起促性腺激素释放激素或促性腺激素生成和分泌减少导致的性腺功能减退。临床可表现为不育。

04.206 男性性腺功能减退症 male hypogonadism
一种与睾丸功能活性降低相关，伴有雄激素生成减少及生精功能受损的疾病。由于睾丸功能衰竭或下丘脑-垂体轴对睾丸的刺激不足而导致。

04.207 男性迟发性性腺功能减退症 late onset hypogonadism in male
一种表现为血清睾酮水平下降，伴或不伴睾酮受体敏感性下降的临床和生化异常综合征。可影响多器官系统，导致生活质量下降，特别是性功能下降。与年龄增长相关，通常发生但不局限于40岁以上男性。

04.208 先天性输精管缺如 congenital absence of vas deferens，CAVD
胚胎期单侧或双侧中肾导管远端不发育而导致输精管缺失的先天性畸形。可分为先天

性单侧输精管缺如和双侧输精管缺如，是梗阻性无精子症的病因之一。

04.209 先天性单侧输精管缺如 congenital unilateral absence of vas deferens，CUAVD
由单侧中肾管未发育或发育不全所致的输精管缺如。常伴发同侧输尿管芽不发育而致肾不发育，可出现同侧肾脏、输尿管、输精管、附睾管缺如。

04.210 先天性双侧输精管缺如 congenital bilateral absence of vas deferens，CBAVD
由双侧中肾管均未发育或发育不全所致的输精管缺如。可伴有附睾、精囊缺如，很少伴发双肾畸形或缺如。是梗阻性无精子症的重要病因之一，目前已知主要病因是囊性纤维化因子（CFTR）的突变。

04.211 囊性纤维化跨膜转导调节因子 cystic fibrosis transmembrane conductance regulator，CFTR
又称"囊性纤维化跨膜传导调节蛋白""囊性纤维化跨膜电导调节因子"。一种环磷酸腺苷（cAMP）调控的阴离子通道蛋白。突变可以引起常染色体隐性遗传疾病，即囊性纤维化，主要累及呼吸系统、内分泌系统、消化系统、免疫系统、皮肤和泌尿生殖系统。本病在生殖系统的突出表现为先天性双侧输精管缺如。

04.212 隐睾 cryptorchidism
一侧或双侧睾丸未能按照正常发育过程从腰部腹膜后下降至同侧阴囊内的发育异常。是小儿最常见的男性生殖系统先天性疾病之一。绝大多数婴儿在出生后3个月内睾丸下降到阴囊中，至1岁时隐睾的发病率为0.8%～1.5%。包括腹腔内隐睾、腹股沟管隐睾、阴囊高位隐睾、滑动睾丸和异位隐睾。

04.213　包皮过长　redundant prepuce
包皮覆盖阴茎头和尿道口，但仍可上翻露出尿道口和阴茎头的现象。

04.214　包茎　phimosis
包皮口狭窄或包皮与阴茎头粘连，包皮不能上翻露出阴茎头的现象。

04.215　精索静脉曲张　varicocele
精索蔓状静脉丛的异常扩张、伸长和迂曲的一种血管病变。由于影响睾丸精子发生的微环境，常导致进行性睾丸功能减退，是男性不育的常见原因之一。

04.216　睾丸扭转　testicular torsion
又称"精索扭转"。由于睾丸和精索本身的解剖异常或活动度加大而引起的精索沿纵轴旋转，使睾丸血液循环发生障碍，继而引起睾丸缺血、坏死的病症。临床表现为突发性一侧阴囊内睾丸疼痛，常在睡眠中突然痛醒。起初为隐痛，继之为持续性剧烈疼痛。疼痛可向腹股沟及下腹部放射，伴有恶心、呕吐。

04.217　睾丸肿瘤　testicular tumor
发生于睾丸生殖细胞和非生殖细胞的良性或恶性新生物。病理类型包括生殖细胞肿瘤（精原细胞瘤、非精原细胞瘤）和非生殖细胞肿瘤（睾丸间质细胞瘤、支持细胞瘤、性腺胚胎细胞瘤等）。

04.218　鞘膜积液　hydrocele
阴囊鞘膜内积聚的液体增多的病理改变。可分为睾丸鞘膜积液、精索鞘膜积液、精索睾丸鞘膜积液、混合型鞘膜积液和交通性鞘膜积液等。

04.219　睾丸功能衰竭　testicular function failure
睾丸丧失正常的功能，不能正常产生精子

或相关激素的现象。可分为原发性和继发性。

04.220　睾丸萎缩　testicular atrophy
睾丸由于精索静脉曲张、感染、损伤等缩小、变软的现象。可见于单侧或双侧。

04.221　无精液症　aspermia
有射精动作，且有性高潮，但没有精液排出体外的疾病。也包括逆行射精。

04.222　无精子症　azoospermia
两次及以上不同时期精液标本及其离心沉淀物经显微镜检查均未发现精子的疾病。常由梗阻或非梗阻性等原因导致。须排除不射精和逆行射精，临床表现为不育。

04.223　梗阻性无精子症　obstructive azoo-spermia，OA
睾丸生精功能正常，由于输精管道梗阻或先天性输精管缺如，精子不能排出体外的疾病。根据梗阻部位可分为射精管梗阻、输精管梗阻和附睾梗阻等。

04.224　射精管梗阻　ejaculatory duct obstruction，EDO
梗阻发生于射精管。以先天性因素多见。精液检查见精液量少、无精子或少精子、pH值低、精浆果糖水平低等特征性表现。

04.225　输精管梗阻　vas deferens obstruction
梗阻发生于输精管。双侧完全性梗阻将导致精子不能正常排出，造成梗阻性无精子症。可由附睾结核、外伤或医源性因素引起。临床表现为不育。

04.226　附睾梗阻　epididymal obstruction
梗阻发生于附睾。是非梗阻性无精子症的最常见原因。临床表现为不育。

04.227　非梗阻性无精子症　nonobstructive azoospermia，NOA

输精管道正常，由睾丸生精功能障碍而导致的无精子症。

04.228　高促性腺激素性无精子症　hyper-gonadotropic azoospermia

由先天或后天因素引起的睾丸精子发生障碍。负反馈抑制作用减弱，导致垂体释放过多的促性腺激素，可表现为无精子症。

04.229　低促性腺激素性无精子症　hypogona-dotropic azoospermia

由于下丘脑-垂体功能障碍，促性腺激素释放激素和促性腺激素分泌减少或不足，导致睾丸功能低下，精子发生障碍。

04.230　特发性无精子症　idiopathic azoospermia

不明原因造成的非梗阻性无精子症。

04.231　少精子症　oligozoospermia

射出体外的精液中有精子，但精子总数（或精子浓度）低于正常生育力男性精液检查参考值下限。根据《世界卫生组织人类精液检查与处理实验室手册》（第5版）的参考值，禁欲2～7天，至少2次或以上精液分析结果显示每次射精的精子总数$<39\times10^6$（或精子浓度$<15\times10^6/ml$），而精子活动率、精子正常形态率等参数正常，为少精子症。

04.232　弱精子症　asthenospermia

射出精液中前向运动精子百分率低于正常生育男性精液检查参考值下限。根据《世界卫生组织人类精液检查与处理实验室手册》（第5版）的参考值，禁欲2～7天，至少2次或以上精液分析结果显示前向运动精子百分率$<32\%$，而精子总数或精子浓度、精子正常形态率等参数正常，为弱精子症。

04.233　畸形精子症　teratozoospermia

射出精液中正常形态精子百分率低于正常生育男性参考值下限。根据《世界卫生组织人类精液检查与处理实验室手册》（第5版）有关精子形态学的评估标准，精子正常形态率的参考值下限为4%。

04.234　少弱精子症　oligoasthenospermia

射出体外的精液中有精子，但精子总数（或精子浓度）及前向运动精子百分率低于正常生育力男性精液检查参考值下限。根据《世界卫生组织人类精液检查与处理实验室手册》（第5版）的参考值，禁欲2～7天，至少2次或以上精液分析结果显示每次射精的精子总数$<39\times10^6$（或精子浓度$<15\times10^6/ml$），且前向运动精子百分率$<32\%$，但精子正常形态率等参数正常，为少弱精子症。

04.235　少畸精子症　oligoteratozoospermia

射出体外的精液中有精子，但精子总数（或精子浓度）及正常形态精子百分率低于正常生育力男性精液检查参考值下限。根据《世界卫生组织人类精液检查与处理实验室手册》（第5版）的参考值，禁欲2～7天，至少2次或以上精液分析结果显示每次射精的精子总数$<39\times10^6$（或精子浓度$<15\times10^6/ml$），且正常形态精子百分率$<4\%$，但精子活动率等参数正常，为少畸精子症。

04.236　少弱畸形精子症　oligoasthenotera-tozoospermia，OAT

射出体外的精液中有精子，但精子总数（或精子浓度）、前向运动精子百分率、正常形态精子百分率低于正常生育力男性精液检查参考值下限。根据《世界卫生组织人类精液检查与处理实验室手册》（第5版）的参考值，禁欲2～7天，至少2次或以上精液分析结果显示一次射精的精子总数＜39×10⁶（或精子浓度＜15×10⁶/ml），且前向运动精子百分率＜32%，正常形态精子百分率＜4%，为少弱畸形精子症。

04.237 隐匿性精子症 cryptozoospermia
精液涂片显微镜下无精子，但是精液以3000g离心15min后在离心沉淀中见到精子的疾病。

04.238 极度少精子症 extreme oligozoo-spermia
射出的精液有精子，但精子浓度＜1×10⁶/ml。

04.239 重度少精子症 severe oligozoospermia
射出精液的精子浓度≥1×10⁶/ml，但＜5×10⁶/ml。

04.240 中度少精子症 moderate oligozoospermia
射出精液的精子浓度≥5×10⁶/ml，但＜10×10⁶/ml。

04.241 轻度少精子症 mild oligozoospermia
射出精液的精子浓度≥10×10⁶/ml，但＜15×10⁶/ml。

04.242 血精[症] hematospermia
精液中含有红细胞的疾病。根据病变性质的不同、含红细胞的多少，可表现为肉眼血精或镜下血精，是精囊和前列腺疾病的特征性症状之一。

04.243 尿道下裂 hypospadias
两侧尿生殖褶在中线愈合不全，致使尿道开口于阴茎腹侧的现象。是小儿常见的先天性阴茎发育畸形，男婴的发病率为1/（125～250），大部分为多基因遗传病，有一定的家族发病倾向。

05. 不孕不育诊断与治疗技术

05.01 不孕不育诊断技术

05.001 生育力 fertility
生育的能力，即一对配偶在单位时间（月）内可能妊娠的概率。随着不孕年限的延长，概率逐渐下降。

05.002 不孕[症] infertility
一对男女配偶有规律的性生活，未避孕12个月以上未获得临床妊娠。

05.003 原发不孕 primary infertility
女性既往从未有过临床妊娠史，和男性配偶有规律性生活，未避孕12个月以上从未有临床妊娠。

05.004 继发不孕 secondary infertility
女性既往有临床妊娠史，继后规律性生活未避孕连续12个月以上未获临床妊娠。

05.005 女性不孕诊断 diagnosis of female infertility
通过病史、临床表现、针对性辅助检查等一系列临床措施对女性患者做出的不孕病因诊断和评估。

05.006 原因不明性不孕 unexplained infertility
夫妇在标准检测（如排卵、输卵管通畅度和精液参数检测）正常时至少一年不能受孕，即未查出与不孕有关的原因。据报道，原因不明性不孕的发生率约占不孕症的30%。

05.007 卵巢储备 ovarian reserve
人类女性卵巢皮质内含有的原始卵泡数量。

05.008 抗米勒管激素 anti-Müllerian hormone，AMH
属于转化生长因子β超家族成员，编码基因位于19号染色体短臂。由次级卵泡和窦卵泡的颗粒细胞产生，反映窦前和窦卵泡的数量，青春期达高峰，后逐渐降低直至绝经期。是卵巢储备功能的重要标志物。

05.009 窦卵泡计数 antral follicle count，AFC
可经阴道超声扫描检测的卵巢内直径为2～9mm的卵泡数。是反映卵巢储备功能的重要指标。

05.010 基础性激素 basic sex hormone
女性在卵泡早期的内分泌激素水平，反映卵巢的基础状态。主要包括卵泡刺激素、黄体生成素、雌二醇、睾酮、催乳素和孕激素等。但对于闭经或月经稀发者，可以随时检查。

05.011 基础体温 basal body temperature
人体处在清醒而又非常安静，不受肌肉活动、精神紧张、食物及环境温度等因素影响的基础状态下测量的口腔温度。通常在早晨起床前测定。

05.012 双相型体温 biphasic basal body temperature
血液循环中孕酮对体温调节中枢具有兴奋作用，可使基础体温在排卵后升高0.3～0.5℃，排卵后孕酮水平升高伴有高相的体温12～14天，这种有高低变化的体温可作为判断排卵的标志。

05.013 单相型体温 monophasic basal body temperature
无排卵的月经周期无孕酮释放刺激，女性的基础体温不呈现高低变化的状态。

05.014 输卵管通畅试验 tubal patency test，fallopian tube patency test
了解输卵管通畅度的试验。主要有输卵管通液术、子宫输卵管造影术等，是诊断输卵管疾病、了解输卵管堵塞部位和判定输卵管成形术、吻合术后是否通畅的试验方法。

05.015 输卵管通液术 hydrotubation
通过导管向宫腔内注入液体（如生理盐水、酚红溶液、亚甲蓝溶液等），根据注液阻力大小、有无回流及注入液体量和患者感觉等判断输卵管是否通畅的手术。

05.016 经 X 线子宫输卵管造影 X-ray hysterosalpingography
通过子宫颈管向子宫腔内注入高比重物质碘对比剂，使子宫腔显影，观察子宫及输卵管管腔解剖结构和功能的一种X线造影检查。

05.017 经超声子宫输卵管造影 ultrasound contrast hysterosalpingography
通过子宫颈管向子宫腔内注入生理盐水或微泡对比剂，在超声下实时监测其在输卵管各部分、卵巢周围及盆腔的弥散情况，必要时可进行三维成像的造影检查。是诊断女性子宫输卵管阻塞性疾病的检查方法之一。

05.018 腹腔镜下输卵管通液术 laparoscopic hydrotubation
在腹腔镜监测下，由子宫向输卵管注入稀释亚甲蓝液（可行输卵管插管），直视判断卵管伞端是否有亚甲蓝液流出的技术。

05.019 性交后试验 postcoital test，PCT
评估体内精子与子宫颈黏液的相互作用，以诊断不孕的一种方法。检测排卵期性交后9～24h的子宫颈管内外黏液，如果子宫颈黏液中存在适量前向运动的精子，则可排除子宫颈因素作为不孕原因的可能性。

05.020　反复妊娠丢失　recurrent miscarriage, RM; recurrent pregnant loss, RPL

又称"反复自然流产（recurrent spontaneous abortion, RSA）"。连续2次或2次以上在妊娠20周前的妊娠丢失。须除外生化妊娠、异位妊娠和妊娠滋养细胞肿瘤。

05.021　抗磷脂[抗体]综合征　antiphospholipid antibody syndrome

由抗磷脂抗体阳性引起的以动静脉血栓形成、反复妊娠丢失（流产、早产、死胎）和血小板减少为主要表现的一组临床综合征。

05.022　易栓症　thrombophilia

由抗凝蛋白、凝血因子、纤溶蛋白等遗传性因素，或获得性缺陷，或获得性危险因素引发的血栓栓塞疾病或高血栓栓塞倾向状态。临床上主要分为遗传性易栓症和获得性易栓症。

05.023　遗传性易栓症　hereditary thrombophilia

由凝血因子V基因突变、凝血酶原基因突变及亚甲基四氢还原酶基因C677T突变引起蛋白S、蛋白C和抗凝血酶Ⅲ缺陷导致的血栓形成。

05.024　获得性易栓症　acquired thrombophilia

由多种疾病及如手术、创伤及激素替代治疗等因素诱发的全身及胎盘动静脉血栓。

05.025　精道造影　vaso-seminal vesiculography

又称"输精管精囊造影"。可清晰地显示男性精道的走行，并可观察管腔内对比剂充盈和排空情况，结合CT、三维成像等可完整了解精道情况，有助于对精道及周围脏器病变

进行诊断和鉴别诊断。注意应在精道重建术中或术前进行，对无适应证者应慎重。是检查精囊及输精管部疾病的一种方法，同时也可扩张射精管或经输精管注入药物对精囊或输精管壶腹部炎症进行治疗。

05.026　输精管造影术　vasography

经阴囊切口分离输精管后，采取穿刺或输精管切断术后将对比剂注入输精管的同时进行X线摄片的检查。用以诊断输精管梗阻部位和范围，并进一步判断精囊是否存在异常。通常用于检查不育原因、输精管吻合后的再育、输精管有无阻塞或先天性畸形等病变。

05.027　顺行输精管造影　antegrade vasography

经阴囊向输精管顺行注入对比剂，使输精管、精囊、射精管显影的技术。用于了解男性输精管是否通畅及精囊病变情况等。

05.028　睾丸测量模型　Prader orchiometer

使用国际上通用的普拉德睾丸测量器，通过与睾丸进行对比，确定睾丸体积大小与几号模型相当，从而反映睾丸发育情况并初步估计睾丸的生精功能。

05.029　经直肠超声检查　transrectal ultrasonography, TRUS

超声检查探头经肛门进入直肠，然后对直肠周围前列腺、精囊和膀胱进行检查的方法。也可用来引导前列腺穿刺活检。是诊断精道和精囊等先天性畸形、远端梗阻的非侵入性诊断方法。

05.030　睾酮替代治疗　testosterone replacement therapy, TRT

通过适当补充睾酮，恢复睾酮水平，从而消除雄激素缺乏体征，增加体力、肌肉体积和骨密度的一种治疗方法。一般适用于睾酮水

平持续下降的男性患者。

05.031　促性腺激素治疗　gonadotropin therapy
一种补充促性腺激素的治疗方法。可启动青春期发育，维持第二性征和性功能，启动和维持精子发生。

05.032　促性腺激素释放激素脉冲治疗
**　　　　pulsatile GnRH therapy**
一种符合男性生理调节机制的治疗方法。可启动青春期发育，维持第二性征和性功能，启动和维持精子发生。

05.033　性生活史　sexual history
涉及影响男女配偶性生活及生育的一些情况，包括性取向，既往和当前性关系，当前感情状态，勃起问题的发生和病程，以及既往的咨询和治疗情况。应详细描述性刺激后勃起的硬度和持续时间，晨勃及性欲、唤起、射精和性高潮等问题。

05.034　晨间勃起　morning erection
男性阴茎在清晨出现的无意识的自然勃起。不受情景和心理因素的影响。

05.035　国际勃起功能指数问卷表　interna-
**　　　　tional index of erectile function，IIEF**
涉及男性勃起功能、性高潮功能、性欲功能、性交满意度和总体满意度等五个方面的国际勃起功能问卷量表。用于评估有无勃起功能障碍及严重程度，常用于勃起功能障碍诊断初步筛选。

05.036　球海绵体肌反射　bulbocavernosus
**　　　　reflex，BCR**
通过测定阴茎感觉传入神经至脊髓，再从运动传出神经到球海绵体肌的传导速度，能够较客观地评估骶髓、马尾神经和周围神经功能的完整性。

05.037　球海绵体肌反射潜伏时间　bulbocaver-
**　　　　nosus reflex latency time**
阴茎感觉传入神经至脊髓，再从运动传出神经到球海绵体肌和坐骨海绵体肌传导速度的测定。用以评估骶髓、马尾神经和周围神经通路的完整性。

05.038　阴茎背神经传导速度试验　dorsal
**　　　　nerve conduction velocity test**
一种电生理检测方法，可反映阴茎背神经传入通路的完整性。包括阴茎根部、头部的球海绵体肌反射潜伏时间的测定。用两个电极之间的距离除以根部和头部潜伏时间之差，以评估阴茎背神经传入通路的完整性。

05.039　视听性刺激勃起功能检测　audio-
**　　　　visual sexual stimulation，AVSS**
一种清醒状态下结合视听刺激进行的无创性勃起功能检查方式。通过视听材料刺激诱发勃起，常在振动刺激、海绵体血管活性药物注射、口服药物等后应用，可增加阴茎的勃起反应。

05.040　夜间阴茎勃起试验　nocturnal penile
**　　　　tumescence testing，NPT**
一种能够连续记录夜间阴茎胀大程度、硬度、勃起次数及持续时间的方法。是鉴别心理性和器质性勃起功能障碍的方法之一。正常勃起判断标准为单次阴茎勃起硬度超过60%的时间≥10min。

05.041　阴茎双功能超声检查　penile duplex
**　　　　ultrasound，PDU**
用于诊断血管性勃起功能障碍的超声检查。常用参数有海绵体动脉直径、收缩期峰值流速（PSV）、舒张末期流速（EDV）和阻力指数（RI）。

05.042　[阴茎]海绵体内注射　intracavernosal
**　　　　injection，ICI**
向阴茎海绵体内注射血管活性药物，以鉴别

血管性、心理性和神经性勃起功能障碍的操作。正常勃起反应判定为注射药物后10min内出现三级以上勃起，持续时间超过30min，提示动脉充血和静脉闭塞功能正常。

05.043 [阴茎]海绵体造影 cavernosography

在阴茎海绵体注射血管活性药物诱发勃起后，注射对比剂摄取阴茎血管影像，可清楚显示阴茎静脉回流情况，了解静脉瘘具体位置的一种X线造影检查。用于诊断静脉性勃起功能障碍。

05.044 选择性阴部内动脉造影 selective internal pudendal arteriography，SIPA

用于辅助判断阴茎血管情况，明确动脉病变部位和程度的造影检查。常用于考虑行血管介入或重建手术的动脉性勃起功能障碍的患者。

05.045 振动刺激诱导射精 vibration induced ejaculation

通过振动反射作用诱导射精的方法。与自慰刺激的原理相同，50%的射精迟缓患者可通过振动刺激来诱导射精。主要用于射精障碍造成的男性不育。

05.046 电刺激取精术 electroejaculation

以直流电刺激的方式达到诱导射精的方法。主要针对不射精患者，如顽固性不射精（常规治疗无效者）、高位截瘫、腹膜后淋巴结清扫术后无法射精者、婚前癌症患者需保存精液者、糖尿病继发不射精者及脑死亡患者等。

05.047 5型磷酸二酯酶抑制剂 phosphodie-sterase type 5 inhibitor，PDE5i

抑制5型磷酸二酯酶（PDE5）减少环鸟苷酸（cGMP）降解并提高其浓度，促使海绵体平滑肌舒张，增加阴茎动脉血流，使阴茎海绵窦充血、膨胀，诱导阴茎勃起的物质。

05.048 真空勃起装置 vacuum erection device，VED

利用真空负压吸引装置使血流进入阴茎海绵体，从而诱导阴茎勃起的一种物理治疗方法。可用于阴茎康复治疗。

05.049 阴茎假体植入 penile prosthesis implantation，PPI

将勃起装置植入阴茎海绵体内以治疗各种器质性勃起功能障碍的手术。目前假体可分为半硬性假体和可膨胀性假体两种。

05.050 男性不育诊断 diagnosis of male infertility

医生对所获得的各种临床资料经过分析、整理、评价，排除女方因素，做出"男性不育"这一疾病的符合临床思维逻辑的判断。

05.051 精液检查 semen analysis

评估男性生育力的重要检查。主要了解精子浓度、活力与形态或受精功能的实验室评估体系，包括精浆生化参数等，强调在质量保证体系下严格实施检查。

05.052 计算机辅助精液分析 computer-assisted sperm analysis，CASA

利用计算机视屏技术，通过一台与显微镜相连接的录像机，确定和跟踪个体精子细胞的活动和计算精子活动的一系列运动学参数的方法。既可定量分析精子总数、活动力和活动率，又可分析精子运动速度和运动轨迹特征。

05.053 精浆生化分析 biochemical composi-tion of seminal plasma

收集到的精液标本经液化离心，其上清液即为精浆，由睾丸、附睾、精囊腺、前列腺等腺体的分泌物混合而成，通过生化成分分析了解这些腺体功能及生理病理状态的方法。

05.054 精液常规分析 routine semen analysis
精液的一般性状检查和显微镜检查。是诊断男性不育症和判断睾丸生精能力及从男性生殖道输出情况的重要指标。主要内容包括精液量、液化时间、pH值、黏稠度、精子计数、精子浓度、精子活动率、精子形态及有无白细胞等。

05.055 精子畸形率 abnormal sperm rate
精液中形态和结构不正常的精子占精子总数的百分率。

05.056 精子活动率 sperm motility rate
又称"精子活力"。评估活动精子占精子总数的百分率。

05.057 精子形态学分析 sperm morphology analysis
通过各种染色对精子形态进行观察和分析，从而了解精子的功能或造成精子各种损伤的可能机制和因素的方法。

05.058 抗精子抗体 anti-sperm antibody, ASA
由精子抗原诱发的特异性抗体。可凝集精子，抑制精子运动和相关功能，从而降低生育力。阳性常见于梗阻性无精子症、输精管道损伤和炎症、睾丸损伤等。

05.059 精子顶体酶活性分析 sperm acrosin activity assay
通过测定精子顶体内存在的精氨酸酰胺酶分解产物，对与精子顶体膜相连的胰蛋白酶样丝氨酸蛋白酶原进行的一种检测。精子顶体酶活性与精子活动率、精子浓度及顶体完整率等呈正相关。精子顶体酶活性减低会导致生育力下降，因此可作为精子受精能力和诊断男性不育症的参考指标。

05.060 精子 DNA 碎片率 sperm DNA fragmen tation index，DFI
精子DNA碎片在所观察精子中占的比例。反映精子DNA损伤情况，可影响男性生育力和辅助生殖结局。

05.02 不孕不育治疗技术

05.061 生殖外科手术 reproductive surgery
为治疗不孕症和不育而采取的生殖系统的手术。

05.062 手术入路 surgical approach
进行手术时采取的能够到达机体病灶区的途径。

05.063 经阴道手术 transvaginal surgery
经阴道入路的手术。

05.064 经腹手术 laparotomy
经腹壁切开入路的手术。

05.065 腹腔镜手术 operative laparoscopy
在体外操纵进入盆、腹腔的手术器械，直视屏幕对疾病进行手术治疗的技术。

05.066 宫腔镜手术 hysteroscopy
经宫颈口置入内镜对子宫腔和子宫内膜疾病进行诊断和治疗的手术。

05.067 阴道横隔切除术 resection of transverse vaginal septum
切除阴道横隔、修复创面并暴露子宫颈的手术。适用于阴道横隔致经血潴留，导致腹痛等临床症状或影响性生活及生育者。

05.068 阴道纵隔切除术 resection of longitudinal vaginal septum

切除或切开阴道纵隔的手术。适用于阴道纵隔影响性生活或生育者。

05.069　阴道斜隔切除术　resection of oblique vaginal septum

切除阴道斜隔并修复创面的手术。适用于阴道斜隔致经血潴留，影响性生活或生育者。

05.070　阴道成形术　vaginoplasty

修复阴道结构缺陷、构造或者再造阴道的手术。适用于先天性无阴道、因医学原因需要再造阴道者。手术方式包括羊膜代阴道、乙状结肠代阴道、腹膜代阴道、外阴皮瓣阴道成形术等。

05.071　宫颈息肉摘除术　cervical polypectomy

利用剪刀或能量器械去除子宫颈外口或子宫颈管内息肉组织的手术。

05.072　宫颈阴道重建术　cervicovaginal reconstruction

用医学方法重建宫颈阴道的手术。适用于先天性无阴道和宫颈阴道发育缺陷、子宫颈外口闭锁、子宫积血的患者。

05.073　宫颈环扎术　cervical cerclage

以缝扎等方式来建立并改善不正常的子宫颈内口形态和功能的手术。适用于子宫颈功能不全患者。

05.074　宫腔粘连松解术　intrauterine adhesiolysis

利用剪刀或者能量器械分离子宫腔粘连，尽可能恢复正常子宫腔形态的手术。

05.075　剖宫产瘢痕憩室修补术　repair of cesarean scar defect

对剖宫产切口瘢痕部位进行修补或整形的手术。

05.076　宫腔镜下子宫纵隔切除术　transcervical resection of septum，TCRS

利用剪刀或能量器械切开或切除完全或不全子宫纵隔组织，从而恢复子宫腔正常形态的手术。

05.077　宫腔镜下子宫内膜息肉切除术　hysteroscopic resection of endometrial polyp

利用剪刀或能量器械，沿息肉蒂部剪下或切除子宫内膜息肉的手术。

05.078　子宫内膜活检术　endometrial biopsy

利用手术器械对子宫内膜组织进行取样并进行病理学检查的操作。

05.079　子宫肌瘤切除术　myomectomy

去除子宫肌瘤结节的手术。

05.080　子宫肌瘤消融术　ablation of hysteromyoma

利用能量聚焦原理，将能量通过人体组织聚焦在子宫肌瘤特定靶区，当能量聚集到足够强度时，肌瘤等焦点区域达到瞬间高温，从而被破坏，组织病理学上表现为凝固性坏死的方法。

05.081　残角子宫切除术　resection of rudimentary uterine horn

切除残角子宫及患侧输卵管的手术。适用于Ⅰ、Ⅱ型残角子宫。

05.082　单角子宫矫治术　correction of unicornuate uterus

将单角子宫及残角子宫互相连通，切除宫腔之间的隔，再将子宫缝合整形，以增大子宫腔容积的手术。适用于发育侧子宫腔较小者。

05.083　宫腔镜输卵管插管术　hysteroscopic tubal intubation

宫腔镜直视下将输卵管导管置入间质部，或在腹腔镜监视下将导管缓慢通过输卵管梗阻部位，以达到复通输卵管目的的手术。

05.084 输卵管近端栓塞术 proximal fallopian tubal embolization

对输卵管间质部和峡部进行机械性栓塞的手术。

05.085 输卵管绝育术 tubal sterilization

采用电灼、硅胶套环或钛夹，在输卵管峡部进行阻断的手术。用于女性绝育或输卵管积水患者胚胎移植前的预处理。

05.086 输卵管切除术 salpingectomy

切断与子宫角相连的输卵管峡部近端，沿输卵管系膜切除患侧输卵管的手术。

05.087 子宫输卵管吻合术 uterosalpingostomy

楔形切除部分子宫角和阻塞段输卵管，暴露角部宫腔，将输卵管峡部或壶腹部经切口置入，并将管壁分别缝吊于切口两侧子宫壁，以使输卵管管腔与子宫腔相通的手术。常用于输卵管间质部堵塞或黏堵绝育术后复通手术。

05.088 输卵管伞端成形术 fimbriated extremity of fallopian-plasty

重建远端闭合的输卵管，使其恢复正常输卵管结构的手术。适用于治疗输卵管伞部阻塞而伞外形正常、输卵管伞部黏膜皱襞依然可以辨别的不孕症。

05.089 卵巢囊肿切除术 enucleation of ovarian cyst

对卵巢囊肿进行剥离去除的手术。

05.090 卵巢囊肿囊壁消融术 electrocautery of ovarian cyst

用电或激光等能量器械使卵巢囊肿壁组织细胞变性、凝固、坏死的技术。

05.091 卵巢囊肿抽吸术 aspiration of ovarian cyst

对卵巢囊肿内液体进行抽吸的操作。

05.092 卵巢打孔术 ovarian drilling

应用能量器械在卵巢皮质上打孔，以恢复卵巢自然排卵和改善内分泌的手术。适用于多囊卵巢综合征患者。

05.093 盆腔粘连松解术 pelvic adhesiolysis

使用冷刀或能量器械对盆腔组织器官之间的粘连进行分离的手术。

05.094 腹膜子宫内膜异位病灶去除术 resection of peritoneal endometriosis

用医疗器械去除子宫内膜异位症的手术操作。

05.095 深部浸润型子宫内膜异位症腹腔镜切除术 laparoscopic resection of deep-infiltrating endometriosis

用医疗器械切除深部浸润型子宫内膜异位症病灶的手术。常需要游离肠管和输尿管等，发生并发症的风险较高。

06. 辅助生殖技术

06.001 辅助生殖技术 assisted reproductive technology，ART

又称"辅助生育技术"。运用医学技术和方法对精子、卵子、受精卵或胚胎进行人工操作，使不育不孕夫妇达到受孕目的的技术。包括人工授精和体外受精–胚胎移植技术及其各种衍生技术。

06.002　诱导排卵　ovulation induction
采用药物或其他医疗手段诱发卵巢排卵的技术。应用于女方排卵障碍，一般以诱发单卵泡或少数卵泡发育为目的。

06.003　卵泡发育监测　follicle development monitoring
通过超声、内分泌检测等方法连续观察体内卵泡发育过程及排卵等情况的方法。

06.004　控制性超促排卵　controlled ovarian hyperstimulation，COH
又称"超[促]排卵（superovulation）"。通过药物调节女性的生殖内分泌状态，结合促性腺激素药物的使用以刺激多个卵泡同时发育的技术。

06.005　卵巢过度刺激综合征　ovarian hyper-stimulation syndrome，OHSS
在外源性促性腺激素作用下发生的一种促排卵并发症。多个卵泡生长后在外源性或内源性人绒毛膜促性腺激素的作用下发生的包括黄体期卵巢增大、腹水、少尿、血液浓缩等综合征的全身性病理生理反应。

06.006　缓刺激　coasting
在控制性卵巢刺激中，当患者雌激素水平过高或有多个卵泡发育时，为了预防或减少卵巢过度刺激综合征的发生，停用促性腺激素药物的临床策略。

06.007　垂体降调节　pituitary down-regulation
使用促性腺激素释放激素类似物（如激动剂或拮抗剂），使腺垂体中促性腺激素（卵泡刺激素、黄体生成素）生成和（或）生理性释放受到抑制的现象。

06.008　促性腺激素释放激素激动剂　gonado-trophin releasing hormone agonist
可与垂体促性腺激素释放激素（GnRH）受体结合，促进卵泡刺激素及黄体生成素释放的物质。是促性腺激素释放激素的十肽类似物。持续应用可抑制垂体促性腺激素的合成和释放。

06.009　触发效应　flare-up effect
促性腺激素释放激素激动剂首次或最初几天给药时，具有短暂刺激垂体细胞迅速释放卵泡刺激素和黄体生成素的作用，从而使卵巢甾体激素也出现迅速升高的促性腺激素高峰的现象。

06.010　促性腺激素释放激素拮抗剂　gonad-otrophin releasing hormone antagonist
能竞争性与垂体促性腺激素释放激素受体结合并起到抑制作用，以阻断排卵前促性腺激素高峰（主要是排卵前黄体生成素峰）的出现，避免成熟卵泡自发排卵的一种人工合成的肽类激素。

06.011　人类绝经期促性腺激素　human menopausal gonadotropin
从绝经期妇女尿中分离提取的促性腺激素。是含有相同剂量卵泡刺激素和黄体生成素的混合物。用于促性腺激素缺乏引起的无排卵或其他临床促排卵和控制性超促排卵等治疗，也可用于男性的低促性腺激素性生精障碍等。

06.012　扳机　trigger
在卵泡发育成熟后通过药物人工控制诱导卵母细胞成熟（即达到第二次减数分裂中期）的干预措施。

06.013　卵巢低反应　poor ovarian response，POR
经过规范的控制性超促排卵治疗，一个治疗周期内获得的卵泡和卵母细胞数量较少的现象。目前针对诊断卵巢低反应的国际共识主要是博洛尼亚标准。

06.014　卵巢高反应　high ovarian response
使用常规促性腺激素剂量后出现发育卵泡数过多的现象。伴有雌激素水平急剧升高，但目前尚缺乏统一的判断标准。

06.015　黄体期支持　luteal phase support
在黄体期进行孕激素补充的疗法。通常用于纠正控制性超促排卵和取卵术后黄体期的雌孕激素比例失衡或孕激素相对不足。可使用天然孕激素或孕期使用安全的黄体酮类药物。

06.016　人工授精　artificial insemination
用人工方式将精液或体外分离后的精子悬液注入女性生殖道使其妊娠的一种方法。

06.017　夫精人工授精　artificial insemination by husband
用人工方式将丈夫排出的精液或体外分离后的精子悬液注入妻子的生殖道，以达到提高受孕概率目的的一种人工授精方法。

06.018　供精人工授精　artificial insemination by donor
用人工方式将捐精者的精液或体外分离后的精子悬液注入女方的生殖道，以达到受孕目的的一种人工授精方法。

06.019　宫腔内人工授精　intrauterine insemination
用人工方式将体外分离后的精子悬液直接注入女性子宫腔内，以达到受孕目的的技术。

06.020　宫颈管人工授精　intracervical insemination
用人工方式将排出体外的精液或体外分离后的精子悬液注入女性子宫颈外口或子宫颈管靠外口处，以达到受孕目的的技术。

06.021　阴道内人工授精　intravaginal insemination
用人工方式将精液或体外分离后的精子悬液注入女性阴道内，以达到受孕目的的技术。

06.022　配子输卵管内移植　gamete intrafallopian transfer，GIFT
针对至少一侧输卵管完好的不孕症夫妇，用人工方式将体外分离后的精子悬液和卵巢穿刺术获取的卵母细胞在体外混合后注入输卵管壶腹部的技术。目的是治疗不孕症。

06.023　合子输卵管内移植　zygote intrafallopian transfer，ZIFT
用人工方式把体外受精的受精卵（处于合子阶段）输送到输卵管内使其继续发育的技术。

06.024　体外受精–胚胎移植　*in vitro* fertilization-embryo transfer，IVF-ET
将不孕不育患者夫妇的卵母细胞与精子取出体外，在体外培养系统中完成受精并发育成早期胚胎后，再将胚胎移植入子宫腔内以实现妊娠的技术。是辅助生殖的核心技术。

06.025　精液处理　semen processing
使精子在体外和精浆分离以获能并富集优质精子的实验室操作过程。

06.026　精子上游法　sperm swim-up method
一种精液处理的方法。将液化的精液或分离的精子悬液置于培养液下方，使优质的精子利用自身活动力游进培养液中，以实现分离和富集精子的方法。

06.027　密度梯度离心法　density gradient centrifugation method
一种精液处理的方法。用特定的大分子介质在离心管内制作成连续或不连续的密度梯度，将精液置于介质顶部，通过离心力的作用进行精子分离的方法。

06.028　取卵术　oocyte retrieval
以获取卵母细胞为目的的卵泡抽吸术。

06.029　授精　insemination
通过人工操作将精液或分离后的精子转移到女性生殖道内或体外含有卵母细胞的培养液中，以实现受精为目的的操作过程。

06.030　体外受精　*in vitro* fertilization
将获取的精子与卵母细胞在体外人工控制的培养环境中结合形成受精卵的过程。

06.031　短时授精　short-term insemination
将精子和卵母细胞共同孵育较短时间（一般为4~6h）的一种体外受精方式。主要目的是减少与精子共孵育的不良影响，或尽早发现受精失败的卵母细胞，以进行补救性卵胞质内单精子注射。

06.032　卵胞质内单精子注射　intracyto-plasmic sperm injection，ICSI
曾称"卵胞浆内单精子注射"。使用倒置显微镜和显微操作系统将单个精子注入一个成熟卵母细胞内使之受精的技术。以辅助精卵结合实现受精。

06.033　精子制动　sperm immobilization
在卵胞质内单精子注射的过程中，通过人工操作破坏精子尾部中下段的细胞膜，使精子

失去运动能力并便于释放卵母细胞激活物质的方法。

06.034　卵母细胞评估　oocyte evaluation
对卵母细胞的整体形态学（主要是细胞核成熟情况及细胞质、透明带形态等）进行的评价。

06.035　卵母细胞成熟阻滞　oocyte mature arrest
卵母细胞在自然周期黄体生成素峰或诱排周期扳机后不能成熟，停滞在生发泡期和（或）第一次减数分裂中期的现象。

06.036　卵母细胞形态异常　oocyte morph-ology abnormality
卵母细胞的透明带、极体、卵周间隙、细胞质等形态出现异常的现象。

06.037　卵母细胞辅助激活　assisted oocyte activation，AOA
使用物理或化学方法人工模拟受精时精子在卵母细胞胞质内形成钙振荡激活的过程。

06.038　胚胎培养　embryo culture
把受精卵转移到胚胎培养基中进行体外培养，使之发育成早期胚胎的过程。

06.039　序贯培养　sequential culture
根据植入前胚胎在不同生长发育阶段对营养物质需求不同，分阶段采用含不同营养成分的培养液进行培养的方式。

06.040　一步法培养　single step culture
使用同一种成分的培养液进行整个植入前期胚胎体外培养的方式。

06.041　成组培养　group culture
在培养液内将数个胚胎一起培养的方式。

06.042　单胚胎培养　single embryo culture
在培养液内将单个胚胎分别培养的方式。

06.043　低氧培养　hypoxic culture
将早期胚胎放置于低氧环境（一般为5%）中培养的方式。

06.044　常氧培养　normoxic culture
将早期胚胎放置于大气氧环境（一般为20%）中培养的方式。

06.045　胚胎评估　embryo evaluation
依据形态学及其他指标对胚胎质量进行的评估。

06.046　原核评估　pronuclear evaluation
授精后16～18h，在原核期对原核形态进行的评估。主要观察指标包括原核数目、大小、位置，以及核仁前体数目、分布等。

06.047　单原核　mono-pronucleus
授精后16～18h受精卵中只可见到1个原核的现象。

06.048　多原核　multi-pronuclei
授精后16～18h受精卵中可见到3个或3个以上原核的现象。

06.049　受精失败　fertilization failure
授精后16～18h未观察到原核形成，且继续培养后也未见到卵裂的现象。

06.050　卵裂期胚胎形态学评估　morphology evaluation of cleavage-stage embryo
依据卵裂球数目、对称性及胚胎中形成的细胞质碎片占比、多核、空泡等形态对胚胎进行的评价。

06.051　胚胎碎片　embryo fragmentation
由一个或多个卵裂球脱落的含有细胞质的膜囊泡结构。偶尔也含有完整的染色体或染色质成分。

06.052　多核卵裂球　multinuclear blastomere
含有多个细胞核的卵裂球。

06.053　囊胚期形态学评估　morphology evaluation of blastocyst
依据囊胚腔形成和扩张程度、内细胞团和滋养外胚层形态等级等对囊胚进行的评估。

06.054　延时成像技术　time-lapse imaging
在体外受精–胚胎移植治疗过程中，利用实时显微拍摄设备，以一定的时间间隔对受精过程和早期胚胎发育进行照相记录的技术。

06.055　胚胎形态动力学　embryonic morpho-kinetic
使用延时成像技术进行胚胎质量评估时所采集到的胚胎发育不同阶段的时间参数。

06.056　胚胎移植　embryo transfer
将体外受精后形成的早期胚胎通过子宫颈或输卵管置放到母体子宫腔的技术。

06.057　单胚胎移植　single embryo transfer
在体外受精–胚胎移植治疗中，每周期只移植一枚胚胎的技术。目的是降低多胎率。

06.058　选择性单胚胎移植　elective single embryo transfer，eSET
从多个达到移植标准的胚胎中选择一个胚胎进行移植的技术。

06.059　辅助孵化　assisted hatching
通过化学、机械或激光等方法将胚胎透明带削薄或形成开孔的技术。目的是减少胚胎孵出时受透明带阻挡的影响。

06.060　胚胎冷冻保存　embryo cryopreservation
一般指在低于-196℃温度下保存胚胎的技术。包括程序化冷冻和玻璃化冷冻等技术。

06.061　冷冻保护剂　cryoprotectant
在进行胚胎冷冻保存时，为保存胚胎的生物学活性而使用的保护细胞抵抗冷冻损伤的化合物。

06.062　程序化冷冻保存　programmed cryopreservation
利用计算机程序控制降温速率的对细胞生物学活性进行冷冻保存的技术。

06.063　植冰　seeding
在程序化冷冻保存过程中，当冷冻溶液温度下降至冰点时，人工诱发冷冻液内冰晶核形成的操作。

06.064　玻璃化冷冻保存　vitrification cryopreservation
将细胞内液态直接转化为玻璃状固态的一种超快速冷冻保存方法。避免冰晶形成而对细胞和细胞器质膜产生损伤。

06.065　胚胎解冻　embryo thawing
又称"胚胎复苏"。将冷冻保存的胚胎去除冷冻保护剂，恢复胚胎生物活性的实验室操作过程。

06.066　冻胚移植　frozen embryo transfer
将解冻后的胚胎转移到母体子宫腔的过程。

06.067　子宫内膜准备　endometrial preparation
进行冻胚移植时序贯使用雌孕激素药物，对子宫内膜进行药物人工周期准备，使其具有接受胚胎植入能力的过程。

06.068　体外成熟培养　*in vitro* maturation，IVM
将采集的未成熟卵母细胞（生发泡期卵母细胞）置于相应的培养系统中，使其继续发育为成熟卵母细胞的技术。

06.069　植入前遗传学检测　preimplantation genetic testing，PGT
在进行胚胎移植前，对胚胎或卵母细胞的极体进行活检，通过分析其遗传物质，推测判断胚胎或卵母细胞的染色体或基因状态，选择正常的胚胎进行移植的技术。

06.070　植入前遗传学诊断　preimplantation genetic diagnosis，PGD
在进行胚胎移植前，从卵母细胞或受精卵中取出极体或从植入前阶段的胚胎中取1～2个卵裂球或多个滋养层细胞进行特定的遗传学性状检测，然后据此选择合适的胚胎进行移植的技术。

06.071　植入前遗传学筛查　preimplantation genetic screening，PGS
在胚胎移植前，对胚胎染色体非整倍性进行检测的技术。通过移植正常的胚胎而提高妊娠率。

06.072　植入前非整倍体检测　preimplantation genetic testing for aneuploidy，PGT-A
对植入前胚胎的染色体非整倍性进行检测的技术。

06.073　植入前单基因遗传病检测　preimplantation genetic testing for monogenic disease，PGT-M
检测植入前胚胎是否存在特定的已知基因变异的技术。

06.074　植入前染色体结构重排检测　preim-plantation genetic testing-structural rearrangement，PGT-SR

针对夫妻双方或任一方存在染色体结构重排如相互易位、罗氏易位、倒位等情况时，进行的胚胎植入前遗传学检测。

06.075　全染色体分析　comprehensive chromosome screening，CCS

采用比较基因组杂交、单核苷酸多态性芯片或新一代测序等技术，对全部染色体进行整倍性检测的技术。

06.076　等位基因脱扣　allele dropout，ADO

由不均衡的基因扩增导致两个等位基因中的一个未能被成功扩增的现象。

06.077　单倍体基因型　haplotype

简称"单体型"。一条同源染色体上的等位基因或遗传标记所构成的组合。

06.078　全基因组扩增　whole genome ampli-fication

对全部基因组序列进行非选择性扩增的技术。在相对没有序列倾向性的前提下大幅增加脱氧核糖核酸的拷贝数用于下游检测。

06.079　胚胎活检　embryo biopsy

通过实验室操作，取出卵裂期胚胎（一般在8细胞期）的1或2个卵裂球或囊胚的少量滋养细胞及成熟卵母细胞的第一、第二极体，以获取遗传物质进行植入前遗传学检测的方法。

06.080　极体活检　polar body biopsy

取出卵母细胞第一、第二极体的实验室操作。目的是对其进行遗传学检测。

06.081　卵裂球活检　blastomere biopsy

从卵裂期胚胎中取出1或2个卵裂球的实验室操作。目的是对其进行遗传学检测以了解胚胎的遗传性状。

06.082　囊胚活检　blastocyst biopsy

从囊胚期胚胎取出少量滋养层细胞的实验室操作。目的是对其进行遗传学检测以了解胚胎的遗传性状。

06.083　多胎妊娠　multiple gestation

一次妊娠有2个或2个以上胚胎或胎儿同时存在的现象。

06.084　减胎术　fetal reduction

对多胎妊娠中的胎儿进行选择性减灭的手术操作。目的是减少多胎妊娠带来的母婴并发症。

06.085　异位妊娠　ectopic pregnancy

又称"宫外孕（extrauterine pregnancy）"。受精卵在子宫体腔以外部位植入后妊娠的现象。是妇产科常见的急腹症之一，若不及时诊断和积极抢救，可危及生命。包括子宫颈妊娠、卵巢妊娠、输卵管妊娠、腹腔妊娠、阔韧带妊娠等。

06.086　复合妊娠　heterotopic pregnancy

同时发生在2个或2个以上部位妊娠的现象，包括宫内外复合妊娠、双侧输卵管同时妊娠、输卵管合并卵巢妊娠等，其中以宫内外复合妊娠最常见。

06.087　宫内外复合妊娠　intrauterine and extrauterine compound pregnancy

宫内外妊娠同时存在，即2个或多个胚胎在母体内发育，并且其中至少一个是在子宫内妊娠，其余为异位妊娠的现象。是一种特殊类型的异位妊娠。

06.088　妊娠结局　pregnancy outcome
妊娠相关的结果。常指在辅助生殖技术治疗后的临床结局，包括活产、多胎、临床妊娠、流产、生化妊娠及反复植入失败等。

06.089　临床妊娠　clinical pregnancy
胚胎移植后14天及16天检测尿人绒毛膜促性腺激素（hCG）及血β-hCG呈阳性，如持续阳性，月经不来潮，于末次月经后56天做阴道B超检查可见子宫内有胎囊，囊内有胚芽及原始心脏搏动，此时为临床妊娠成功。

06.090　生化妊娠　biochemical pregnancy
血中或尿中一过性地检测到人绒毛膜促性腺激素升高，但随后自然下降且超声检查未能探及孕囊的现象。

06.091　反复着床失败　repeated implantation failure
既往移植胚胎2或3次，且每周期移植优质胚胎1或2枚仍不能获得临床妊娠的现象。目前国内外尚缺乏统一的诊断标准。

06.092　生育力保存　fertility preservation
为了保存生育力，推迟或延长生育期，将配子（精子和卵母细胞）、体外受精后的早期胚胎、卵巢或睾丸组织进行体外冷冻保存的技术。

06.093　女性生育力保存　female fertility preservation
通过卵母细胞冷冻、卵巢冷冻及胚胎冷冻（已婚女性）等保留女性生育力的技术。适用于个人原因需较长期推迟生育或者因疾病治疗暂时不能生育的女性。

06.094　卵母细胞冷冻保存　oocyte cryopreservation
一般指在低于−196℃温度下保存卵母细胞的技术。包括程序化冷冻或玻璃化冷冻。分为成熟和未成熟卵母细胞冷冻保存技术。

06.095　男性生育力保存　male fertility preservation
通过冻存精子（包括精原干细胞）或睾丸组织以期预防未来生育风险，并借助人类辅助生殖技术最终达到生育目的的技术和方法。

06.096　精液冷冻保存　semen cryopreservation
利用超低温冷冻保存技术保存精子生物学活性的方法。

06.097　人微量精子冷冻保存　cryopreservation of small number of human spermatozoa
在尽量小的体积中保存有限数量活动精子的冷冻保存技术。适用于精子浓度低于百万级的严重少弱精子症或成功手术获取精子的非梗阻性无精子症患者。

06.098　人单精子冷冻保存　cryopreservation of single human spermatozoa
通过显微操作仪器把活精子逐个抓取到特殊冷冻载体上的冷冻保存技术。适用于精子数量仅有几个到几十个的严重少弱精子症或者成功手术获取精子的非梗阻性无精子症患者。

06.099　配子捐赠　gamete donation
由健康志愿者捐献精子或卵母细胞的行为。用于对不孕不育夫妇进行治疗，以达到受孕目的。

06.100　精子捐赠　sperm donation
健康志愿者把精子捐献至精子库的行为，用

于严重男性不育或严重男性遗传性疾病夫妇的助孕治疗。

06.101　人类精子库　human sperm bank
对人类精液或精子进行体外冷冻保存的机构或储存系统。储存的精子将用于自己或捐献给他人以实现生育目的。

06.102　供精者筛查　sperm donor screening
对供精者进行健康检查及精液检查，评估其是否符合捐献精子标准的过程。

06.103　卵母细胞捐赠　oocyte donation
志愿者把卵母细胞捐献给医疗机构，以帮助不孕不育夫妇实现生育目的的行为。

06.104　胚胎捐赠　embryo donation
在经过体外受精–胚胎移植术治疗的不孕夫妇完成生育目的后，自愿将剩余的冻存胚胎捐献给其他有生育要求且不能得到自己的胚胎的夫妇，以实现生育目的的行为。

06.105　代孕　surrogacy
将夫妇体外受精形成的胚胎移植到另外一位（第三方）女性子宫内，实现受孕并分娩的技术。

07.　生　殖　调　控

07.001　避孕　contraception
避免受孕的预防措施。包括采取避孕药具和手术方法达到暂时或永久阻止受孕。

07.002　宫内节育器　intrauterine device，IUD
一种放置在子宫腔内的避孕装置。是国内外使用较普遍的一种可逆性长效节育方法，具有避孕效果好、使用简便、经济及全身不良反应小等优势。

07.003　惰性宫内节育器　inert intrauterine device
以理化性能较为稳定的材料（如不锈钢、塑料、硅橡胶等）制成的宫内节育器。

07.004　活性宫内节育器　active intrauterine device
利用节育器为载体，带有铜或锌等金属、孕激素、止血药物及磁性材料，置入子宫腔后，能缓慢释放活性物质，从而增加避孕效果、降低副作用的新一代宫内节育器。

07.005　含铜宫内节育器　copper-containing intrauterine device
利用铜对精子或受精卵的杀伤作用，在宫内节育器支架上加铜丝或铜套，明显增加避孕效果的一种宫内节育器。

07.006　释放孕激素的宫内节育器　progesterone-releasing intrauterine device
利用高分子材料制成的缓释系统，能将所载的孕激素缓慢恒定地释放到子宫内的一种宫内节育器。其能提高避孕效果，并可明显减少出血。

07.007　激素避孕　hormone contraception
在夫妇正常性生活中，利用性激素类药物使妇女暂时不能受孕的一种方法。

07.008　口服避孕药　oral contraceptive
由雌激素和孕激素配伍，或单纯由孕激素配制的口服避孕制剂。服用期间能使妇女处于暂时不孕状态，停止服用后又能恢复生育功能。

07.009　复方短效口服避孕药　compound short-acting oral contraceptive
由合成雌激素和合成孕激素配伍制成的片剂。每月按照说明服用21片或28片可避孕1个月。

07.010　复方长效口服避孕药　compound long- acting oral contraceptive
合成孕激素和长效雌激素（炔雌醇）配伍制成的片剂。每月按照说明服用1片可避孕1个月。

07.011　长效避孕针　contraceptive injection
由雌激素和孕激素配伍或单纯由孕激素配制成的女用避孕注射剂。注射一次可维持较长时间（通常为1～3个月）的避孕效果。

07.012　探亲避孕药　vacation pill, visiting pill
不受月经周期限制，在任何一日开始服用均能发挥避孕作用，有效率达98%的一种避孕药。分为孕激素制剂和非孕激素制剂。常用药物多为单方孕激素制剂。

07.013　缓释避孕药　sustained release con-tracentive
将避孕药与高分子化合物结合，置于人体某一部位，使避孕药能以一定速率释放，发挥避孕作用的一类避孕制剂。

07.014　皮下埋植避孕剂　subdermal implant
由含缓慢释放孕激素的硅橡胶棒构成，植入上臂内侧皮下的避孕药。避孕药将按一定速率释放，犹如每天服药。植入和取出埋植棒时需局部麻醉。

07.015　缓释阴道避孕环　contraceptive vagi-nal ring, CVR
一种置于阴道内的缓释避孕系统。将避孕甾体激素装在载体上，制成环状放入阴道，利用阴道黏膜上皮可直接吸收药物进入血液循环来达到避孕效果。

07.016　避孕贴片　contraceptive patch
通过贴剂的形式将药物经皮肤渗透进入机体，抑制排卵，并使女性宫颈黏液变得黏稠，不利于精子通过，产生避孕作用。

07.017　紧急避孕　emergency contraception
在无防护措施的性生活和觉察避孕失败后72h或120h内，女性为防止非意愿妊娠而采用的避孕方法。目前有激素类紧急避孕药和带铜宫内节育器两种方法。

07.018　外用药物避孕　contraception with external drug
性生活前将避孕药放入阴道内，利用药物的化学作用杀死精子，或以药物的物理性能阻止精子的活动，使精子不能进入子宫，以达到避孕目的的方法。常用的外用避孕药有膏、栓、片及药膜等剂型。

07.019　外用杀精剂　spermicide for external use
具有对精子灭活作用的一类化学避孕剂。主要成分为壬苯醇醚，性生活前将该制剂放入女性阴道内。

07.020　外用避孕药　chemical contraceptive
通过阴道给药以杀精或改变精子功能而起避孕作用的药物。常用的药物有醋酸苯汞避孕胶冻（避孕膏）、壬苯醇醚避孕膜和避孕栓等。

07.021　阴道避孕海绵　vaginal contraceptive sponge
由医用海绵（聚氨基甲酸酯）和杀精剂（壬苯醇醚）组成的外用避孕药具。

07.022　避孕膏　contraceptive jelly

含杀精药物醋酸苯汞制剂的一种外用避孕药。性生活前将其注入阴道深处以达到避孕目的。

07.023　屏障避孕　barrier contraception
一种应用物理的方法阻挡精子进入女性阴道或子宫颈，使精子和卵母细胞不能相遇结合，从而达到避孕目的的方法。

07.024　阴茎套　condom
由乳胶、聚氨酯或天然皮膜制成的在性生活时佩戴于生殖器的套状隔膜。具有阻断精子与卵子结合，从而达到避孕或防止性传播疾病的作用。

07.025　女用避孕套　female condom
用聚氨酯或乳胶制成的一种柔软、宽松袋状物。长15~17cm，开口处连接一直径为7cm的柔韧环，套内游离一直径为6.5cm的内环。内环封闭，使用时内环置于阴道内6~9cm处，外环覆盖外阴，阻隔精子通过阴道，从而达到避孕效果。

07.026　阴道隔膜　diaphragm
又称"子宫帽"。一种圆帽状乳胶制品。在性生活前放入阴道内，使阴道隔成上下两部分，将宫颈口挡住，阴道内精子不能进入宫腔，从而达到避孕目的。

07.027　体外射精　coitus interruptus
射精前把阴茎及时从阴道中抽出，将精液射到体外以达到避孕目的的方法。避孕效果不可靠，失败率较高。

07.028　自然避孕　natural family planning, NFP
又称"安全期避孕"。利用月经周期的特点，确定安全期以进行避孕的方法。排卵前后的4~5天为易受孕期，月经周期其余时间不易受孕，视为安全期，在安全期进行性生活可

达到避孕目的。

07.029　节育　birth control
全称"节制生育"。通过采用避孕方法或绝育手术达到节制生育目的的措施。

07.030　人工流产　artificial abortion
通过机械或药物等方式，人工终止早期或中期妊娠的手术方法。包括早期人工流产和中期妊娠引产。早期人工流产可分为手术流产（负压吸引术、钳夹术）和药物流产。可作为避孕失败的补救措施或治疗性终止妊娠的手段，不能作为常用的节育方法。

07.031　手术流产　surgical abortion
通过手术的方式终止早期或中期妊娠。

07.032　流产术　induced abortion surgery
终止早期或中期妊娠的手术。

07.033　负压吸引术　vacuum aspiration
利用负压，通过吸管将早期妊娠产物自宫腔吸出，以达到终止妊娠的手术方式。用于终止10周以内的妊娠。是我国自主发明的人工流产手术。

07.034　中期引产术　second trimester induced abortion
用人工的方法终止12~24周的妊娠。

07.035　子宫穿孔　uterine perforation
子宫腔操作或手术所造成的子宫壁全层损伤，致使子宫腔与腹腔或其他脏器相通的现象。

07.036　人工流产综合征　induced abortion syndrome
在人流手术或其他子宫腔手术（如刮宫、取环、取内膜等）中或手术结束时，受术

者发生恶心、呕吐、出冷汗及面色苍白甚至晕厥，同时伴有心动过缓、心律不齐、血压下降等现象。

07.037　人工流产漏吸　missed aspiration
确定为宫内妊娠，但负压吸引时未能吸到胚胎或绒毛组织，或只吸到部分蜕膜组织及少许绒毛组织，导致胚胎停止发育或继续发育，需再次手术终止妊娠的现象。通常由胎囊过小、子宫过度屈曲或子宫畸形造成。

07.038　人工流产不全　incomplete induced abortion
人工流产手术未将胎囊、胎体全部取出，导致绒毛、部分胎体残留于子宫腔。

07.039　羊水栓塞　amniotic fluid embolism
在分娩或终止妊娠过程中，羊水内容物如胎脂、角化上皮细胞、胎粪、毳毛等进入母体血液循环，形成栓子堵塞肺血管，导致产妇发生休克、出血、弥散性血管内凝血等一系列严重症状的综合征。

07.040　药物流产　medical induction
口服药物终止早期妊娠（一般为停经49天内）的一种人工流产方法。最常用的药物是米非司酮与前列腺素配伍。原理为米非司酮能和孕酮竞争性结合蜕膜的孕激素受体，从而阻断孕酮活性以终止妊娠。同时由于妊娠蜕膜坏死，释放内源性前列腺素，促进子宫收缩及子宫颈软化。前列腺素对妊娠子宫有明显的收缩作用。两者合用效果较好。

07.041　清宫术　evacuation of uterus
在人工流产手术、药物流产、中期妊娠引产后并发流产不全、妊娠组织物（如蜕膜、绒毛、部分胎盘、胎膜等）有残留时，将残留物清除干净的手术。

07.042　避孕咨询　contraception counseling
运用现代科学知识和人际交流技能，针对节育期有关避孕节育问题，在尊重隐私的基础上提供安全避孕方法的咨询过程。

08.　性与性功能障碍

08.001　性欲　sexual desire，libido
对性的渴望。性欲是人类的本能之一，是一种在一定生理心理基础上由于性刺激的激发，期望与另一个体发生性关系的愿望。

08.002　性取向　sexual orientation
特定性别的人的持久性浪漫情感，并被性吸引。通常性取向被归为四类：异性恋、同性恋、双性恋、无性恋。

08.003　异性恋　heterosexuality
对异性产生浪漫情感与性的吸引。

08.004　同性恋　homosexuality
对同性产生浪漫情感与性的吸引。

08.005　双性恋　bisexuality
对两性均能产生浪漫情感与性的吸引。

08.006　无性恋　asexuality
对两性均无浪漫情感或性的吸引。

08.007　性行为　sexual behavior
为满足性欲和获得性快感而出现的动作和活动。狭义性行为专指性交。广义性行为泛指拥抱、接吻、自慰等其他性刺激形成的行为，以及各种与性有联系的行为，如恋爱、结婚、阅读成人书刊、观看成人电影等。

08.008　性交　sexual intercourse, coitus
以阴茎和阴道交媾的方式进行的性活动。性伴侣之间通过生殖器官接触实现性结合的性活动。

08.009　阴道交　vaginal intercourse
将阴茎插入阴道与阴道接触的性交行为。通常伴男性阴茎勃起、与阴道摩擦的过程。是人类性交最主要的形式，主要目的是令自身获得性快感、繁殖下一代。

08.010　肛交　anal intercourse
将阴茎插入肛门的性交行为。通常伴男性阴茎勃起、与肛门直肠摩擦的过程。主要目的是令自身获得性快感。

08.011　口交　oral intercourse
性行为的一种。从事者的口腔（包括唇、舌、齿和喉）与其伴侣的生殖器接触，并以此对其进行刺激。舔肛是口交的另一种形式，其意是指用嘴（包括唇、舌或齿）来刺激肛门。

08.012　边缘性行为　borderline sex behavior
俗称"调情"。性伙伴间发生的非性交行为。方式多样，如相互抚摸（触摸）、亲吻、款款情话及其他亲昵的动作。是性行为的重要组成部分。

08.013　自慰　masturbation
自行刺激性器官、通过非性交的方式获得性快感甚至达到性高潮的行为。自慰时可能用手、日常物品或专门的性玩具等进行性刺激。

08.014　性反应　sexual response
人类面对性刺激时的生理反应。

08.015　性反应周期　sexual response cycle
性因性刺激而被唤起，进而兴奋并积蓄到一定强度发生性高潮，然后再恢复初始状态的性反应过程。性反应周期可分为四个阶段：性兴奋期、性持续期、性高潮期和性消退期。

08.016　性欲期　sexual desire phase
心理上受非条件性和（或）条件性性刺激后对性的渴望阶段。此期以性幻想和对性渴望为特征，只有心理变化，无明显生理变化。

08.017　性兴奋期　sexual arousal phase
性欲被唤起后机体开始出现的性紧张阶段。此期女性主要表现为阴道润滑和生殖器充血。全身反应有乳房肿胀和乳头勃起、心率加快、血压轻度升高、呼吸略加快及肌肉紧张等。心理上表现为性兴奋。男性能迅速达到性兴奋，表现为阴茎充血勃起。

08.018　性潮红　sex flush
性兴奋后，全身多处皮肤由于血管舒张，尤其是胸前和颈部，可出现粉红色潮红及皮疹。

08.019　性持续期　sexual plateau phase
又称"性平台期""性高涨期"。性兴奋不断累积、性紧张持续稳定在较高水平阶段。此期生殖器充血更明显，女性阴蒂勃起，阴道更湿润，全身肌肉更紧张并有部分肌强直，心率、呼吸继续加快，血压升高。心理上进入明显兴奋和激动状态。男性表现为阴茎充分勃起，睾丸充血肿大，阴囊和睾丸升高贴近躯体。

08.020　性高潮期　sexual orgasm phase
在性持续期基础上，迅速发生身心极度快感，是性反应周期中短暂且重要的阶段。性高潮只出现数秒，强烈的肌肉痉挛使逐渐积累的性紧张迅速释放。全身多处可出现性潮红。在一次性活动中，女性可不出现或出现多次性高潮。男性性高潮有系列盆腔器官规律性收缩，表现为泄精与射精两个阶段。

08.021　性消退期　sexual resolution phase
性高潮后性紧张逐步松弛并恢复到性唤起前状态的阶段。此期乳房肿胀先出现消退，随后生殖器充血、肿胀消退，全身肌张力恢复正常，心率、血压和呼吸均恢复平稳。女性在性消退期后具有连续性高潮能力。而男性存在不应期，男性性消退期较短，表现为阴茎迅速变软。

08.022　前戏　foreplay
人类性事过程中一连串情感亲密和身体亲密的动作组合，并借此挑起性兴奋与从事性活动的期望。能促进伴侣双方性生活，减轻紧张羞涩并增进伴侣间的情感亲密。

08.023　后戏　afterplay
性交后性伴侣间的互动，包括拥抱、交谈等。能增进伴侣之间的关系，增加双方对性生活的满意度。

08.024　性功能障碍　sexual dysfunction
性活动中的某一环节发生障碍，从而影响正常性功能的现象。男性可表现为性欲障碍、勃起功能障碍、早泄、不射精和逆行射精等。女性可表现为性欲障碍、性唤起障碍、性高潮障碍等。

08.025　性欲障碍　sexual desire disorder
由心理障碍和精神障碍产生的性欲异常现象，包括性厌恶、性欲低下、性欲亢进。

08.026　性厌恶　sexual aversion disorder
对性活动或性活动思想的一种持续性憎恶反应。想到会与伴侣发生性关系，就产生强烈的负面情绪，由于极度的恐惧或焦虑，个体会回避性活动。

08.027　无性欲　loss of sexual desire
又称"性欲缺失"。长期在适当刺激下仍不能引起性欲的状态。

08.028　性欲减退症　hypoactive sexual desire disorder
成年人持续存在性兴趣减弱和性活动减少甚至丧失。表现为性活动不易启动，对配偶或异性缺乏性的要求，性思考和性幻想缺乏等。

08.029　性欲亢进　hypersexuality
性欲特别强烈，超出正常状态，出现频繁的性兴奋，性行为要求异常迫切，性交频率增加，性交时间延长，而且不分时间、地点、场合和亲疏，多次要求性生活以满足其性欲而不能自我控制的状态。

08.030　性唤起障碍　sexual arousal disorder
对性刺激反应迟缓或无反应的现象。包括精神或情绪因素（主观方面），身体因素（客观方面）或两者兼有。常伴缺乏性快感和性满足。

08.031　性快感缺失　anorgasmia
又称"性快感障碍"。对性刺激完全无反应，或不能感受性高潮时的强烈欣快感的心理、生理疾病。

08.032　性高潮障碍　sexual orgasmic disorder, orgasmic dysfunction
有足够强度性刺激，已唤起性欲望，并出现正常性兴奋期反应（如生殖器肿胀和阴道充分润滑），但仍然延迟及不能引起性高潮的一种性功能障碍。

08.033　阴道痉挛　vaginismus
在没有生殖器异常的女性中，阴道外口周

围肌肉不自主痉挛收缩，阻碍性交及其他需要插入阴道的活动（包括妇科检查）的一种病症。严重时使阴道插入活动不可能。

08.034　性交痛　dyspareunia
在性交时产生的疼痛。疼痛可能在浅表部位（阴道口或外阴），也可能在盆腔深部。疼痛的性质可能是烧灼痛、刺痛或痉挛性疼痛。盆腔肌肉紧张、个人情绪及创伤性性经历等会加剧疼痛感。男性不常见。

08.035　勃起功能障碍　erectile dysfunction
阴茎不能持续达到和维持足够的勃起并获得满意的性生活，且发病时间持续6个月以上的现象。

08.036　阴茎异常勃起　priapism
无性刺激及性高潮的情况下，阴茎持续完全勃起或部分勃起4h以上的现象。与性刺激无关。

08.037　射精障碍　ejaculatory disorder
男性在性高潮过程中精液不能正常排出的一种病理状态。

08.038　早泄　prematuration, prospermia,
premature ejaculation
射精发生在阴茎插入阴道前或插入阴道后1min以内，不能完成正常性生活的一种男性性功能障碍。伴有明显的负面情绪，如痛苦、烦恼、挫折等。可分为原发性早泄和继发性早泄两种类型。

08.039　射精延迟　retarded ejaculation
又称"射精迟缓"。在足够保持正常的性欲和勃起功能的性刺激下，持续和反复出现性高潮困难或延迟、缺失的状态。

08.040　不射精[症]　anejaculation
由心理性或器质性病因导致的性交时间延长、伴或不伴性高潮、不能射精的疾病。导致男性不育。

08.041　逆行射精　retrograde ejaculation
又称"逆向射精"。阴茎能正常勃起，性交时有性高潮和射精动作，但无精液从尿道口排出，而是排入膀胱腔内的一种病症。在性交后尿液检验中发现精子和果糖。

08.042　射精痛　ejaculation pain
由疾病或药物导致的射精时或射精后，阴茎、尿道、会阴及下腹部疼痛或不适的表现。

09.　生殖医学前沿技术

09.001　核移植技术　nuclear transfer tech-
nology
体细胞或胚胎细胞作为细胞核供体，通过体外操作注入去核的受体卵母细胞内形成重组胚胎，经过重编程，使重组胚胎重新发育为新个体的技术。

09.002　极体移植　polar body transfer
成熟卵母细胞中的极体作为细胞核供体，通过体外操作注入去核的受体卵母细胞内的
操作技术。

09.003　原核移植　pronuclear transfer
受精卵的双原核作为核供体，将其注入去除双原核的受体受精卵中，获得重组胚胎的技术。

09.004　卵母细胞生发泡移植　oocyte germinal
vesicle transfer
供体生发泡期卵母细胞的生发泡通过体外操作注入去核的受体生发泡期卵母细胞的

透明带下，经融合形成重组生发泡期卵母细胞的技术。

09.005 纺锤体核移植 spindle nuclear transfer
成熟卵母细胞纺锤体染色体复合物通过体外操作注入去核卵母细胞的卵周隙形成重构卵，可经体外受精形成正常受精卵的技术。

09.006 治疗性克隆 therapeutic cloning
患者自身体细胞作为供体，经核移植后得到克隆胚胎，从发育至囊胚/胚泡阶段的克隆胚胎中分离出核移植胚胎干细胞，将其诱导分化成所需要的细胞、组织或器官类型移植给患者的治疗方法。

09.007 体细胞核移植 somatic cell nuclear transfer
将供体细胞核移入去核的卵母细胞，细胞核发生重编程形成新的胚胎，最终分裂并发育成新个体的技术。

09.008 同种核移植 homologous nuclear transfer
供体细胞和受体卵母细胞来源于同一物种的一种体细胞核移植。

09.009 异种核移植 heterogenous nuclear transfer
供体细胞和受体卵母细胞来源于不同物种的一种体细胞核移植。

09.010 细胞质移植技术 cytoplasm transfer technology
利用实验室操作技术，将健康捐赠者卵母细胞的细胞质移植到某些缺陷的卵母细胞中，补充或替换受体卵母细胞质的技术。

09.011 人工配子 artificial gamete
运用干细胞分化技术促进原始生殖细胞成熟，或将多能干细胞定向分化到生殖细胞系，在体外获得成熟的生殖细胞（精子和卵母细胞）。

09.012 卵原干细胞 oogonial stem cell
存在于出生前女性原始性腺中，出生后停滞于第一次减数分裂双线期，青春期后经激素调控，减数分裂产生生发泡期、减数分裂一期、减数分裂二期的卵母细胞。

09.013 胚胎干细胞 embryonic stem cell
源于囊胚/胚泡内细胞团细胞或胎儿原始生殖细胞中经分离、体外抑制分化培养获得的具有发育全能性、自我更新和多向分化特性的一类干细胞。

09.014 组织工程技术 tissue engineering technology
利用生命科学、医学、工程学原理与技术，单独或组合地利用细胞、生物材料、细胞因子实现组织修复或再生的技术。

09.015 三维培养 three-dimensional culture
将不同三维结构的载体与各种细胞在体外共同培养，使细胞能够在载体的三维立体空间结构中迁移、生长的过程。

09.016 卵泡重构 follicle reconsition
利用导入外源基因的胚胎期卵巢生殖细胞与体细胞重新构建形成卵泡的技术。

09.017 子宫内膜三维培养 three-dimensional culture of endometrium
利用分泌期子宫内膜在体外建立的培养体系，经短期体外培养形成子宫内膜三维立体模型的过程。

09.018 三维打印 three-dimensional printing
又称"3D打印"。以数字模型文件为基础，运用粉末状金属或塑料等可黏合的材料，通过逐层打印的方式来构造物体的技术。

09.019 卵巢三维打印 three-dimensional printing of ovary
应用三维打印原理，在数字三维模型驱动下，将来源于动物卵巢中天然存在的胶原蛋白等作为打印材料，制造出微孔结构合适、卵泡成活程度和激素分泌水平接近真实卵巢的生物假体卵巢的技术。

09.020 子宫三维打印 three-dimensional printing of uterus
应用三维打印原理，采用合适的打印材料，制造出形状、大小及功能都与真实子宫高度相似的生物假体子宫的技术。

09.021 微流控技术 microfluidic technology
在微米级尺寸范围内精准控制液体流动的技术。具有快速、可调节、反应均匀等优势，是一门涉及化学、流体物理、微电子、新材料、生物学和生物医学工程等学科的技术。

09.022 微流控精子优选 microfluidic sperm isolation，microfluidic sperm optimization，microfluidic sperm selection
基于微流控技术模拟体内输卵管受精状态，通过设计不同通道，利用精子动力学及流体运动实现精子优选的方法。

09.023 微流控胚胎培养 microfluidic embryo culture
基于微流控技术模拟输卵管收缩和纤毛运动，引起流体机械刺激和生化刺激，实现接近生理状态的胚胎动态培养方法。

09.024 微流控卵母细胞冷冻保存 microfluidic oocyte cryopreservation
基于微流控技术控制冷冻保护剂的添加，去除浓度阶跃范围，优化保护剂操作过程，减少卵母细胞在冷冻过程中受到伤害的方法。

09.025 生殖器官移植 reproductive organ transplantation
将一个个体的健康生殖器官通过手术转移到自体或另一个个体，以代替原有损坏或功能丧失的生殖器官，使其能够继续发挥功能的过程。主要分为卵巢移植和子宫移植。

09.026 卵巢移植 ovarian transplantation
通过手术将一个个体的全部或部分卵巢组织进行自体位置转移或植入另一个个体，使失去卵巢功能的个体重新恢复生殖与内分泌功能的过程。

09.027 自体卵巢移植 autologous ovarian transplantation
通过手术等方法将一个个体的全部或部分卵巢组织在自体内移植的过程。根据移植部位的不同，可分为原位移植和异位移植。

09.028 异体卵巢移植 allogeneic ovarian transplantation
通过手术等方法将全部或部分卵巢组织在同一种属但遗传背景不同的个体间进行移植的技术。

09.029 子宫移植 uterine transplantation
将自体子宫或捐赠者子宫取出移入受赠者体内，治疗子宫完全缺失（先天性或手术引起）或子宫异常（解剖结构或功能异常）导致胚胎不能植入或妊娠不能至足月的一种技术。

09.030 自体子宫移植 autologous uterine transplantation
应用子宫移植技术将子宫离体，在低温下进行保存及低温持续灌注条件下，完成病灶的切除和剩余子宫的修整，最后将修整好的子宫重新移植回体内的一种技术。

09.031 异体子宫移植 allogeneic uterine transplantation

将捐赠者子宫取出植入受赠者体内，使植入子宫各项功能正常，能够孕育后代的技术。

09.032 原始卵泡体外激活 *in vitro* activation of primordial follicle

体外应用信号通路激活剂瞬时处理卵巢组织，达到激活卵巢中原始卵泡的一种新的人工辅助生殖技术。通过与体外受精技术联合使用，帮助卵巢功能低下的患者得到自己的遗传学后代。

09.033 卵泡体外生长培养 *in vitro* culture of follicle

体外将未成熟卵母细胞培养至成熟阶段的方法。主要用于治疗不孕不育及保存生育力等。

10. 生 殖 遗 传

10.001 染色体 chromosome

细胞分裂中后期细胞核内由DNA、蛋白质及少量RNA组成，经螺旋化、折叠、包装成的棒状小体。是生物遗传物质——基因的主要载体。

10.002 染色质 chromatin

细胞分裂间期核内由DNA、蛋白质及少量RNA组成的线性复合结构。

10.003 染色单体 chromatid

一条中期染色体沿其长轴发生纵裂，分成的由同一着丝粒连在一起的两条子染色体。其中的每一条互称姐妹染色单体，均含有完整的DNA双螺旋。

10.004 着丝粒 centromere

连接两条姐妹染色单体的染色体区域。由无编码意义的高度重复DNA序列组成。

10.005 染色体臂 chromosome arm

从着丝粒到染色体两端之间的部分。每条染色体都以着丝粒为界标，较长的部分为长臂（q），较短的部分为短臂（p）。

10.006 端粒 telomere

染色体短臂和长臂末端由特定DNA重复序列构成的结构。能维持染色体形态结构的稳定性和完整性。

10.007 中着丝粒染色体 metacentric chromosome

又称"等臂染色体"。着丝粒位于或靠近染色体中央的染色体，即长臂和短臂相等或接近相等的染色体。

10.008 亚中着丝粒染色体 submetacentric chromosome

着丝粒位于中部和端部之间的染色体。

10.009 近端着丝粒染色体 acrocentric chromosome

着丝粒靠近端部的染色体。

10.010 染色体核型 chromosome karyotype

一个体细胞中的全部染色体，按其大小、形态特征顺序排列所形成的图像。

10.011 染色体带型 chromosome banding pattern

一种特殊的染色体显带技术。可以使染色体呈现出深浅不同、明暗相间的条带。不同编号的染色体所出现的条带数目、形态和排列是不同的。

10.012 性染色体 sex chromosome
人类体细胞23对染色体中与性别决定有关的1对染色体。男性为XY染色体,女性为XX染色体。

10.013 常染色体 autosome
人类体细胞23对染色体中与性别无直接关系的22对染色体。常染色体的每对同源染色体形态、结构和大小都基本相同。

10.014 染色体多态性 chromosomal polymorphism
正常人群中经常可见到的个别染色体上的微小变异。表现为同源染色体大小、形态或着色等方面的变异。一般涉及在遗传上不活跃的含高度重复DNA结构的异染色质区。

10.015 染色体畸变 chromosomal aberration
染色体在数目和结构上发生的异常改变。染色体数目异常包括整倍体和非整倍体变化,染色体结构异常通常包括缺失、重复、倒位、易位等。

10.016 染色体数目畸变 chromosome numerical aberration
又称"染色体数目异常(chromosome numerical abnormality)"。以人二倍体数目为标准,体细胞的染色体数目(整组或整条)增加或减少的现象。

10.017 单倍体 haploid
只含有本物种配子染色体数(即单套染色体)的个体。

10.018 整倍体 euploid
染色体的数目变化是单倍体(n)的整数倍者。即以n为基数成倍地增加或减少。

10.019 二倍体 diploid
体细胞中染色体的数目是单倍体(n)2倍的个体。

10.020 多倍体 polyploid
体细胞中染色体的数目是单倍体(n)3倍或3倍以上的个体。

10.021 非整倍体 aneuploid
染色体组中缺少或额外增加一条或若干条完整染色体的个体。

10.022 单体 monosomic
二倍体($2n$)中,某同源染色体减少了一条的个体。

10.023 三体 trisomic
二倍体($2n$)中,某同源染色体增加了一条的个体。

10.024 多体 polysomic
成对的同源染色体增加了两条或两条以上的个体。

10.025 复合非整倍体 complex aneuploid
二倍体($2n$)中有两种或两种以上染色体数目异常的个体,如48,XXY,+21。

10.026 染色体结构畸变 chromosomal structure aberration
又称"染色体结构异常(chromosome structural abnormality)""染色体重排(chromosome rearrangement)"。在物理、化学、生物学和遗传学等多种因素作用下,染色体发生断裂,断裂片段未在原位重接,而是移动位置与其他片段相接或丢失,造成基因数目、位置或序列发生改变的现象。

10.027　染色体缺失　chromosome deletion
染色体片段发生丢失，导致位于这个片段内的基因也随之发生丢失的现象。可根据染色体断裂点的数目和位置分为末端缺失和中间缺失两类。

10.028　染色体重复　chromosome duplication
同源染色体之间的不等交换、姐妹染色单体之间的不等交换、染色体片段的插入等导致染色体上部分片段增加了一份以上，使这些片段内的基因随之增加了一份或几份的现象。可分为顺接重复、反接重复、同臂重复、异臂重复等。

10.029　染色体倒位　chromosome inversion
同一染色体发生两次断裂，两断点之间的片段旋转180°后重接，造成染色体上基因的顺序发生重排的现象。可根据断裂点发生在同一染色体臂内或两臂之间，分为"臂内倒位（paracentric inversion）"和"臂间倒位（pericentric inversion）"。

10.030　染色体易位　chromosome translocation
一条染色体的断裂片段重接到另一条非同源染色体上的现象。是最常见的结构畸变，包括相互易位、罗伯逊易位等。

10.031　相互易位　reciprocal translocation
两条染色体分别发生断裂，断裂片段相互交换位置后重接的现象。新形成的两条染色体称为"衍生染色体（derivative chromosome）"。

10.032　平衡易位　balanced translocation
两条非同源染色体发生交换后，基因组成和表型均保持不变的一种特殊的相互易位。携带者常无症状，但可引起后代流产、死胎等。

10.033　罗伯逊易位　Robertsonian translocation
又称"着丝粒融合（centric fusion）"。两条近端着丝粒染色体之间的相互易位。在着丝粒部位或附近发生断裂，两者的长臂通过着丝粒融合形成一条由两条长臂组成的衍生染色体，短臂形成的小染色体由于缺乏着丝粒或完全由异染色质构成，往往于第二次分裂时丢失。

10.034　插入易位　insertional translocation
两条非同源染色体同时发生断裂，但只有其中一条染色体的片段插入另一条染色体非末端部位的易位现象。

10.035　复合易位　complex translocation
断裂和重接涉及三条以上染色体的易位现象。常形成数条衍生染色体。

10.036　环状染色体　ring chromosome
一条染色体的长臂和短臂同时发生断裂，含有着丝粒的中间片段两端发生重接而成的染色体。

10.037　双着丝粒染色体　dicentric chromosome
两条染色体同时发生一次末端缺失后，两个具有着丝粒的片段断端重接，形成一条含有两个着丝粒的染色体。

10.038　染色体结构畸变携带者　carrier of chromosomal structural aberration
又称"表型正常的平衡的染色体结构重排者"。染色体结构异常，但染色体物质的总量基本上仍为二倍体表型的正常个体。

10.039　罗伯逊易位携带者　Robertsonian translocation carrier
携带罗伯逊易位染色体的一类患者。此类携带者通常仅有45条染色体，缺乏部分或全部短臂。因融合染色体包括两条组成染色体的长臂，丢失部分为染色体的短臂异染色质部分，通常其表型正常。在人群中的发生率约为1/1000，在不孕人群中占2%～3%。

10.040 平衡易位携带者 balanced transloca-
tion carrier
携带平衡易位染色体的患者。由于其遗传物质
（基因）总量正常，故表型正常，但多有生育
方面的障碍。在人群中携带率>0.1%。

10.041 倒位携带者 inversion carrier
携带染色体倒位的患者。由于其遗传物质数
量无增减，故临床无异常表型。

10.042 染色体病 chromosomal disorder
由染色体数目和（或）结构异常引起的疾病。

10.043 嵌合体 mosaicism
同一个体内存在两种或两种以上核型。嵌合
的形式包括染色体数目异常之间的嵌合、染
色体结构异常之间的嵌合、染色体数目和结
构异常之间的嵌合。

10.044 三体综合征 trisomy syndrome
某对同源染色体多了一条，细胞染色体数目
为47，即构成三体，由此导致的疾病，故名。
是人类染色体数目异常中最常见、种类最多
的一类畸变。

10.045 21-三体综合征 21-trisomy syndrome
又称"唐氏综合征（Down syndrome）""先
天愚型"。人体细胞染色体组额外多一条21
号染色体或21号染色体长臂所引起的一种
三体综合征。是最常见的导致智力障碍的遗
传性疾病，活产新生儿的发病率为1/（1000～
2000）。以生长发育迟缓、智力低下、特殊
面容为主要临床特征，且常伴有先天性心脏
病等。可分为标准型、易位型和嵌合型。

10.046 18-三体综合征 18- trisomy syndrome
又称"爱德华兹综合征（Edwards syndrome）"。

人体细胞染色体组额外多出一条18号染色体
所引起的一种三体综合征。活产新生儿的发
病率为1/6000。95%的18-三体综合征胚胎自
发流产。主要特征为智力低下、先天性心脏
病、手足及生殖器畸形等，90%的患儿在
1岁内死亡。

10.047 13-三体综合征 13- trisomy syndrome
又称"帕托综合征（Patau syndrome）"。
人体细胞染色体组额外多出一条13号染色
体所引起的一种三体综合征。活产新生儿的
发病率为1/25 000。主要特征为严重智力低
下、特殊面容、先天性心脏病、手足及生殖
器畸形，并可伴有严重的致死性畸形，90%
的患儿在6个月内死亡。

10.048 部分单体综合征 partial monosomy
syndrome
由染色体部分片段比正常二倍体细胞减少
导致的疾病。

10.049 4p 部分单体综合征 partial mono-
somy 4p syndrome
又称"沃尔夫－赫希霍恩综合征（Wolf-
Hirschhorn syndrome，WHS）"。由新发或
父母来源的4p16.3末端或中间缺失所引起，
其他如环状4号染色体、4p缺失嵌合体、4p
末端重复或臂间倒位也可引起的一种综合
征。活产新生儿发病率为1/50 000，男女患
者比例为1：2。主要临床表现为特殊面容、
生长发育障碍、智力低下、肌张力减退、癫
痫、先天性心脏病、骨骼畸形等异常。

10.050 5p 部分单体综合征 partial mono-
somy 5p syndrome
又称"猫叫综合征（cri-du-chat syndrome，
CdCS）"。由5号染色体短臂部分缺失所致
的一种部分单体综合征。是染色体结构畸
变综合征中发病率较高的一种类型，活产

婴儿中的发病率为1/（20 000～50 000）。临床表现为小头、圆脸、眼距过宽、小颌畸形、内眦褶、低耳位、肌张力低下、严重的心理障碍和智力发育迟滞，最大特点是类似猫叫的哭声。

10.051　性染色体病　sex chromosome disease
因性染色体数目或结构异常而导致的疾病。

10.052　特纳综合征　Turner syndrome
又称"先天性卵巢发育不全"。由性染色体数目异常引起的综合征，常见核型为45，X。新生女婴中的发病率为1/5000。临床特点为身材矮小、生殖器与第二性征发育不良、肘外翻，部分有智力低下。

10.053　超雌综合征　XXX syndrome
又称"XXX综合征""超X综合征（super X syndrome）"。由性染色体数目异常引起的综合征，常见核型为47，XXX。新生女婴中的发病率为1/1000。主要临床表现为继发闭经、月经不规律，发育正常但智力稍低，部分有轻度学习、语言和行为障碍。

10.054　克兰费尔特综合征　Klinefelter syndrome
又称"XXY综合征"。由性染色体数目异常引起的综合征，常见核型为47，XXY。新生男婴中的发病率为1/1000，大部分为新发，是引起男性性功能低下的最常见疾病。患者以体型较高、睾丸小、第二性征发育不良、不育为特征。

10.055　超雄综合征　XYY syndrome
又称"XYY综合征""超Y综合征（super Y syndrome）"。由性染色体数目异常引起的综合征，核型为47，XYY。新生男婴中的发病率为1/1000，表型一般正常，患者身材高大，常超过180cm，智力正常或轻度低下，

偶尔可见尿道下裂、隐睾、睾丸发育不全，并有生精过程障碍和生育力下降，但大多数男性可以生育，个别患者生育XYY的子代，大多数可生育正常子代。

10.056　XY单纯性腺发育不全　XY pure gonadal dysgenesis
又称"XY完全型性腺发育不全""斯威伊尔综合征（Swyer syndrome）"。染色体核型为46，XY，分为完全型或部分型。原始性腺能分化为睾丸，但其既不分泌副中肾管抑制因子，也不产生雄激素，因此副中肾管虽不退化，但发育不良，促性腺激素增高，雌激素、雄激素均低下。

10.057　46，XX型女性性发育异常　46，XX disorder of sexual development，DSD
染色体核型为46，XX，因原始性腺能分化为卵巢，两侧性腺呈条索状，但合成雌激素能力低下，而卵泡刺激素（FSH）和黄体生成素（LH）升高的一种病症。主要表现为第二性征发育不全和原发性闭经。

10.058　46，XY型女性性发育异常　46，XY disorder of sexual development
染色体核型为46，XY，但可能因发育期间Y染色体功能缺失，体内雄激素合成异常或其受体突变，外在表现为女性特征的一种病症。患者可出现发育不良的卵巢、无子宫、外生殖器发育不良及原发性闭经。

10.059　睾丸型性发育异常　testicular disorder of sexual development
又称"XX男性综合征（XX male syndrome）"。一种少见的性反转疾病。是染色体核型为46，XX的性反转男性，*SRY*基因异常是主要的遗传基础。发病率约为 1/20 000，患者表型为男性，内生殖器为睾丸，青春期呈现男性，第二性征稍差。

10.060 染色体异常型性发育异常 abnormal chromosomal disorder of sexual development

染色体数目异常或结构突变导致的男性或女性性发育异常。

10.061 染色体微缺失综合征 chromosome microdeletion syndrome

又称"染色体微重复综合征（chromosome microduplication syndrome）"。由微小的、经过传统细胞遗传学分析难以发现的染色体畸变而导致的具有复杂临床表现的遗传性疾病。

10.062 22q11.2 微缺失综合征 22q11.2 deletion syndrome

多由染色体22q11.2区域缺失所致的综合征。90%的缺失片段大小为3Mb，7%～8%的缺失片段为1.5Mb，另外还包括一些非典型的小片段缺失及*TBX1*基因点突变。是人类最常见的一种微缺失综合征，活产新生儿中的发病率为1/（3000～4000），推测发病率可能更高。临床表现多有先天性心脏病、胸腺发育不良、腭弓发育不良、智力发育迟缓等，因表型复杂多变易导致漏诊或误诊。

10.063 1p36 微缺失综合征 1p36 deletion syndrome

由1号染色体短臂末端，即1p36.13—p36.33区域杂合性缺失而引起的一类临床综合征。活产新生儿的发病率为1/（5000～10 000）。特征性表型包括严重智力低下、小头畸形和特殊面容，典型面容表现为一字眉、眼和中面部凹陷、宽扁鼻、长人中、尖下颌和外耳异常。患儿通常有肌张力低下和吞咽困难。常见语言发育障碍，可有脾气暴躁、自残或其他行为异常。大部分患儿有大脑结构性异常，超过半数发生癫痫。其他表现包括视力、听力障碍，以及骨骼、心脏、胃肠道、肾脏或生殖器异常等。

10.064 普拉德–威利综合征 Prader-Willi syndrome，PWS

又称"低肌张力–低智力–性腺发育低下–肥胖综合征"。以下丘脑功能异常为中心的多系统疾病。主要遗传机制包括父源染色体15q11—q13关键区域缺失、母源单亲二倍体、父源染色体15q11—q13关键区域发生基因突变或染色体易位。主要临床表现为肌张力低下、智力低下、外阴发育不全或隐睾、喂养困难，后出现食欲亢进、肥胖、行为及认知异常、运动发育落后、青春期发育迟缓或不全，部分患者发生糖尿病。临床特征随患者年龄不同而有所改变。

10.065 天使综合征 angelman syndrome，AS

又称"快乐木偶综合征"。70%有母源15q11—q13缺失，2%～5%有父源单亲二体，2%～5%有印迹缺陷，5%～10%有泛素–蛋白质连接酶E3A编码基因*UBE3A*点突变，还有一小部分病因不明。人群发病率为1/（12 000～20 000）。主要累及神经系统，临床表现主要为智力低下、运动或平衡障碍。典型异常表现有过度的笑、严重的语言障碍、严重的运动发育迟缓和智力发育迟缓、共济失调、肌张力低下、癫痫，伴有大下颌骨及张口露舌的不寻常面相。

10.066 威廉姆斯综合征 Williams syndrome，WS

由7号染色体长臂近着丝粒片段（7q11—q13）微缺失所致的综合征。人群发病率为1/（7500～20 000）。为累及多个器官系统的发育性疾病，临床特征包括轻度至中度智力障碍或学习困难、独特的性格、特殊面容和心血管畸形。

10.067 Y 染色体微缺失 microdeletion in Y chromosome

Y染色体无精子症因子（AZF）三大区域

（AZFa-b-c）部分或全部片段的缺失。这些区域的基因微缺失可引起精子发生障碍，继而引起男性不育。一般人群的发生率为1/4000，但在不育男性中显著升高。

10.068　Y 染色体无精子症因子 c 区缺失
deletion of azoospermia factor c region of Y chromosome

Y染色体无精子症因子（AZF）c区易受非等位基因同源重组影响，从而导致该区域的部分缺失与重复，造成基因量的变化。是Y染色体微缺失中最常见的类型（约占80%）。AZF c区主要有3种部分缺失，分别为gr/gr缺失、b2/b3缺失、b1/b3缺失。只有gr/gr缺失具有潜在的临床意义，gr/gr缺失可导致AZF c区一半以上基因丢失，缺失者从无精到少精，也可为精子数目正常。

10.069　基因　gene
细胞内遗传物质的结构和功能单位。是染色体上具有特定遗传效应的DNA片段，决定细胞内RNA和蛋白质等的合成，从而决定生物的遗传性状。

10.070　基因座　locus
染色体上成对的基因所占的特定位置。

10.071　等位基因　allele
位于同源染色体上同一基因座的一对基因。

10.072　基因型　genotype
（1）一个生物个体全部的基因组合的总称。
（2）某一特定基因座上的一对等位基因的组合类型。

10.073　纯合子　homozygote
同源染色体上同一基因座的等位基因彼此相同的基因型个体。

10.074　杂合子　heterozygote
同源染色体上同一基因座的等位基因彼此不同的基因型个体。

10.075　复合杂合子　compound heterozygote
同源染色体上同一基因座的两个等位基因分别发生不同的突变者。

10.076　双重杂合子　double heterozygote
两个不同基因座的等位基因各有一个发生突变者。

10.077　显性性状　dominant character
杂合状态下表现出来的性状。

10.078　显性基因　dominant gene
决定显性性状的等位基因。

10.079　隐性性状　recessive character
杂合状态下未表现出来的性状。

10.080　隐性基因　recessive gene
决定隐性性状的等位基因。

10.081　基因突变　gene mutation
因基因组成或结构变化而导致生物遗传特性发生可遗传改变的过程，包括缺失突变、点突变、移码突变等。

10.082　基因多态性　gene polymorphism
又称"遗传多态性"。同一群体中同时存在2种或2种以上非连续性变异型或基因型的现象。人类基因多态性既来源于基因组中重复序列拷贝数的不同，也来源于单拷贝序列的变异及双等位基因的转换或替换。

10.083　静态突变　static mutation
生物各世代中发生的基因突变，总是以相对稳定的一定频率发生，并且能够使这些突变随着世代的繁衍、交替而得以传递的现象。依据静态突变发生的不同分子遗传学机制，划分为点突变与片段突变两种不同的形式。

10.084　点突变　point mutation
DNA单个碱基或碱基对发生改变的现象。广义点突变可以是碱基置换、单碱基插入或碱基缺失；狭义点突变即单碱基置换。

10.085　碱基置换　base substitution
脱氧核糖核酸分子多核苷酸链中原有的某一特定碱基对被其他碱基对置换、替代的突变形式。可分为转换和颠换两类。

10.086　转换　transition
不同嘌呤间或嘧啶间的相互置换。

10.087　颠换　transversion
嘌呤与嘧啶间的相互置换。

10.088　同义突变　synonymous mutation
由于遗传密码子的兼并现象，碱基置换后虽然改变了原有三联遗传密码子的碱基组成，但所编码的氨基酸种类并没有发生改变，即新、旧密码子具有完全相同的编码意义的一种点突变类型。不产生相应的遗传表型突变效应。

10.089　无义突变　nonsense mutation
碱基置换使编码某一种氨基酸的三联体遗传密码子变成不编码任何氨基酸的终止密码子（UAA、UAG或UGA）的一种点突变类型。这种变异会引起翻译时多肽链合成延伸的提前终止，肽链长度变短而可能成为没有活性或活性明显改变的截短蛋白。

10.090　错义突变　missense mutation
编码某种氨基酸的密码子经碱基置换后变成了另外一种氨基酸的密码子，从而在翻译时改变了多肽链中氨基酸种类的序列组成

的一种点突变类型。

10.091　终止密码突变　terminator codon mutation
碱基置换后使终止密码子变成了具有氨基酸编码功能的遗传密码子，使本应终止的多肽链合成异常持续进行的一种突变类型。

10.092　移码突变　frame-shift mutation
一种由于编码序列中插入或缺失一个或几个碱基，使下游的三联遗传密码子组合发生改变，造成突变点之后的全部氨基酸序列都发生改变的一种突变类型。通常由发生在外显子区的单个或少数几个（非3或非3的倍数）碱基的插入或缺失突变所致，导致所编码的蛋白质多肽链从突变处之后的氨基酸组成种类和顺序都发生了改变。

10.093　片段突变　fragment mutation
DNA分子中某些小的序列片段的缺失、重复或重排。

10.094　片段缺失　fragment deletion
在DNA复制或损伤的修复过程中，某一片段没有被正常复制或未能得到修复所致的丢失现象。

10.095　片段重复　fragment duplication
在DNA的复制过程中，带有已合成新链片段的DNA聚合酶从模板链上滑脱后，又重新返回已被复制过的模板链碱基序列片段部位再度进行复制合成，造成新链中相应片段的重复现象。

10.096　片段重排　fragment rearrangement
当DNA分子发生两处以上断裂后，所形成的断裂片段两端颠倒重接，或者不同的断裂片段改变原来的结构顺序重新连接，从而形成重排的片段突变形式。

10.097 动态突变 dynamic mutation
由于DNA分子一些特定的短核苷酸序列单元（主要为三核苷酸，如CAG、CGG、GCG）的拷贝数增加而产生的突变。导致某些单基因遗传性状的异常改变或疾病发生。其序列变异特征为正常等位基因的这种重复序列拷贝数低，而突变等位基因的拷贝数明显增加。动态突变可遗传给后代，且重复次数可随着世代交替的传递而呈现逐代递增的累加突变效应。

10.098 DNA多态性 DNA polymorphism
由群体内染色体某个基因座的两个或多个等位基因并存而造成的同种DNA分子的多样性。是单一基因座等位基因变异性在群体水平上的体现。

10.099 限制性片段长度多态性 restriction fragment length polymorphism，RFLP
由DNA序列变异所引起的限制性酶切位点的改变导致酶切片段大小存在差异的现象。这些片段在不同的个体中存在差异，并在人群中表现遗传多态现象。通常由人类基因组中存在着大量单个碱基置换的中立突变及某些重复序列的重复数目在不同个体中的差异造成。

10.100 可变数目串联重复序列 variable number tandem repeat，VNTR
又称"小卫星DNA（minisatellite DNA）"。广泛存在于人类基因组中，只有唯一位点并具有高度遗传多态性和高度重复性的DNA片段。

10.101 单核苷酸多态性 single nucleotide polymorphism，SNP
人类基因组DNA序列的31亿个核苷酸的0.1%～0.2%在不同人种、人群和个体之间存在差异的现象。是在基因组水平上由单个核苷酸的变异所引起的DNA序列多态性，为人

类可遗传变异中最常见的一种，占所有已知多态性的90%以上。

10.102 短串联重复序列多态性 short tandem repeat polymorphism，STRP
又称"微卫星多态性（microsatellite polymorphism）"。微卫星DNA家族中一类头尾衔接的序列，其核心序列通常是以1～6个核苷酸为单元的串联重复，重复次数的不同构成DNA多态性。

10.103 拷贝数多态性 copy number polymorphism，CNP
一种大小介于1kb～3Mb的DNA片段的变异。在人类基因组中广泛分布，其覆盖的核苷酸总数大大超过单核苷酸多态性的总数，极大地丰富了基因组遗传变异的多样性。

10.104 单基因遗传病 monogenic disease，single gene disorder
受一对等位基因控制的疾病。分为常染色体显性遗传病、常染色体隐性遗传病、X连锁显性遗传病、X连锁隐性遗传病、Y连锁遗传病和线粒体病。

10.105 常染色体显性遗传 autosomal dominant inheritance
疾病或性状的控制基因位于第1～22号常染色体，并呈显性方式遗传。

10.106 完全显性遗传 complete dominant inheritance
常染色体显性疾病中，杂合子或是纯合子基因型的表达都导致相同表型发生的一种遗传方式。

10.107 不完全显性遗传 incomplete dominant inheritance
常染色体显性疾病中，杂合子基因型的表型

与纯合子基因型的表型在严重程度上不同的一种遗传方式。

10.108　常染色体显性遗传病　autosomal dominant hereditary disease
致病基因位于常染色体，且由单个等位基因突变即可起病的遗传性疾病。常见的亚型：①完全显性；②不完全显性；③不规则显性；④共显性；⑤延迟显性；⑥从性显性等。

10.109　先天性耳前瘘　congenital preauricular fistula，CPF
一种常见的先天性外耳畸形。中国人群的发病率为1.2%，呈常染色体显性遗传，外显率为85%左右，致病基因定位于8q11.1—q9.3或1p32—p34.3。主要表现为耳廓前上方耳瘘或凹陷。

10.110　马方综合征　Marfan syndrome
曾称"马凡综合征"。一种累及全身结缔组织的常染色体显性遗传病。主要由位于15q21.11的编码微纤维蛋白的 *FBN1* 基因缺陷或突变引起。此外，与 *FBN2*、*FBN3*、*TGFBR Ⅰ* 及 *TGFBR Ⅱ* 基因的突变亦有着密切的关系。大多数患者有家族史，但同时又有25%～30%的患者系自身突变导致，自发突变率约为1/20 000。

10.111　软骨发育不全　achondroplasia，ACH
一种最常见的呈常染色体显性遗传的短肢型侏儒症。致病基因为成纤维生长因子受体3基因（*FGFR3*）。发病率为1/（26 000～28 000），主要表现为四肢粗短、面中部发育不良，伴有头大。

10.112　结节性硬化症　tuberous sclerosis，TSC
一种常染色体显性遗传病。已知致病基因为 *TSC1* 和 *TSC2*，26%的病例为 *TSC1* 突变，69%的病例为 *TSC2* 突变。发病率为1/5800活产儿，突变率为1/250 000（每个基因每一代）。临床主要表现为面部皮脂腺瘤、癫痫发作和智力低下三大典型症状。

10.113　家族性腺瘤性息肉病　familial adenomatous polyposis，FAP
一种高度外显的家族性肿瘤综合征。呈常染色体显性遗传。致病基因为腺瘤性息肉病基因。发病率为1/（10 000～15 000）。临床主要表现为从青少年期开始结肠和直肠发生高密度腺瘤性息肉，这些腺瘤如不经治疗，部分可进展为癌。

10.114　常染色体显性遗传多囊肾病　autosomal dominant polycystic kidney disease，ADPKD
曾称"成人型多囊肾病（adult polycystic kidney disease）"。一种常染色体显性遗传病。常见的致病基因为 *PKD1* 和 *PKD2*。发病率为1/（500～1000）。临床以双侧肾脏多发性囊肿为主要特征。

10.115　神经纤维瘤病　neurofibromatosis，NF
一种由基因缺陷导致神经嵴细胞发育异常而引起的多系统损害的常染色体显性遗传病。分为神经纤维瘤病Ⅰ型（NFⅠ）和Ⅱ型（NFⅡ）。NFⅠ型的主要特征为皮肤牛奶咖啡斑和周围神经多发性神经纤维瘤，致病基因位于17q11.2，发病率约为1/3500。NFⅡ型常表现为双侧听神经鞘瘤、椎管内多发性神经鞘瘤或单侧听神经鞘瘤伴单发或多发性脑膜瘤。致病基因位于22q8.2，发病率约为1/40 000。

10.116　脊髓小脑性共济失调　spinocerebellar ataxia，SCA
一种累及小脑、脑干和脊髓等神经系统的常染色体显性遗传病。普通人群的发病率为（1～5）/100 000。我国常见的为SCA1～3

亚型，其中脊髓小脑性共济失调3型（SCA3）即马查多-约瑟夫病（Machado-Joseph disease），是我国最常见的亚型，其致病基因 *ATXN3* 位于14q32.12。

10.117　努南综合征　Noonan syndrome

曾称"男性特纳综合征（male Turner syndrome）"。一种常染色体显性遗传病。有遗传异质性。核型为46，XX或46，XY。致病基因主要为Ras/MAPK代谢通路上的 *PTPN11*、*SOS1*、*RAF1*、*KRAS*、*NRAS*、*BRAF*、*MAP2K1* 和 *SHOC2*。新生儿的发病率为1/（1000～2500）。典型临床表现包括特征性面容、矮小、先天性心脏病和骨骼异常等。

10.118　遗传性乳腺癌-卵巢癌综合征
hereditary breast-ovarian cancer syndrome，HBOC

一种呈常染色体显性遗传的综合征。易感基因为 *BRCA1*、*BRCA2*。遗传性乳腺癌或卵巢癌占乳腺癌或卵巢癌发病总数的10%～15%。临床特征为双侧器官发病，或乳腺、卵巢相继发病，亦可表现为家族中多人发生乳腺癌或卵巢癌。

10.119　不规则显性遗传　irregular dominance inheritance

杂合子的显性基因在一些个体中表现出来，即表达出相应的显性性状，而在另一些个体中却表现为隐性，即不表达出相应性状的一种遗传方式。

10.120　成骨不全　osteogenesis imperfecta

又称"脆骨病"。一种不完全外显的常染色体遗传病。由Ⅰ型胶原蛋白（COL1）结构异常、数量不足或翻译后修饰和折叠错误导致的一类结缔组织病。群体发病率约为1/10 000。主要表现为骨骼变脆、轻微外伤和非外伤导致多发性骨折、骨骼畸形、蓝/灰虹膜、牙本质发育不全、成年进行性听力衰减和身材矮小等。

10.121　家族性高胆固醇血症　familial hypercholesterolemia

一种不完全外显的常染色体显性遗传病。外显率为90%～100%。是低密度脂蛋白（LDL）受体缺陷或突变，导致体内低密度脂蛋白代谢异常的疾病。杂合子型的发病率约为1/500，纯合子型的发病率约为1/1 000 000。

10.122　共显性遗传　codominance inheritance

一对等位基因之间，没有显性和隐性的区别，在杂合子个体中两种基因的作用都能表现出来的一种遗传方式。

10.123　ABO 血型系统　ABO blood group

由一组复等位基因（ *A*、*B* 和 *O* ）所控制，定位于9q34.2的血型系统。其中， *A* 基因对 *O* 基因为显性， *AA*、*AO* 基因型均是A型血， *B* 基因对 *O* 基因也是显性， *BB*、*BO* 基因型均是B型血， *A* 基因和 *B* 基因为共显性， *AB* 基因型为AB型血， *OO* 基因型为O型血。

10.124　延迟显性遗传　delayed dominance inheritance

带有显性致病基因的杂合子在生命的早期，因其致病基因并不表达或表达尚不足以引起明显的临床表现，只在达到一定的年龄后才表现出疾病的一种遗传方式。

10.125　亨廷顿病　Huntington disease，HD

又称"亨廷顿舞蹈症（Huntington chorea）"。一种常染色体显性遗传病。致病基因位于4号染色体短臂，由5'端不稳定的多态性三核苷酸重复序列（CAG）$_n$的异常重复所致。多在中年时发病，以舞蹈样不自主运动和进行性痴呆为主要临床特征的神经系统变性病。

10.126　从性遗传　sex-influenced inheritance
某些常染色体显性遗传病虽然基因位于常染色体，但杂合子的表型明显受性别的影响，显示出男女发病率或病情差异的遗传现象。

10.127　雄激素性秃发　androgenetic alopecia
一种常染色体显性遗传病。表现为从头顶中心向周围扩展的进行性、弥漫性和对称性脱发。男性杂合子即可表现为秃顶，而女性杂合子仅表现为头发稀疏。

10.128　常染色体隐性遗传　autosomal recessive inheritance
疾病或性状的控制基因位于第1～22号常染色体，并呈隐性方式遗传。

10.129　常染色体隐性遗传病　autosomal recessive hereditary disease
致病基因位于常染色体，基因性状呈隐性，即只有纯合子时才起病的遗传性疾病。

10.130　脊髓性肌萎缩　spinal muscular atrophy，SMA
一种常染色体隐性遗传性进行性运动神经元病。致病基因为运动神经元存活基因1（*SMN1*）。新生儿发病率为1/10 000，致病基因携带者约占1/50。临床以脊髓前角细胞和脑干运动性脑神经核的进行性变性为主要特征。表现为肌张力严重降低和主动运动丧失。根据发病年龄可分为四型：婴儿型、晚发婴儿型、幼年型和成年型。

10.131　能育无睾综合征　fertile eunuch syndrome
又称"孤立性LH缺乏症（isolated deficiency of luteinizing hormone）"。一种特发性低促性腺激素性性腺功能减退（IHH）的较轻表型的常染色体隐性遗传病。致病基因为*GNRHR*、*LHB*。临床基本特征为睾丸大小正常及有一定的精子生成。内分泌呈睾酮水平下降，黄体生成素缺乏，卵泡刺激素、黄体生成素基线水平均正常。

10.132　X连锁显性遗传　X-linked dominant inheritance
控制某性状的基因位于X染色体上且呈显性，即带有该基因的女性杂合子可发病的一种遗传方式。

10.133　X连锁显性遗传病　X-linked dominant hereditary disease
由X染色体上显性致病基因引起的遗传性疾病。

10.134　X连锁隐性遗传　X-linked recessive inheritance
控制某性状的致病基因位于X染色体上且呈隐性，即带有致病基因变异的女性杂合子不发病的一种遗传方式。

10.135　X连锁隐性遗传病　X-linked recessive hereditary disease
由X染色体上隐性致病基因引起的遗传性疾病。

10.136　Y连锁遗传　Y-linked inheritance
决定某种性状或疾病的基因位于Y染色体，随着Y染色体而在上下代之间进行传递的一种遗传方式，即呈全男性遗传。

10.137　Y连锁遗传病　Y-linked hereditary disease
致病基因位于Y染色体，并随着Y染色体而传递，即只有男性才出现症状的遗传性疾病。

10.138　分子病　molecular disease
遗传性基因突变或获得性基因突变使蛋白质的分子结构或合成的量异常而直接引起机体功能障碍的一类疾病。

10.139　血红蛋白病　hemoglobinopathy
由血红蛋白分子合成异常引起的疾病。

10.140　镰状细胞贫血　sickle cell anemia
一类遗传性异型血红蛋白（Hgb S或Hb S）疾病。为常染色体隐性遗传血红蛋白病。临床表现为慢性溶血性贫血、易感染和再发性疼痛危象、慢性局部缺血，导致器官组织损害。

10.141　地中海贫血　thalassemia
某种珠蛋白链的合成量降低或缺失造成一些肽链缺乏，另一些肽链相对过多，出现肽链数量的不平衡而导致的一种溶血性贫血。α地中海贫血和β地中海贫血分别以α和β珠蛋白链合成减少为特征，是两种最常见的地中海贫血。

10.142　血浆蛋白病　plasma protein disease
血浆蛋白遗传性缺陷所引起的一组疾病。

10.143　血友病 A　hemophilia A，HA
又称"甲型血友病"。编码凝血因子Ⅷ的基因缺陷所导致的X连锁隐性遗传的凝血障碍性疾病。致病基因位于Xq28，在男性人群中的发病率约为1/5000，占血友病总数的80%～85%。

10.144　血友病 B　hemophilia B，HB
又称"乙型血友病"。编码凝血因子Ⅸ的基因突变，使其缺乏或结构异常，凝血功能降低而导致的呈X连锁隐性遗传的凝血障碍性疾病。其发病率较低，为（1～1.5）/100 000，占血友病总数的15%～20%。

10.145　结构蛋白缺陷病　structural protein deficiency disease
由构成细胞基本结构和骨架的蛋白遗传缺陷所导致的一类疾病。

10.146　进行性假肥大性肌营养不良　Duchenne and Becker muscular dystrophies
一种由抗肌萎缩蛋白基因异常导致抗肌萎缩蛋白严重缺陷而引起的X连锁隐性遗传性肌营养不良疾病，包括迪谢内肌营养不良（DMD）和贝克肌营养不良（BMD）。DMD和BMD有三大特点：活产婴儿的发病率约为1/3500，新生突变率高及缺失率高。DMD、BMD的致病基因相同，前者的发病率约为后者的1/10。进行性四肢近端肌无力、肌萎缩，腓肠肌假性肥大，行走困难，似"鸭步"，多数在20岁左右死于呼吸衰竭和心力衰竭。

10.147　受体蛋白病　receptor protein disease
由受体蛋白遗传缺陷引起的疾病。如果控制受体蛋白合成的基因发生突变，可导致受体蛋白质和量的改变，从而影响代谢过程而致病。

10.148　雄激素不敏感综合征　androgen insensitivity syndrome，AIS
又称"睾丸女性化综合征（testicular feminization syndrome）"。位于Xq11～q12的雄激素受体基因发生突变导致雄激素受体功能缺陷而出现不同程度女性化的发育异常。常见核型为46，XY，在遗传性别为男性的患儿中发病率为1/（20 000～99 000）。可导致男性患者女性化和生育力下降或丧失，同时伴有不同程度的雄激素抵抗。

10.149　膜转运蛋白病　membrane transport protein disease
因膜转运蛋白遗传缺陷而导致的疾病。

10.150　囊性纤维化　cystic fibrosis，CF
一种全身性分泌腺失调的常染色体隐性遗传病。致病基因位于染色体7q31，属于膜转运蛋白病。在白种人中新生儿的发病率为1/（2500～3500），在其他种族中较不常见。可累及多系统、多器官的外分泌腺，其中以肺部病变最为严重和多见。

10.151　胱氨酸尿症　cystinuria
由于肾小管黏膜上皮细胞的膜转运蛋白缺陷，肾小管对胱氨酸、赖氨酸、精氨酸和鸟氨酸的重吸收障碍所导致的疾病。分为3个亚型：Ⅰ型为常染色体隐性遗传，患者对4种氨基酸均不能吸收；Ⅱ型和Ⅲ型均为常染色体不完全显性遗传。

10.152　先天性葡萄糖–半乳糖吸收不良　congenital glucose-galactose malab-sorption，CGGM
由溶质载体家族5（solute carrier family 5，*SLC5A1*）基因突变所致的一种常染色体隐性遗传病。*SLC5A1*位于22q8.3。患者小肠上皮细胞转运葡萄糖和半乳糖的膜载体蛋白异常，致使葡萄糖和半乳糖吸收障碍，患者肠道内渗透压改变而使肠液增加，出现水样腹泻。

10.153　先天性代谢缺陷　inborn error of metabolism
编码酶蛋白的结构基因发生突变致使酶蛋白结构异常，或者基因的调控系统异常而使酶蛋白的量发生变化，从而引起的一种先天性代谢紊乱。属常染色体隐性遗传病。

10.154　半乳糖血症　galactosemia
一种编码半乳糖-1-磷酸尿苷转移酶（GPUT）的基因先天缺陷导致半乳糖和半乳糖-1-磷酸在血中累积的常染色体隐性遗传病。发病率约为1/50 000。主要表现为患儿对乳糖不耐受，哺乳后患儿呕吐、腹泻，继而出现白内障、肝硬化、黄疸、腹水、智力低下等。

10.155　葡萄糖-6-磷酸脱氢酶缺乏症　glucose-6-phosphate dehydrogenase deficiency，G6PD deficiency
一种常见的X连锁不完全显性遗传病。主要

表现为一组溶血性疾病，包括蚕豆病、药物性溶血、新生儿黄疸、某些感染性溶血和慢性非球形细胞溶血性贫血。多数患者没有临床症状，但在诱因作用下发病。

10.156　苯丙酮尿症　phenylketonuria，PKU
因苯丙氨酸羟化酶缺乏或不足导致苯丙氨酸不能正常代谢为酪氨酸，造成苯丙氨酸及苯丙酮酸在体内大量蓄积，并随尿排出的一种常染色体隐性遗传性氨基酸代谢病。编码该酶的基因位于12q24.1。我国群体发病率约为1/16 500，杂合子频率为1/65。主要临床症状是脑组织损害和智力低下，儿童患者可出现先天性痴呆。

10.157　眼皮肤白化病　oculocutaneous albinism
一种皮肤、毛发和眼睛色素减退的综合征。根据致病突变基因的不同分为Ⅰ～Ⅳ型，可由*TYR*、*OCA2*、*TYRP1*和*SLC45A2*等多个基因突变引起。据估计，全世界该病的发病率约为1/20 000。

10.158　肝豆状核变性　hepatolenticular degeneration
又称"威尔逊病（Wilson disease，WD）"。一种常染色体隐性遗传的铜代谢障碍性疾病。由于编码铜转运P型ATP酶B（ATP7B）的基因突变，导致铜在肝细胞内转运和经胆汁排泄障碍，过量的铜沉积在肝脏和脑等组织中。临床表现为进行性锥体外系症状、角膜色素环、精神改变、肝硬化、肾损害等。

10.159　先天性肾上腺皮质增生症　congenital adrenal hyperplasia，CAH
又称"类固醇21-羟化酶缺乏症（steroid 21-hydroxylase deficiency）"。一类由合成皮质醇所必需的几种酶的基因突变所致的常染色体隐性遗传病。其中以21-羟化酶缺陷最为常见，临床表现为皮质醇水平低下，代偿性肾腺皮质增生、高雄激素血症、女性外生殖器男性化、持续无排卵和不孕、盐皮质激素代谢异常等。杂合基因型女性患者的持续性无排卵和高雄激素血症需要与多囊卵巢综合征相鉴别。

10.160　21-羟化酶缺乏症　21-hydroxylase deficiency
由*CYP21A2*基因缺陷导致肾上腺皮质类固醇激素合成障碍的一种常染色体隐性遗传的先天性疾病。临床表现包括不同程度的失盐和高雄激素血症。

10.161　11β-羟化酶缺乏症　11β-hydroxylase deficiency
11β-羟化酶基因缺陷导致11-去氧皮质醇和11-去氧皮质酮不能分别转变为皮质醇和皮质酮，从而导致皮质醇合成减少，雄激素蓄积，引起不同程度的男性化和生长加速的一种疾病。临床可表现为高血压、皮肤色素沉积、外生殖器男性化。

10.162　3β-羟化酶缺乏症　3β-hydroxylase deficiency
由3β-羟化酶基因突变引起的一种疾病。该酶缺陷会影响所有类型类固醇激素，导致体内雄激素水平增高。所有患儿均有不同程度的失盐表现，男性患儿呈假两性畸形，女性患儿外阴正常或呈轻度男性化。

10.163　17α-羟化酶缺乏症　17α-hydroxylase deficiency
由17α-羟化酶缺乏造成肾上腺和睾丸不能合成雄激素，并影响皮质醇、雌二醇与醛固酮合成的一种疾病。多见于女性，外生殖器多为幼稚型，女性第二性征不明显。常见的临床表现有高血压、乏力、闭经。

10.164　17β-羟化酶缺乏症　17β-hydroxylase deficiency
由17β-羟化酶缺乏造成雄烯二酮转化为睾酮减少，异造体内睾酮含量下降的一种疾病。多见于核型正常男性，因血睾酮水平低出现外生殖器两性畸形，但是无体毛稀少，多有乳房发育。

10.165　5α-还原酶缺乏症　5α-reductase deficiency
由于5α-还原酶缺陷，睾酮不能转变为双氢睾酮而导致男性性发育不良的一种家族性常染色体隐性遗传病。染色体核型为46，XY。患者表现为正常的男性性腺，可有正常的精子发生。

10.166　类固醇激素合成急性调节蛋白缺乏症　steroidogenic acute regulatory protein deficiency，StAR deficiency
由类固醇激素合成急性调节蛋白（StAR）缺陷导致盐皮质激素、糖皮质激素和性激素合成均受阻的一种罕见的常染色体隐性遗传病。多见于核型为46，XY的男性，新生儿期可有皮质功能不足症状、假两性畸形表现及肾上腺功能降低危象。

10.167　低磷酸盐血症性佝偻病　hypophosphatemic rickets
一种抗维生素D性佝偻病。最常见的形式为X连锁低磷酸血症，相关基因*PHEX*位于Xp22.11，新生儿的发病率为1/20 000。临床特征包括低磷酸血症、肠道钙吸收功能障碍、对维生素D无反应的佝偻病或骨质疏松。

10.168　红绿色盲　red-green blindness
一种X连锁隐性遗传病。致病基因位于Xq28。我国男性红绿色盲的发病率约为4.7/100，女性红绿色盲的发病率约为0.7/100。临床表现为对红绿色的辨别力降低。

10.169　圆头精子症　globozoospermia
一种基因突变导致的伴全部或部分顶体缺失的畸形精子症。分为两种类型：Ⅰ型为完全没有顶体及顶体酶；Ⅱ型则可伴有部分顶体残留。某些基因的缺失或改变可影响顶体结构，继而出现圆头精子，如精子发生相关基因16（*SPATA16*）、*DPY19L2*基因、透明带结合蛋白1基因（*ZPBP1*），蛋白激酶C相互作用蛋白基因（*PICK1*）、沉默信息调节因子1基因（*SIRT1*）等。

10.170　无头精子症　acephalic spermatozoa
又称"断头精子症"。精子畸形率接近100%，大部分为无头精子，小部分为完整精子但头尾连接异常，也有少量无尾精子。在超微结构上表现为精子头尾之间植入窝和基底板间异常。*SUN5*、*HOOK*为致病基因。

10.171　精子鞭毛多发形态异常　multiple morphological abnormality of sperm flagella，MMAF
一种遗传缺陷导致的严重的精子鞭毛畸形。多数精子呈现为鞭毛多种异常形态的组合，如缺失、缩短、卷曲、弯折和不规则形。患者多无明显呼吸道症状，而仅表现为严重弱精子症。精子活动率受损的程度可能与病变精子的比例、超微结构病变特点和致病基因功能相关。*DNAH1*、*CCDC39*和*CFAP43*为已明确的致病基因。

10.172　线粒体基因组　mitochondrial genome
线粒体内存在的独立于细胞核染色体之外的基因组。

10.173　母系遗传　maternal inheritance
人类受精卵中的线粒体绝大部分来自母亲的卵母细胞，即母亲将线粒体DNA（mtDNA）传递给儿子和女儿，但只有女儿能将其mtDNA传递给下一代的遗传方式。

10.174　遗传瓶颈效应　genetic bottleneck effect
人类的每个卵细胞中约有10万个线粒体DNA（mtDNA），但只有一小部分（2～200个）可随机进入成熟的卵细胞并传给子代的现象。如果保留下来的mtDNA携带突变基因，则随着胚胎细胞分裂和组织形成，mtDNA复制后随机分离到子细胞中，使部分子细胞及其分化形成的成体组织细胞中含有大量携带突变基因的线粒体。

10.175　同质性　homoplasmy
又称"纯质性"。同一组织或细胞中的线粒体DNA分子都一致的现象。

10.176　异质性　heteroplasmy
又称"杂质性"。同一组织、细胞或个体同时存在两种或两种以上类型的线粒体DNA的现象。

10.177　阈值　threshold
杂质细胞的表型依赖于细胞内突变型和野生型线粒体DNA（mtDNA）的相对比例，能引起特定组织器官功能障碍的突变mtDNA的最少数量。

10.178　阈值效应　threshold effect
在特定组织中，突变型线粒体DNA积累到一定程度，超过阈值时，引起某些器官或组织功能异常的现象。

10.179　半自主复制　semi-autonomous replication
一些半自主的细胞器（如线粒体）内的DNA自我复制的现象。这类细胞器具有一定的自主性，也有自己的遗传物质，但在一定程度上还受到细胞核的支配。

10.180　高突变率　high mutation rate
由于线粒体DNA（mtDNA）缺少组蛋白的保

护，并且线粒体中缺乏DNA损伤修复系统，mtDNA的突变率比核DNA高10～20倍，mtDNA中氧化磷酸化基因的突变率也远高于核DNA的特征。

10.181 线粒体病 mitochondrial disorder
以线粒体功能异常为主要病因的一大类疾病。除线粒体基因组缺陷直接导致的疾病外，编码线粒体蛋白的核DNA突变也可引起线粒体病。

10.182 线粒体肌病 mitochondrial myopathy
由线粒体DNA中基因突变引起的一组疾病。其中一种癫痫性肌病与母系遗传及衰老有关，临床症状是患者肌肉发生不受控制的周期性震颤。

10.183 肌阵挛性癫痫伴破碎红纤维综合征
myoclonic epilepsy and ragged-red fiber disease，MERRF
一种由线粒体DNA基因突变所致的线粒体疾病，多为母系遗传。最常见的突变为m.8344A＞G。发病年龄通常为10～20岁，主要症状为阵发性癫痫，伴有进行性神经系统障碍，患者肌纤维紊乱、粗糙，线粒体形态异常，并在骨骼肌细胞中积累。

10.184 线粒体脑肌病伴高乳酸血症和卒中样发作 mitochondrial encephalomyo-pathy with lactic acidosis and stroke-like episode，MELAS
以脑病、脑卒中样发作、乳酸血症为主要症状的线粒体疾病。是线粒体疾病中最常见的类型之一。分子特征是线粒体DNA的点突变，约80%的患者为线粒体DNA第3243位A→G的碱基置换（m.3243A＞G）。发病年龄通常为5～15岁，主要症状包括癫痫发作、脑卒中样发作、痴呆、肌无力、耳聋等。患者多次卒中样发作和癫痫发作后，痴呆可进

一步加重。体检常见身体矮小、多毛等体征。

10.185 进行性眼外肌麻痹 progressive external ophthalmoplegia，PEO
一种常见的线粒体肌病，为线粒体代谢过程中某些酶缺乏引起的一组遗传性疾病。通常还带有*POLG*、*SLC25A4*或*TWNK*等核基因的致病突变。以进行性眼外肌无力导致双侧上睑下垂为主要特征，发病年龄为20～40岁，生化检查显示呼吸链酶活性降低，骨骼肌呈破碎红纤维，血浆中有高浓度乳酸盐。

10.186 莱伯遗传性视神经病变 Leber hereditary optic neuropathy，LHON
由线粒体DNA点突变（其中m.11778G＞A最常见）引起视神经退行性病变的一种母系遗传性疾病。男性患者居多，常于15～35岁发病。临床主要表现为双眼同时或先后急性或亚急性无痛性视力减退，可伴有中心视野缺失及色觉障碍。发病率约为1/20 000。1871年由德国眼科医生莱伯（Leber）首次报道。

10.187 表观遗传学 epigenetics
研究在DNA序列不发生改变的情况下，生物表型或基因表达出现稳定的可遗传变化的学科。

10.188 遗传印记 genetic imprinting
一个个体来自双亲的某些同源染色体或等位基因存在功能上的差异，即不同性别的亲代传给子代的同一染色体或等位基因可引起不同表型形成的现象。

10.189 脱氧核糖核酸甲基化 DNA methy-lation
在DNA甲基转移酶的催化下，DNA碱基上添入甲基基团的化学修饰现象。是真核生物在染色质水平控制基因转录的重要机制。

10.190　组蛋白修饰　histone modification
组蛋白在相关酶作用下发生甲基化、乙酰化、磷酸化、腺苷酸化、泛素化、ADP核糖基化等修饰的过程。

10.191　染色质重塑　chromatin remodeling
通过染色质上核小体的装配、拆解和重排等调控染色质的结构，从而调控基因的转录过程。这一过程主要通过组蛋白共价修饰和核小体的插入、删除和移位完成。

10.192　非编码核糖核酸　non-coding RNA
人类基因组中可转录却不能被翻译成蛋白质的核酸序列，包括rRNA、tRNA、miRNA等。

10.193　X 染色体失活　X-chromosome inactivation
又称"莱昂作用（Lyonization）"。莱昂（Lyon）假说认为女性的两条X染色体在胚胎发育早期就有一条随机失活的现象，因此女性体细胞的两条X染色体中只有一条有遗传活性。

10.194　单亲二[倍]体疾病　uniparental disomy，UPD
一种与表观遗传相关的疾病。来自父母一方的染色体片段被另一方的同源部分取代，或一个体的两条同源染色体都来自同一亲体，前者称为节段性单亲源二体。单亲源二体可分为单亲源异二体和单亲源同二体。

10.195　单亲源异二[倍]体　heterodisomy uniparental disomy，hetUPD
继承父母一方两条同源染色体的个体。由减数分裂Ⅰ期的同源染色体不分离引起。

10.196　单亲源同二[倍]体　isodisomy uniparental disomy，isoUPD
继承父母一方一条同源染色体的两个相同副本的个体。由减数分裂Ⅱ期的同源染色体不分离引起。

10.197　部分单亲源同二[倍]体　partial isodisomy，partial isoUPD
又称"节段性单亲源二[倍]体"。来自父母一方的染色体片段被另一方的同源部分取代的个体。由发生交叉后的减数分裂Ⅰ期或减数分裂Ⅱ期中的同源染色体不分离引起，从而导致单亲二体染色体上的等距异位。

10.198　多基因遗传　polygenic inheritance
由多个微效基因的累加效应控制遗传性状或疾病的遗传方式。

10.199　多基因遗传病　polygenic disease，polygenic inherited disease
一类由两对以上基因共同作用导致的疾病。其发病既与遗传物质改变有关，又需一定的环境作用。

10.200　微效基因　minor gene
对遗传性状或疾病的形成起微效作用，但具有累加效应的一组基因。

10.201　累加效应　additive effect
又称"加性效应"。若干对微效基因的效应累加在一起形成的一个明显的表型效应。

10.202　累加基因　additive gene
决定累加效应的基因。

10.203　质量性状　qualitative character
又称"单基因性状（monogenic character）"。由一对或几对基因控制、不易受环境影响、表现为非连续变异的性状。

10.204　数量性状　quantitative character
又称"多基因性状（polygenic character）"。

由多基因控制、易受环境影响、呈现连续变异的性状。

10.205 易感性 susceptibility
多基因遗传病的遗传基础是若干微效基因的累加效应，这种由遗传因素决定的一个体的患病风险。

10.206 易患性 liability
环境因素对多基因遗传病同样产生影响，由遗传因素和环境因素共同作用决定的一个个体的患病风险。

10.207 遗传率 heritability
又称"遗传力"。数量性状遗传变异成分占表型变异的比例。用来度量遗传因子与环境因子对性状表现的影响程度。分为广义遗传率和狭义遗传率。

10.208 无脑儿 anencephaly
又称"无脑畸形"。一种常见的先天性胎儿畸形。由于缺少头盖骨，脑组织暴露；双眼突出，颈短。脑部发育极原始，胎儿不可能存活。分为两种类型：一种是脑组织变性坏死突出颅外；另一种是脑组织未发育。

10.209 脊柱裂 spinal bifida
脊椎骨及神经管未顺利闭合的一种神经管缺陷的先天性畸形。主要分为隐性脊柱裂和显性脊柱裂，显性脊柱裂包括脊膜膨出、脊髓膨出及脊髓脊膜膨出。

10.210 先天性心脏病 congenital heart disease
出生时就存在的心血管结构和功能的异常。是胎儿时期心血管系统发育异常或发育障碍，以及出生后应退化的组织未退化所造成的心血管畸形。在活产儿中的发病率为0.6%～1.0%。

10.211 唇腭裂 cleft lip and palate
一系列包含唇裂（CL）、腭裂（CP）或二者皆有的疾病（CLP）。唇裂（伴或不伴腭裂）新生儿发病率为1/（700～1000），病变范围可从单侧上唇中线旁的小缺口延伸至鼻孔、牙龈及腭部的双侧唇裂。腭裂新生儿的发病率为4/10 000，病变包括腭垂分叉、伴腭咽闭合不全的黏膜下腭裂、软腭裂、狭窄"V"形腭裂和累及硬腭的宽大"U"形腭裂。

10.212 躁狂抑郁症 manic-depressive disorder
又称"情感障碍（affective disorder）"。一组以原发性心境异常为主要特征的精神障碍。临床表现为情绪持续高涨或低落，可间歇发作或交替出现，并伴有相应的认知、精神运动和心理生理改变。具体表现为家族聚集性、复杂的遗传模式及多基因和多表现型的特点。

10.213 家族性精神发育迟缓 familial mental retardation
受遗传和环境双重因素影响的一种多基因遗传病。在患病家族中，由于父母双方所带的致病基因数目不同，基因经分离和自由组合传给后代，无论是兄弟姐妹之间，还是无亲缘关系的个体之间，智力低下的程度都有很大不同，智商（IQ）可在30～80。IQ受患者所带致病基因数目影响，致病基因越多，IQ越低。

10.214 脑积水 hydrocephalus
脑脊液循环障碍引起脑室系统积水扩张，脑脊液过多地聚集于脑室内或脑室外的一种病症。发病率为（0.4～1.0）/1000，是最常见的胎儿畸形之一，男女比例为1.78：1。大多数脑积水病因不明，遗传方式不清。

10.215 劳-穆-比综合征 Laurence-Moon-Biedl syndrome
全称"劳伦斯-穆恩-比德尔综合征"。属常染色体隐性遗传病。表现为促性腺激素功能低下型性腺功能减退症、色素沉着性视网膜炎、肥胖、生长停滞、多指（趾）畸形、记忆力减退、智力低下和痉挛性截瘫。根据临床表现可分为两种类型：劳-穆综合征（Laurence-Moon syndrome，LMS）和巴-比综合征（Bardet-Biedl syndrome，BBS）。

10.216　遗传病诊断基本技术　basic technique for diagnosis of genetic disease

检测人类是否存在遗传性疾病的实验室技术。包括细胞遗传学诊断技术、分子细胞遗传学分析技术和分子遗传学检测技术等。

10.217　细胞遗传学诊断技术　cytogenetic diagnostic technique

通过细胞遗传学方法对遗传病进行诊断的技术。

10.218　染色体核型分析　chromosome karyotype analysis

以分裂中期染色体为研究对象，根据染色体的长度、着丝粒位置、长短臂比例、随体的有无等特征，并借助显带技术对染色体进行分析、比较、排序和编号，根据染色体结构和数目的变异情况来进行诊断的方法。可以为细胞遗传分类、物种间亲缘关系及染色体数目和结构变异的研究提供重要依据。

10.219　吉姆萨显带　Giemsa banding

简称"G显带（G-banding）"。将染色体标本用热、碱、胰酶、尿素、去垢剂或某些盐溶液预先处理，再用吉姆萨染液染色后所显示的带纹。

10.220　分子细胞遗传学分析　molecular cytogenetic analysis

通过分子细胞遗传学方法对遗传病进行诊断的技术。

10.221　荧光原位杂交　fluorescence *in situ* hybridization，FISH

把某条染色体或其某个区带的特异脱氧核糖核酸用带有荧光染料的地高辛、生物素等标记为探针，与染色体或间期细胞进行杂交，继而在荧光显微镜下观察杂交后的颜色信号，以此来检测染色体的方法。

10.222　中期荧光原位杂交　metaphase FISH

使用荧光素标记探针，检测探针和分裂中期染色体的杂交信号的一种物理图谱绘制方法。主要分析常规显带法不能识别的微小标记染色体。

10.223　间期荧光原位杂交　interphase fluorescence *in situ* hybridization，interphase FISH

使用荧光素标记探针，检测探针和分裂间期染色体的杂交信号的一种物理图谱绘制方法。用于难以获取中期染色体分裂象的细胞样本（如绒毛组织、神经细胞、精子等）检测。避免了细胞培养的步骤，可直接在组织切片上进行检测，已大量应用于羊水、绒毛等产前诊断和肿瘤细胞的染色体异常检测，以及精子非整倍体的检查等间期细胞遗传学研究。

10.224　多色荧光原位杂交　multicolorfluorescence *in situ* hybridization，multicolor FISH

采用两种或两种以上的不同荧光标记DNA探针，与靶细胞中期染色体或间期细胞核杂交后，用相应的免疫荧光检测系统进行杂交信号的检测和放大，通过两种或多种不同激光片组合或特制的滤光片观察，杂交信号呈现出不同颜色的方法。适用于检测靶序列扩增水平、染色体微缺失、染色体易位携带者、不同染色体区域的结构异常、同时存在的几种染色体数目异常等。

10.225 全染色体涂抹 whole chromosome painting

将整条染色体、某条染色体臂（长臂或短臂）或者染色体某个片段的DNA制备成探针，然后用荧光原位杂交的方法，将探针杂交到中期染色体上，在荧光显微镜下观察荧光素在染色体上标记的颜色，从而分析和研究染色体的重组、畸变及同源基因等的一种新技术。

10.226 染色体微阵列 chromosomal microarray

又称"分子核型分析（molecular karyotype analysis）"。一种能够在全基因组水平进行扫描，可检测染色体不平衡拷贝数变异，尤其是对于检测染色体组微小缺失、重复等不平衡性重排具有突出优势的微型分析系统。

10.227 单核苷酸多态性阵列 single nucleotide polymorphism array

又称"单核苷酸多态性芯片（single nucleotide polymorphism chip）"。根据人群中普遍存在的单核苷酸多态性位点，以及特定要求和目标制作的包含几千到近百万个位点的DNA芯片的微型分析系统。主要应用于特定个体多态性位点的基因型确定，也可用于基因组区域拷贝数变异的鉴定。

10.228 阵列比较基因组杂交 array comparative genomic hybridization

将待测DNA和正常对照DNA用不同颜色的荧光素标记，等比例混合后与微阵列DNA探针进行杂交，杂交反应的结果经过荧光数码成像和软件分析后，推算出待测DNA在微阵列表面的位置及其与对照DNA的相对量，从而确定有无DNA缺失、重复及其他结构变异的分析方法。

10.229 分子遗传学检测技术 molecular genetics detection technology

通过分子遗传学方法对遗传病进行诊断的

技术。

10.230 桑格测序 Sanger sequencing

又称"第一代测序技术（first generation sequencing technique）"。在延伸反应体系中额外加入四种有荧光标记的双脱氧核苷酸，反应从一段短寡核苷酸引物结合到被测序DNA模板上开始，通过DNA聚合酶选择正常核苷酸加入而继续延伸合成链或选择双脱氧核苷酸而终止合成链，产生以四种双脱氧核苷酸结束的不同长度的一系列合成链混合物，最后经聚丙烯酰胺凝胶电泳（PAGE）分离，并通过荧光标记识别终止位置碱基，从而获得被测模板链的DNA碱基序列的经典DNA测序技术。

10.231 高通量测序 high-throughput sequencing

又称"大规模平行测序（massively parallel signature sequencing，MPSS）""第二代测序技术（second generation sequencing technique）"。能一次并行对几十万条到几百万条DNA分子进行序列测定的技术。可检测整个基因组存在的点突变、微小缺失和插入等。最突出的特征是单次运行产出的序列数据量巨大，从而大大减少时间和材料成本。

10.232 单分子测序 single molecule sequencing

又称"从头测序技术（de novo sequencing）""第三代测序技术（third generation sequencing technique）"。在DNA测序时，不需要经过PCR扩增，对每一条DNA分子进行单独测序的技术。为单分子实时DNA测序。

10.233 多重连接探针扩增技术 multiplex ligation-dependent probe amplification，MLPA

一种高通量、针对待测DNA靶序列进行定性和半定量分析的方法。具有高效、特异、在一次反应管中可同时检测多个不同的核苷酸序列拷贝数变化的优势，可用于检测大缺失、重复。基本实验流程和原理包括DNA变性、探针与DNA靶序列杂交、连接、PCR扩增、产物通过毛细管电泳分离，最后经软件分析得出结论。

10.234 聚合酶链反应 polymerase chain reaction，PCR
一种在体外模拟发生于细胞内的DNA快速扩增特定基因或DNA序列复制过程的技术。

10.235 实时荧光定量聚合酶链反应 real-time fluorescence quantitative PCR
一种通过荧光染料或荧光标记的特异性探针，对PCR产物进行标记跟踪，实时在线监控反应过程，结合相应的软件对产物进行分析，计算待测样品模板初始浓度的定量实验技术。

10.236 等位基因特异性寡核苷酸 allele-specific oligonucleotide，ASO
一种人工合成的寡核苷酸探针。如果该探针针对正常序列设计，则在与正常个体的DNA序列进行杂交时，只能与正常的互补序列精确配对杂交，而不能与靶序列中出现的一个或几个错配碱基进行杂交。与此类似，根据突变序列合成的寡核苷酸探针，只能与突变的互补序列进行杂交，不能与正常基因序列进行配对。

10.237 聚合酶链反应–单链构象多态性
polymerase chain reaction-single strand conformation polymorphism，PCR-SSCP
利用DNA或RNA单链构象具有多态性的特点，结合PCR技术进行基因检测的一种分析技术。用于分析个体的遗传学特征和基因突变，适于对直接基因诊断中未知罕见突变进行筛查。只能提示突变存在的可能性，不能证实突变的位置与性质，必须与其他检测技

术如DNA测序并用。

10.238 变性高效液相色谱法 denaturing high performance liquid chromatography，DHPLC
基于杂合双链体和纯合双链体在高效液相色谱中滞留时间存在差异的一种筛选方法。

10.239 产前筛查 prenatal screening
通过对胎儿进行简便、无创的检查，寻找罹患某种疾病风险增加的高危人群的方法。是出生缺陷二级预防的重要措施。

10.240 阳性率 positive rate
在筛查试验中得到阳性结果的人数占筛查总人数的比例。

10.241 假阳性率 false positive rate
筛查试验中被错误地判断为阳性的健康人数，占所有实际健康人数的比例。反映了筛查系统的特异性，假阳性率越低，其特异性越高。

10.242 特异度 specificity
在筛查试验中得到阴性结果的健康人数占实际健康人数的比例。

10.243 假阴性率 false negative rate
在筛查试验中被错误地判断为阴性的患者数与实际患病人数的比例。反映了筛查系统的灵敏度，也就是说假阴性率越低，其灵敏度越高。

10.244 灵敏度 sensitivity
又称"检出率"。筛查为阳性的患者数与实际患者数的比例。反映了筛查方法的检出能力。

10.245 阳性预测值 positive predictive value，PPV
在筛查阳性的人群中，实际患者所占的比

例。反映了筛查系统的筛查效率。

10.246　阴性预测值　negative predictive value, NPV
在筛查阴性的人群中，实际健康者所占的比例。

10.247　风险切割值　risk cut-off value
在筛查系统中区分高风险和低风险的分界值。

10.248　胎儿颈部透明层厚度筛查　nuchal translucency screening, NT screening
使用超声技术对胎儿颈背侧软组织和皮肤之间的厚度进行检测的方法。是早期筛查胎儿发育异常的常见、有效、敏感的遗传学指标。

10.249　孕早期母血清产前筛查　maternal serum prenatal screening in first trimester
在孕早期对母体外周血中的人绒毛膜促性腺激素（β-hCG）、妊娠相关血浆蛋白（PAPP-A）、胎儿颈部透明层厚度（NT）和鼻骨等血清学指标及超声指标进行检测，从而评估胎儿罹患某种疾病风险的方法。

10.250　孕中期母血清产前筛查　maternal serum prenatal screening in second trimester
在孕中期对母体外周血中的人绒毛膜促性腺激素（β-hCG）、甲胎蛋白（AFP）、非结合雌三醇（uE₃）及抑制素A等血清学指标进行检测，从而评估胎儿罹患某种疾病风险的方法。常用的方案包括由β-hCG和AFP组成的二联筛查，由β-hCG、AFP和uE₃组成的三联筛查，以及由该4种指标共同组成的四联筛查方案。

10.251　无创产前筛查　noninvasive prenatal testing
取孕妇静脉血，利用DNA测序技术对母体外周血浆中的游离DNA片段（包含胎儿游离DNA片段）进行测序，并将测序结果进行生物信息学分析，可以从中得到胎儿的遗传信息，从而检测胎儿罹患由染色体异常等引起疾病的可能性的方法。

10.252　产前诊断　prenatal diagnosis
又称"宫内诊断"。对胚胎或胎儿在出生前是否患有某种遗传病或先天性畸形而进行的诊断。

10.253　产前超声诊断　prenatal ultrasound diagnosis
应用超声的物理特性对孕妇和胎儿进行的影像学诊断。为妇产科医生提供相关诊断依据，从而更好地进行出生缺陷干预。

10.254　羊膜腔穿刺术　amniocentesis
在B超监护与引导下，无菌抽取胎儿羊水，对羊水中的胎儿脱落细胞进行培养，然后进行染色体、基因和生化分析的手术操作。是产前诊断的基本方法之一。

10.255　绒毛膜绒毛吸取术　chorionic villus sampling, CVS
在B超监护与引导下，用特制的取样器经腹或经阴道沿孕妇子宫壁到达取样部位后，吸取绒毛进行染色体分析或基因及酶代谢诊断的手术操作。适用于高龄孕妇、生育过染色体异常胎儿、夫妇之一染色体结构异常、X连锁疾病胎儿的性别鉴定。

10.256　脐带穿刺术　cordocentesis
在B超监护与引导下，用细针经腹壁、子宫壁进入胎儿脐带，并抽取胎儿血液样本进行诊断的手术操作。

10.257　胎儿镜　fetoscopy
又称"羊膜腔镜"。可通过母体腹部穿刺经

子宫肌层进入羊膜腔的光导纤维内镜。可直接观察胎儿是否有畸形，以及性别和发育状况，可以同时抽取羊水或胎儿血样进行检查，还可进行宫内治疗的手术操作。

10.258　出生缺陷　birth defect
在胎儿期或出生时发现的各种胎儿缺陷。包括器官结构、功能、代谢及精神异常，这些缺陷可能由遗传因素、环境因素或二者共同作用导致。

10.259　遗传咨询　genetic counseling
由医学遗传学专业人员或咨询师就咨询者提出的家庭中遗传性疾病的发病原因、遗传方式、诊断、预后、复发风险、防治等问题予以解答，并就咨询者提出的婚育问题提出建议和具体指导。

10.260　遗传病再发风险　recurrence risk of genetic disorder
某遗传病再次发生的概率。在遗传咨询过程中，常描述已经生育过一个患有某种疾病孩子的父母再次妊娠时该疾病发生的概率。

10.261　遗传病再发风险评估　recurrence risk evaluation of genetic disorder
遗传咨询师或临床遗传学家独立地根据咨询者家系情况与疾病诊断，利用遗传学基本原理对咨询者及其家系成员的疾病再发风险进行分析与计算的过程。

10.262　近亲婚配　consanguineous marriage
三代或三代以内有共同祖先的人之间的通婚。近亲婚配的夫妇有可能从其共同祖先获得同一基因，并将之传递给子女。

10.263　遗传病相对风险　relative risk of genetic disorder
暴露于（或遗传有）危险因素的个体与未暴露（或未遗传有）的个体发生疾病的风险的比值。用"RR"表示。若RR＞1，表示一个人患病风险增加；若RR＜1，表示一个人患病风险降低；若RR=1，表示对风险无明显的影响。

10.264　遗传病贝叶斯定理　Bayes theorem of genetic disorder
根据贝叶斯（Bayes）提出的随机事件的后概率等于单项前概率乘条件概率除以各单项前概率乘条件概率的总和，推测遗传病发生概率。主要用于在双亲之一或双方基因型未知的情况下，估计未发病子女或以后出生子女的再发风险，从而使遗传咨询结果更为准确。

10.265　遗传病前概率　prior probability of genetic disorder
根据有关疾病的遗传方式及家系中有关成员之间的关系列出的先证者两种基因的携带概率。

10.266　遗传病条件概率　conditional probability of genetic disorder
根据家系提供的其他信息（表型正常的子女数目、年龄、实验室检查结果等）列出的在上述遗传背景所产生各自基因型的概率。

10.267　遗传病联合概率　joint probability of genetic disorder
前概率和条件概率的乘积。

10.268　遗传病后概率　posterior probability of genetic disorder
两种可能基因型各自的联合概率除以两种联合概率之和。即利用贝叶斯定理分析最后计算所得的相对概率。

10.269　遗传病非指向性咨询　nondirective counseling of genetic disorder
通常遗传咨询师不可能直接告知咨询者根据

现有的检查应该采取什么决定或者选择什么治疗方案，而是给咨询者列举出几种可能的选择，在获得并理解相关的信息后，让患者、咨询者或家庭做出最适合自身情况的决定。

10.270　系谱　pedigree
从先证者入手，追溯调查其所有家族成员（直系亲属和旁系亲属）的数目、亲属关系及某种遗传病（或性状）的分布等资料，并按照一定格式将这些资料绘制成图谱。

10.271　先证者　proband
某个家族中第一个被医生或者遗传研究者发现的某种遗传病患者或具有某种性状的成员。

10.272　系谱分析　pedigree analysis
根据系谱提供的信息进行分析判断，确定该遗传病的遗传方式，进而做出诊断的方法。

10.273　携带者筛查　carrier screening
当某种遗传病在某一群体中有高发病率时，为了预防该病在群体中的发生，采用经济实用、准确可靠的方法在群体中进行的筛查。筛出携带者后则进行婚育指导，即可达到预期目标。

11.　生　殖　保　健

11.001　生殖保健　reproductive health care
通过预防和解决生殖健康方面问题而采取的一系列技术和服务措施，以达到一个完好的生殖健康状态。内容包括儿童期保健、青春期保健、生育期保健、围绝经期保健、男性更年期保健等。

11.002　儿童期保健　childhood care
以实现儿童生存、保护和发展为基本目标的一系列保健措施。包括围生期保健、新生儿疾病和遗传代谢病筛查、儿童营养和生长发育、儿童疾病预防和治疗、儿童心理和行为发育、环境与儿童健康、儿童早期发展和育儿学等。

11.003　青春期保健　adolescent health care
针对青少年的生理、心理和社会特点及其健康和行为方面的问题而采取的一系列保健措施。包括营养、生理卫生、心理卫生、体格锻炼、智力开发、性教育，以及男、女青少年常见疾病的预防、治疗与康复。

11.004　生育期保健　maternal health care
针对育龄期女性的系统保健服务。包括孕前健康检查和咨询、妇科病检查、高危妊娠咨询、孕期心理保健指导、孕期安全用药、孕期营养保健指导、产后恢复锻炼指导、产后心理疏导、新生儿护理指导等。

11.005　围绝经期保健　peri-menopausal period care
针对女性在绝经期前后提供的系统保健服务。包括对围绝经期女性进行定期健康体检、妇科疾病诊治、健康教育、围绝经期咨询、心理咨询等。

11.006　女性保健　female health care
为维护女性健康所采取的综合性保健服务。

11.007　男性保健　male health care
为维护男性健康所采取的综合性保健服务。

11.008　生殖健康　reproductive health
在生命所有阶段的生殖功能和过程中的身体、心理和社会适应的完好状态。不只是无疾病或功能失调。

11.009　生殖衰老　reproductive aging
生殖能力下降的现象。大约从30岁开始，37岁后加速。生殖衰老随年龄的增长而发生，其进程受民族、种族、文化、地域、生活方式和社会经济状况等因素的影响。

11.010　劳动保护　labor protection
对女职工在经期、孕期、产期等情况下的工作安排和工作时间给予的特殊保护。

11.011　性卫生　sex hygiene
性生理卫生和性心理卫生的统称。即通过性卫生保健，以实现性健康，并达到提高生活质量的目的。

11.012　性生理卫生　sexual biological health
性生活方面达到生理满足的状态。

11.013　性心理卫生　sexual psychological health
性生活方面达到心理幸福安宁的状态，或指无精神疾病的状态。

11.014　性治疗　sex therapy
通过与专业心理健康从业者交谈来解决性心理方面问题的一种心理疗法。

11.015　性健康　sexual health
一种在性生理、性心理和社会层面都健康的状态。即在不受胁迫、歧视和暴力的情况下享受令人愉悦、安全的性体验。

11.016　心理保健　mental health care
预防心理问题、维护心理健康的综合性措施。

11.017　产后抑郁　postpartum depression
以产妇在分娩后出现情绪低落、精神抑郁为主要表现的疾病。

12.　生殖伦理

12.001　生殖伦理学　reproductive ethics
研究生殖行为规范和原则的科学。

12.002　辅助生殖伦理学　assisted reproductive ethics
将生殖伦理学的理论、原则和方法运用于辅助生殖的道德领域，对辅助生殖的决策、行动、策略、法律等进行系统研究，并在实践中验证和发展的学科。

12.003　积极生育权　positive reproductive right
按照国家有关规定生育子女的权利。

12.004　消极生育权　negative reproductive right
不生育子女的权利。

12.005　隐私权　right of privacy
自然人享有的私人生活安宁与私人信息秘密依法受到保护，不被他人非法侵扰、知悉、收集、利用和公开的一种人格权。

12.006　生育自主权　reproductive autonomy
在不违背国家法律和法令的条件下，自己做主，不受外力支配和驱使的生育权利。

12.007　生命健康权　right of life and health
公民的生命权和健康权两种权利的统称。是公民享有的最基本的人权。生命权是指公民享有的生命安全不被非法剥夺、危害的权利；健康权是指公民保护自己身体各器官、功能安全的权利。

12.008　生命健康权优先原则　priority of right to life and health principle
生命健康权作为自然人的基本权利之一，是其享有及行使一切权利的基础，具有优先地位。

12.009　知情同意权　right of informed consent
知情权和同意权两个密切相连权利的统称。知情权是同意权得以存在的前提和基础，同意权又是知情权的价值体现，强调患者的知情同意权，主要目的在于通过赋予医疗机构及其医务人员相应的告知义务，使患者在了解自己将面临的风险、付出的代价和可能取得的收益的基础上自由做出选择，从而维护患者的利益，改变患者相对弱势地位。

12.010　知情同意书　informed consent form
患者表示自愿进行医疗治疗及参与研究处置的文件证明。

12.011　自然人　nature person
具备相应的民事权利和行为能力、成为民事法律关系主体的有生命的人。

12.012　单亲生育权　reproductive right of single parent
未婚生育子女的权利。各国法律对此权利划定不一。

12.013　辅助生殖技术伦理　ethics in assisted reproductive technology
涉及辅助生殖技术中的人工授精、体外受精的伦理问题。

12.014　性别鉴定　sex identification
利用医学、生物学和遗传学的理论，采集羊水、绒毛、母血等确定胎儿性别的技术和手段。

12.015　性别选择　sex selection
有目的地选择后代男女性别的技术和手段。

12.016　遗腹辅助生殖　posthumous assisted reproduction
在遗传学父母中一方去世的情况下，使用其胚胎或配子进行妊娠的技术。

12.017　无主胚胎　unclaimed embryo
保存于医疗机构内无人认领的冷冻胚胎。

英 汉 索 引

A

abdominal orifice of fallopian tube 输卵管腹腔口 02.057

ablation of hysteromyoma 子宫肌瘤消融术 05.080

abnormal chromosomal disorder of sexual development 染色体异常型性发育异常 10.060

abnormal sperm rate 精子畸形率 05.055

abnormal uterine bleeding 异常子宫出血 04.037

abnormal uterine bleeding-adenomyosis 子宫腺肌病所致异常子宫出血 04.051

abnormal uterine bleeding-coagulopathy 全身凝血相关疾病所致异常子宫出血 04.054

abnormal uterine bleeding-endometrial disorder 子宫内膜局部异常所致异常子宫出血 04.055

abnormal uterine bleeding-iatrogenic 医源性异常子宫出血 04.056

abnormal uterine bleeding-leiomyoma 子宫平滑肌瘤所致异常子宫出血 04.052

abnormal uterine bleeding-malignancy and hyperplasia 子宫内膜恶变和不典型增生所致异常子宫出血 04.053

abnormal uterine bleeding-not otherwise classified 未分类异常子宫出血 04.057

abnormal uterine bleeding-ovulatory dysfunction 排卵障碍相关异常子宫出血 04.058

abnormal uterine bleeding-polyp 子宫内膜息肉所致异常子宫出血 04.050

ABO blood group ABO血型系统 10.123

ABP 急性细菌性前列腺炎 04.190

absence of fallopian tube 输卵管缺失 04.141

acanthosis nigricans 黑棘皮症 04.117

accessory fallopian tube 副输卵管 04.143

acephalic spermatozoa 无头精子症,*断头精子症 10.170

ACH 软骨发育不全 10.111

achondroplasia 软骨发育不全 10.111

acid mucopolysaccharide 酸性黏多糖 03.157

acquired immunodeficiency syndrome 获得性免疫缺陷综合征,*艾滋病 04.202

acquired thrombophilia 获得性易栓症 05.024

acrocentric chromosome 近端着丝粒染色体 10.009

acrosin 顶体素,*顶体蛋白 03.291

acrosome 顶体 03.290

acrosome reaction 顶体反应 03.302

active intrauterine device 活性宫内节育器 07.004

activin 激活素 03.085

activin-inhibin-follistatin system 激活素-抑制素-卵泡抑制素系统 03.114

acute abnormal uterine bleeding 急性异常子宫出血 04.049

acute bacterial prostatitis 急性细菌性前列腺炎 04.190

acute cervicitis 急性子宫颈炎 04.015

acute epididymitis 急性附睾炎 04.184

acute orchitis 急性睾丸炎 04.176

acute pelvic parametritis 急性盆腔结缔组织炎,*子宫周炎 04.030

additive effect 累加效应,*加性效应 10.201

additive gene 累加基因 10.202

adenohypophysis 腺垂体 03.100

adenohypophysis reproductive hormone 腺垂体生殖激素 03.101

adenomyoma 子宫腺肌瘤 04.173

adenomyosis 子宫腺肌病 04.172

adhesion of labia minora 小阴唇粘连 04.013

adnexitis *附件炎 04.027

ADO 等位基因脱扣 06.076

adolescence 青春期 03.004

adolescent health care 青春期保健 11.003

ADPKD 常染色体显性遗传多囊肾病 10.114

adrenal gland 肾上腺 03.115

adrenarche 肾上腺功能初现 03.008

adult polycystic kidney disease *成人型多囊肾病 10.114

AFC　窦卵泡计数　05.009

affective disorder　*情感障碍　10.212

afterplay　后戏　08.023

AH　子宫内膜不典型增生　04.062

AIDS　获得性免疫缺陷综合征，*艾滋病　04.202

AIS　雄激素不敏感综合征　10.148

allele　等位基因　10.071

allele dropout　等位基因脱扣　06.076

allele-specific oligonucleotide　等位基因特异性寡核苷酸　10.236

allogeneic ovarian transplantation　异体卵巢移植　09.028

allogeneic uterine transplantation　异体子宫移植　09.031

amenorrhea　闭经　04.075

AMH　抗米勒管激素　05.008

amniocentesis　羊膜腔穿刺术　10.254

amnion　羊膜　03.212

amniotic fluid　羊水　03.211

amniotic fluid embolism　羊水栓塞　07.039

AMPS　酸性黏多糖　03.157

ampulla of deferent duct　输精管壶腹　02.209

ampulla portion of fallopian tube　输卵管壶腹部　02.053

anal intercourse　肛交　08.010

anal nerve　肛神经　02.102

anal triangle　肛门三角　02.163

anatomical internal os　解剖学内口　02.039

anchoring villus　固定绒毛　03.222

androgen　雄激素　03.075

androgen binding protein　雄激素结合蛋白　03.306

androgenetic alopecia　雄激素性秃发　10.127

androgen insensitivity syndrome　雄激素不敏感综合征　10.148

androgen receptor　雄激素受体　03.096

android pelvis　男型骨盆　02.134

androstane nucleus　雄烷核　03.076

androstenedione　雄烯二酮　03.078

anejaculation　不射精[症]　08.040

anencephaly　无脑儿，*无脑畸形　10.208

aneuploid　非整倍体　10.021

angelman syndrome　天使综合征，*快乐木偶综合征　10.065

anorgasmia　性快感缺失，*性快感障碍　08.031

antegrade vasography　顺行输精管造影　05.027

anterior fibromuscular stroma of prostate　前列腺前纤维肌肉间质区　02.218

anterior labial commissure　唇前连合　02.006

anthropoid pelvis　类人猿型骨盆　02.133

anti-Müllerian hormone　抗米勒管激素　05.008

antiphospholipid antibody syndrome　抗磷脂[抗体]综合征　05.021

anti-sperm antibody　抗精子抗体　05.058

antral follicle　窦状卵泡　03.044

antral follicle count　窦卵泡计数　05.009

AOA　卵母细胞辅助激活　06.037

apocrine　顶浆分泌　03.154

AR　雄激素受体　03.096

arcuate uterus　弓形子宫　04.155

arcus tendineus fascia pelvis　盆筋膜腱弓　02.159

arcus tendineus levator ani　肛提肌腱弓　02.158

aromatase　芳香化酶　03.081

array comparative genomic hybridization　阵列比较基因组杂交　10.228

ART　辅助生殖技术，*辅助生育技术　06.001

artificial abortion　人工流产　07.030

artificial gamete　人工配子　09.011

artificial insemination　人工授精　06.016

artificial insemination by donor　供精人工授精　06.018

artificial insemination by husband　夫精人工授精　06.017

artificial menopause　人工绝经　04.124

AS　天使综合征，*快乐木偶综合征　10.065

ASA　抗精子抗体　05.058

asexuality　无性恋　08.006

Asherman syndrome　阿谢曼综合征，*子宫腔粘连综合征　04.095

ASO　等位基因特异性寡核苷酸　10.236

aspermia　无精液症　04.221

aspiration of ovarian cyst　卵巢囊肿抽吸术　05.091

assisted hatching　辅助孵化　06.059

assisted oocyte activation　卵母细胞辅助激活　06.037

assisted reproductive ethics　辅助生殖伦理学　12.002

assisted reproductive technology　辅助生殖技术，*辅助生育技术　06.001

asthenospermia　弱精子症　04.232

ATFP　盆筋膜腱弓　02.159

ATLA　肛提肌腱弓　02.158

atresia of vagina　阴道闭锁　04.158

atretic follicle　闭锁卵泡　03.053

atrophic endometrium　萎缩型子宫内膜　04.063

atypical endometrial hyperplasia 子宫内膜不典型增生 04.062

AUB 异常子宫出血 04.037

AUB-A 子宫腺肌病所致异常子宫出血 04.051

AUB-C 全身凝血相关疾病所致异常子宫出血 04.054

AUB-E 子宫内膜局部异常所致异常子宫出血 04.055

AUB-I 医源性异常子宫出血 04.056

AUB-L 子宫平滑肌瘤所致异常子宫出血 04.052

AUB-M 子宫内膜恶变和不典型增生所致异常子宫出血 04.053

AUB-N 未分类异常子宫出血 04.057

AUB-O 排卵障碍相关异常子宫出血 04.058

AUB-P 子宫内膜息肉所致异常子宫出血 04.050

audio-visual sexual stimulation 视听性刺激勃起功能检测 05.039

autologous ovarian transplantation 自体卵巢移植 09.027

autologous uterine transplantation 自体子宫移植 09.030

autosomal dominant hereditary disease 常染色体显性遗传病 10.108

autosomal dominant inheritance 常染色体显性遗传 10.105

autosomal dominant polycystic kidney disease 常染色体显性遗传多囊肾病 10.114

autosomal recessive hereditary disease 常染色体隐性遗传病 10.129

autosomal recessive inheritance 常染色体隐性遗传 10.128

autosome 常染色体 10.013

AVSS 视听性刺激勃起功能检测 05.039

azoospermia 无精子症 04.222

B

bacterial vaginosis 细菌性阴道病 04.010

balanced translocation 平衡易位 10.032

balanced translocation carrier 平衡易位携带者 10.040

balance of vaginal microenvironment 阴道微生态平衡 04.003

balanus 阴茎头，*龟头 02.180

barrier contraception 屏障避孕 07.023

basal body temperature 基础体温 05.011

basal cell [附睾管]基细胞 02.206

basal layer of endometrium 子宫内膜基底层 03.144

base substitution 碱基置换 10.085

basic sex hormone 基础性激素 05.010

basic technique for diagnosis of genetic disease 遗传病诊断基本技术 10.216

Bayes theorem of genetic disorder 遗传病贝叶斯定理 10.264

BCR 球海绵体肌反射 05.036

bicornuate uterus 双角子宫 04.153

bilaminar germ disc 二胚层胚盘 03.191

bilateral double oviduct 双侧双输卵管 04.145

biochemical composition of seminal plasma 精浆生化分析 05.053

biochemical pregnancy 生化妊娠 06.090

biphasic basal body temperature 双相型体温 05.012

birth control 节育，*节制生育 07.029

birth defect 出生缺陷 10.258

bisexuality 双性恋 08.005

bladder 膀胱 02.164

blastocyst 囊胚，*胚泡 03.170

blastocyst biopsy 囊胚活检 06.082

blastomere 卵裂球，*分裂球 03.168

blastomere biopsy 卵裂球活检 06.081

blood-epididymis barrier 血附睾屏障 02.207

blood-seminiferous tubule barrier *血-生精小管屏障 02.199

blood-testis barrier 血睾屏障 02.199

B lymphocyte B[淋巴]细胞 03.251

body of clitoris 阴蒂体 02.012

body of penis 阴茎体 02.179

body of uterus 子宫体 02.030

body stalk 体蒂 03.195

borderline sex behavior 边缘性行为，*调情 08.012

broad ligament of uterus 子宫阔韧带 02.046

bromocriptine mesylate 甲磺酸溴隐亭 04.129

bulbocavernosus muscle 球海绵体肌 02.140

bulbocavernosus reflex 球海绵体肌反射 05.036

bulbocavernosus reflex latency time 球海绵体肌反射潜伏时间 05.037

bulb of urethra 尿道球 02.184

bulb of vestibule 前庭球 02.017

bulbourethral gland 尿道球腺 02.222

BV 细菌性阴道病 04.010

C

CAH 先天性肾上腺皮质增生症 10.159

CAM 细胞黏附分子 03.258

candidal vaginitis *念珠菌性阴道炎 04.009

capsule of prostate 前列腺包膜 02.219

caput epididymidis 附睾头 02.201

cardinal ligament of uterus 子宫主韧带 02.047

carrier of chromosomal structural aberration 染色体结构畸变携带者，*表型正常的平衡的染色体结构重排者 10.038

carrier screening 携带者筛查 10.273

CASA 计算机辅助精液分析 05.052

cauda epididymidis 附睾尾 02.203

CAVD 先天性输精管缺如 04.208

cavernosography [阴茎]海绵体造影 05.043

cavernous body of penis 阴茎海绵体 02.175

cavernous body of urethra 尿道海绵体 02.176

cavernous nerve 海绵体神经 02.233

CBAVD 先天性双侧输精管缺如 04.210

CBP 慢性细菌性前列腺炎 04.191

CCS 全染色体分析 06.075

CdCS *猫叫综合征 10.050

cell adhesion molecule 细胞黏附分子 03.258

central precocious puberty 中枢性性早熟，*真性性早熟，*促性腺激素释放激素依赖性性早熟，*完全性性早熟 04.131

central zone of prostate 前列腺中央区 02.215

centric fusion *着丝粒融合 10.033

centromere 着丝粒 10.004

cervical canal 子宫颈管 02.036

cervical cerclage 宫颈环扎术 05.073

cervical polyp 子宫颈息肉 04.017

cervical polypectomy 宫颈息肉摘除术 05.071

cervicitis 子宫颈炎 04.014

cervicovaginal reconstruction 宫颈阴道重建术 05.072

cervix uteri 子宫颈，*宫颈 02.033

cervix-vaginal branch of uterine artery 子宫动脉子宫颈-阴道支 02.074

CF 囊性纤维化 10.150

CFTR 囊性纤维化跨膜转导调节因子，*囊性纤维化跨膜传导调节蛋白，*囊性纤维化跨膜电导调节因子 04.211

CGGM 先天性葡萄糖-半乳糖吸收不良 10.152

chancroid 软下疳 04.198

chemical contraceptive 外用避孕药 07.020

childbearing period *生育期 03.011

childhood 儿童期，*幼年期 03.003

childhood care 儿童期保健 11.002

chocolate cyst *巧克力囊肿 04.166

cholesterol 胆固醇 03.062

cholesterol side chain cleavage enzyme 胆固醇侧链裂解酶 03.079

chorion 绒毛膜 03.213

chorion frondosum 叶状绒毛膜 03.224

chorionic plate 绒毛膜板 03.214

chorionic villus *绒毛膜绒毛 03.215

chorionic villus sampling 绒毛膜绒毛吸取术 10.255

chorion leave 平滑绒毛膜 03.223

chromatid 染色单体 10.003

chromatin 染色质 10.002

chromatin remodeling 染色质重塑 10.191

chromosomal aberration 染色体畸变 10.015

chromosomal disorder 染色体病 10.042

chromosomal microarray 染色体微阵列 10.226

chromosomal polymorphism 染色体多态性 10.014

chromosomal structure aberration 染色体结构畸变 10.026

chromosome 染色体 10.001

chromosome arm 染色体臂 10.005

chromosome banding pattern 染色体带型 10.011

chromosome deletion 染色体缺失 10.027

chromosome duplication 染色体重复 10.028

chromosome inversion 染色体倒位 10.029

chromosome karyotype 染色体核型 10.010

chromosome karyotype analysis 染色体核型分析 10.218

chromosome microdeletion syndrome 染色体微缺失综合征 10.061

chromosome microduplication syndrome *染色体微重复综合征 10.061

chromosome numerical aberration 染色体数目畸变 10.016

chromosome numerical abnormality *染色体数目异常 10.016

chromosome rearrangement *染色体重排 10.026

chromosome structural abnormality *染色体结构异常 10.026

chromosome translocation 染色体易位 10.030

chronic abnormal uterine bleeding 慢性异常子宫出血 04.048

chronic bacterial prostatitis 慢性细菌性前列腺炎 04.191

chronic cervicitis 慢性子宫颈炎 04.016

chronic epididymitis 慢性附睾炎 04.185

chronic nonbacterial prostatitis 慢性非细菌性前列腺炎 04.193

chronic orchitis 慢性睾丸炎 04.178

chronic pelvic pain syndrome 慢性盆腔疼痛综合征 04.192

chronic pelvic parametritis 慢性盆腔结缔组织炎 04.031

chronic salpingitis 慢性输卵管炎 04.023

cleavage 卵裂 03.167

cleft lip and palate 唇腭裂 10.211

climacteric period 更年期 03.012

clinical pregnancy 临床妊娠 06.089

clitoris 阴蒂 02.010

clitoris artery 阴蒂动脉 02.080

cloacal fold 泄殖腔褶 03.130

cloacal membrane 泄殖腔膜 03.129

clue cell 线索细胞 04.011

CNP 慢性非细菌性前列腺炎 04.193

CNP 拷贝数多态性 10.103

coasting 缓刺激 06.006

coccygeus 尾骨肌 02.157

coccyx 尾骨 02.109

codominance inheritance 共显性遗传 10.122

COH 控制性超促排卵 06.004

coitus 性交 08.008

coitus interruptus 体外射精 07.027

common iliac lymph node 髂总淋巴结 02.092

complete dominant inheritance 完全显性遗传 10.106

complex aneuploid 复合非整倍体 10.025

complex translocation 复合易位 10.035

compound heterozygote 复合杂合子 10.075

compound long-acting oral contraceptive 复方长效口服避孕药 07.010

compound short-acting oral contraceptive 复方短效口服避孕药 07.009

comprehensive chromosome screening 全染色体分析 06.075

computer-assisted sperm analysis 计算机辅助精液分析 05.052

conditional probability of genetic disorder 遗传病条件概率 10.266

condom 阴茎套 07.024

condyloma acuminatum 尖锐湿疣 04.201

congenital absence of vas deferens 先天性输精管缺如 04.208

congenital adrenal hyperplasia 先天性肾上腺皮质增生症 10.159

congenital bilateral absence of vas deferens 先天性双侧输精管缺如 04.210

congenital cervical dysplasia 先天性子宫颈发育异常 04.156

congenital glucose-galactose malabsorption 先天性葡萄糖-半乳糖吸收不良 10.152

congenital heart disease 先天性心脏病 10.210

congenital preauricular fistula 先天性耳前瘘 10.109

congenital unilateral absence of vas deferens 先天性单侧输精管缺如 04.209

congenital uterine anomaly 先天性子宫畸形 04.146

congenital uterus absence 先天性无子宫 04.147

conjugated estrogen 结合雌激素 04.104

consanguineous marriage 近亲婚配 10.262

contorted seminiferous tubule *曲细精管 02.195

contraception 避孕 07.001

contraception counseling 避孕咨询 07.042

contraception with external drug 外用药物避孕 07.018

contraceptive injection 长效避孕针 07.011

contraceptive jelly 避孕膏 07.022

contraceptive patch 避孕贴片 07.016

contraceptive vaginal ring 缓释阴道避孕环 07.015

controlled ovarian hyperstimulation 控制性超促排卵 06.004

copper-containing intrauterine device 含铜宫内节育器 07.005

copy number polymorphism 拷贝数多态性 10.103

cordocentesis 脐带穿刺术 10.256

coronal sulcus *冠状沟 02.181

corona radiata 放射冠 03.049

corpus albicans 白体 03.059

corpus cavernosa 阴茎海绵体 02.175

corpus epididymidis 附睾体 02.202

corpus hemorrhagicum 血体 03.055

corpus luteum 黄体 03.056

corpus spongiosum 尿道海绵体 02.176

correction of unicornuate uterus 单角子宫矫治术 05.082

cortex of ovary 卵巢皮质 02.061

CPF 先天性耳前瘘 10.109

CPPS 慢性盆腔疼痛综合征 04.192

cri-du-chat syndrome *猫叫综合征 10.050

CRL 顶臀长 03.204

crown-rump length 顶臀长 03.204

crus of clitoris 阴蒂脚 02.013

crus of penis 阴茎脚 02.177

cryopreservation of single human spermatozoa 人单精子冷冻保存 06.098

cryopreservation of small number of human spermatozoa 人微量精子冷冻保存 06.097

cryoprotectant 冷冻保护剂 06.061

cryptorchidism 隐睾 04.212

cryptozoospermia 隐匿性精子症 04.237

CUAVD 先天性单侧输精管缺如 04.209

cumulus oophorus 卵丘 03.048

CVR 缓释阴道避孕环 07.015

CVS 绒毛膜绒毛吸取术 10.255

cycle of seminiferous epithelium 生精上皮周期 03.279

cyclic follicle recruitment 卵泡周期募集 03.045

cystic fibrosis 囊性纤维化 10.150

cystic fibrosis transmembrane conductance regulator 囊性纤维化跨膜转导调节因子，*囊性纤维化跨膜传导调节蛋白，*囊性纤维化跨膜电导调节因子 04.211

cystinuria 胱氨酸尿症 10.151

cytogenetic diagnostic technique 细胞遗传学诊断技术 10.217

cytokine 细胞因子 03.087

cytoplasm transfer technology 细胞质移植技术 09.010

cytotrophoblast 细胞滋养层 03.173

cytotrophoblast cell 细胞滋养细胞 03.239

D

decidua 蜕膜 03.183

decidua basalis 底蜕膜，*基蜕膜 03.184

decidua capsularis 包蜕膜 03.185

decidualization *蜕膜化 03.182

decidual reaction 蜕膜反应 03.182

decidual stromal cell 蜕膜基质细胞 03.243

decidua parietalis 壁蜕膜 03.186

decidua vera 真蜕膜 03.187

deep-infiltrating endometriosis 深部浸润型子宫内膜异位症 04.168

deep inguinal lymph node 腹股沟深淋巴结 02.088

deep transverse muscle of perineum 会阴深横肌 02.145

deferential artery 输精管动脉 02.226

dehydroepiandrosterone 脱氢表雄酮 03.077

delayed dominance inheritance 延迟显性遗传 10.124

deletion of azoospermia factor c region of Y chromosome Y染色体无精子症因子c区缺失 10.068

1p36 deletion syndrome 1p36微缺失综合征 10.063

22q11.2 deletion syndrome 22q11.2微缺失综合征 10.062

denaturing high performance liquid chromatography 变性高效液相色谱法 10.238

de novo sequencing *从头测序技术 10.232

density gradient centrifugation method 密度梯度离心法 06.027

derivative chromosome *衍生染色体 10.031

detumescence phase of penis 阴茎勃起消退期 03.320

DFI 精子DNA碎片率 05.060

DHPLC 变性高效液相色谱法 10.238

diagnosis of female infertility 女性不孕诊断 05.005

diagnosis of male infertility 男性不育诊断 05.050

diagnostic curettage 诊断性刮宫 04.067

diaphragm 阴道隔膜，*子宫帽 07.026

dicentric chromosome 双着丝粒染色体 10.037

didelphic uterus　双子宫　04.152

dilatation and curettage　刮宫术　04.066

diminished ovarian reserve　卵巢储备功能减退　04.093

diploid　二倍体　10.019

DNA methylation　脱氧核糖核酸甲基化　10.189

DNA polymorphism　DNA多态性　10.098

dominant character　显性性状　10.077

dominant gene　显性基因　10.078

DOR　卵巢储备功能减退　04.093

dorsal artery of penis　阴茎背动脉　02.223

dorsal nerve conduction velocity test　阴茎背神经传导速度试验　05.038

dorsal nerve of clitoris　阴蒂背神经　02.101

dorsal nerve of penis　阴茎背神经　02.231

double heterozygote　双重杂合子　10.076

Douglas pouch　*道格拉斯陷窝，*道格拉斯腔　02.169

Down syndrome　*唐氏综合征　10.045

drug-induced amenorrhea　药物性闭经　04.085

DSC　蜕膜基质细胞　03.243

DSD　46，XX型女性性发育异常　10.057

Duchenne and Becker muscular dystrophies　进行性假肥大性肌营养不良　10.146

duration of spermatogenesis　生精周期　03.277

dynamic mutation　动态突变　10.097

dysmenorrhea　痛经　04.118

dyspareunia　性交痛　08.034

E

early proliferative phase of endometrium　子宫内膜增殖早期　03.146

early secretory phase of endometrium　子宫内膜分泌早期　03.150

ectoderm　外胚层　03.200

ectopic ovary　异位卵巢　04.137

ectopic pregnancy　异位妊娠　06.085

EDO　射精管梗阻　04.224

Edwards syndrome　*爱德华兹综合征　10.046

efferent ductule of testis　睾丸输出小管　02.198

EGF　表皮生长因子　03.090

EH　子宫内膜增生　04.061

ejaculation　射精　03.324

ejaculation pain　射精痛　08.042

ejaculatory disorder　射精障碍　08.037

ejaculatory duct　射精管　02.211

ejaculatory duct obstruction　射精管梗阻　04.224

elective single embryo transfer　选择性单胚胎移植　06.058

electrocautery of ovarian cyst　卵巢囊肿囊壁消融术　05.090

electroejaculation　电刺激取精术　05.046

elongated spermatid　长形精子细胞　03.273

embryo　胚胎　03.189

embryo adhesion　胚胎黏附　03.178

embryo apposition　胚胎定位　03.177

embryo biopsy　胚胎活检　06.079

embryo cryopreservation　胚胎冷冻保存　06.060

embryo culture　胚胎培养　06.038

embryo donation　胚胎捐赠　06.104

embryo evaluation　胚胎评估　06.045

embryo fragmentation　胚胎碎片　06.051

embryo implantation　胚胎植入　03.176

embryo invasion　胚胎侵入　03.179

embryonic morphokinetic　胚胎形态动力学　06.055

embryonic stem cell　胚胎干细胞　09.013

embryo penetration　*胚胎穿透　03.179

embryo thawing　胚胎解冻，*胚胎复苏　06.065

embryo transfer　胚胎移植　06.056

emergency contraception　紧急避孕　07.017

emission　泌精　03.325

empty sella syndrome　空蝶鞍综合征　04.089

EMT　子宫内膜异位症　04.165

endoderm　内胚层　03.198

endometrial biopsy　子宫内膜活检术　05.078

endometrial hyperplasia　子宫内膜增生　04.061

endometrial polyp　子宫内膜息肉　04.021

endometrial preparation　子宫内膜准备　06.067

endometrial receptivity　子宫内膜容受性　03.180

endometrial tuber-culosis　子宫内膜结核　04.035

endometriosis　子宫内膜异位症　04.165

endometriotic disease　子宫内膜异位性疾病　04.164

endometritis　子宫内膜炎　04.020

endometrium　子宫内膜　02.040

endometrium repair and regeneration therapy　子宫内膜修复法　04.069

endometrium shedding therapy　子宫内膜脱落法　04.068

endothelin　内皮素　03.160

end piece of sperm tail　精子尾末段　03.287

enucleation of ovarian cyst　卵巢囊肿切除术　05.090

epiblast　上胚层　03.192

epidermal growth factor　表皮生长因子　03.089

epididymal duct　附睾管　02.204

epididymal obstruction　附睾梗阻　04.226

epididymis　附睾　02.200

epididymitis　附睾炎　04.183

epididymosome　附睾小体　03.295

epigenetic reprogramming　表观遗传重编程　03.264

epigenetics　表观遗传学　10.187

erectile dysfunction　勃起功能障碍　08.035

eSET　选择性单胚胎移植　06.058

estradiol　雌二醇　03.066

17β-estradiol　17β-雌二醇　04.105

estradiol valerate　戊酸雌二醇　04.103

estrane nucleus　雌烷核　03.064

estriol　雌三醇　03.067

estrogen　雌激素　03.063

estrogen breakthrough bleeding　雌激素突破性出血　04.060

estrogen-progesterone artificial cycle therapy　雌孕激素人工周期疗法　04.102

estrogen receptor　雌激素受体　03.094

estrogen replacement therapy　雌激素补充治疗　04.100

estrogen withdrawal bleeding　雌激素撤退性出血　04.059

estrone　雌酮　03.065

ethics in assisted reproductive technology　辅助生殖技术伦理　12.013

euploid　整倍体　10.018

evacuation of uterus　清宫术　07.041

exercise-related amenorrhea　运动性闭经　04.084

external anal sphincter　肛门外括约肌　02.142

external cervical orifice　子宫颈外口　02.037

external genital organ of female　女性外生殖器　02.003

external genital organ of male　男性外生殖器官　02.173

external iliac lymph node　髂外淋巴结　02.093

external orifice of urethra　尿道外口　02.019

extraembryonic mesoderm　胚外中胚层　03.194

extrapelvic endometriosis　盆腔外子宫内膜异位症　04.169

extrauterine pregnancy　*宫外孕　06.085

extravillous trophoblast cell　绒毛外滋养细胞　03.242

extreme oligozoospermia　极度少精子症　04.238

F

fallopian tube　输卵管　02.050

fallopian tube patency test　输卵管通畅试验　05.014

false negative rate　假阴性率　10.243

false pelvis　假骨盆　02.125

false positive rate　假阳性率　10.241

familial adenomatous polyposis　家族性腺瘤性息肉病　10.113

familial hypercholesterolemia　家族性高胆固醇血症　10.121

familial mental retardation　家族性精神发育迟缓　10.213

FAP　家族性腺瘤性息肉病　10.113

feedback of ovarian sex hormone　卵巢性激素反馈作用　03.112

female condom　女用避孕套　07.025

female fertility preservation　女性生育力保存　06.093

female genital system　女性生殖系统　02.001

female health care　女性保健　11.006

female reproductive endocrine disease　女性生殖内分泌疾病　04.036

female reproductive system　女性生殖系统　02.001

ferning pattern　羊齿状结晶　03.141

fertile eunuch syndrome　能育无睾综合征　10.131

fertility　生育力　05.001

fertility preservation　生育力保存　06.092

fertilization　受精　03.165

fertilization failure　受精失败　06.049

fetal appendage　胎儿附属物　03.205

fetal leaf　胎儿叶　03.225

fetal lobule　胎儿小叶　03.226

fetal membrane　胎膜　03.207

fetal reduction　减胎术　06.084

fetoscopy　胎儿镜，*羊膜腔镜　10.257

fetus 胎儿 03.203

FHA 功能性下丘脑性闭经 04.083

fibroblast growth factor 成纤维细胞生长因子 03.092

filling phase of penis 阴茎充盈前期 03.316

fimbria of fallopian tube 输卵管伞 02.055

fimbria portion of fallopian tube 输卵管伞部 02.054

fimbriated extremity of fallopian-plasty 输卵管伞端成
形术 05.088

first generation sequencing technique *第一代测序技
术 10.230

first polar body 第一极体 03.027

FISH 荧光原位杂交 10.221

flaccid phase of penis 阴茎疲软期 03.315

flare-up effect 触发效应 06.009

fluorescence in situ hybridization 荧光原位杂交 10.221

follicle 卵泡 03.033

follicle development monitoring 卵泡发育监测 06.003

follicle reconsition 卵泡重构 09.016

follicle selection 卵泡选择 03.046

follicle-stimulating hormone 卵泡刺激素，*促卵泡激
素 03.103

follicle stimulating hormone receptor 卵泡刺激素受体
03.108

follicular cavity 卵泡腔 03.051

follicular development 卵泡发育 03.035

follicular fluid 卵泡液 03.052

follicular theca 卵泡膜 03.041

follistatin 卵泡抑制素 03.086

foreplay 前戏 08.022

fossa scaphoidea of urethra 尿道舟状窝 02.239

fragment deletion 片段缺失 10.094

fragment duplication 片段重复 10.095

fragment mutation 片段突变 10.093

fragment rearrangement 片段重排 10.096

frame-shift mutation 移码突变 10.092

free testosterone 游离睾酮 03.308

free villus 游离绒毛 03.221

frenulum of clitoris 阴蒂系带 02.015

frenulum of prepuce 包皮系带 02.183

frenulum of pudendal labia 阴唇系带 02.009

frozen embryo transfer 冻胚移植 06.066

FSH 卵泡刺激素，*促卵泡激素 03.103

FSHR 卵泡刺激素受体 03.108

full erection phase of penis 阴茎充分勃起期 03.318

functional hypothalamic amenorrhea 功能性下丘脑性
闭经 04.083

functional layer of endometrium 子宫内膜功能层 03.143

fundus branch of uterine artery 子宫动脉宫底支 02.071

fundus of uterus 子宫底 02.028

G

galactosemia 半乳糖血症 10.154

gamete donation 配子捐赠 06.099

gamete intrafallopian transfer 配子输卵管内移植 06.022

gastrulation 原肠作用 03.196

G-banding *G显带 10.219

gene 基因 10.069

gene mutation 基因突变 10.081

gene polymorphism 基因多态性，*遗传多态性 10.082

genetic bottleneck effect 遗传瓶颈效应 10.174

genetic counseling 遗传咨询 10.259

genetic imprinting 遗传印记 10.188

genital 生殖系统 01.005

genital candidiasis 生殖器念珠菌病 04.197

genital herpes 生殖器疱疹 04.200

genital organ of female 女性生殖器官 02.002

genital ridge 生殖嵴，*生殖腺嵴 03.121

genital tubercle 生殖结节 03.132

genital tuberculosis *女性生殖器结核 04.033

genotype 基因型 10.072

germ cell 生殖细胞 01.003

germ disc 胚盘 03.190

germinal epithelium 生发上皮 03.122

germinal vesicle 生发泡 03.030

gestational age 孕龄 03.202

Giemsa banding 吉姆萨显带 10.219

GIFT 配子输卵管内移植 06.022

glans of clitoris 阴蒂头 02.011

glans penis 阴茎头，*龟头 02.180

globozoospermia 圆头精子症 10.169

glucocorticoid 糖皮质激素 03.116

glucose-6-phosphate dehydrogenase deficiency 葡萄糖-6-磷酸脱氢酶缺乏症 10.155

gluteal lymph node 臀淋巴结 02.095

GnRH 促性腺激素释放激素 03.099

GnRH receptor 促性腺激素释放激素受体 03.106

gonadotrophin releasing hormone agonist 促性腺激素释放激素激动剂 06.008

gonadotrophin releasing hormone antagonist 促性腺激素释放激素拮抗剂 06.010

gonadotropin 促性腺激素 03.102

gonadotropin-releasing hormone 促性腺激素释放激素 03.099

gonadotropin-releasing hormone receptor 促性腺激素释放激素受体 03.106

gonadotropin therapy 促性腺激素治疗 05.031

gonococcal urethritis 淋菌性尿道炎 04.195

gonocyte 生殖母细胞，*性原细胞 03.265

G6PD deficiency 葡萄糖-6-磷酸脱氢酶缺乏症 10.155

Graafian follicle *赫拉夫卵泡 03.047

granulomatous orchitis 肉芽肿性睾丸炎 04.181

granulosa cell 颗粒细胞 03.032

granulosa lutein cell 颗粒黄体细胞 03.058

greater lip of pudendum 大阴唇 02.005

greater pelvis *大骨盆 02.125

greater vestibular gland 前庭大腺 02.018

group culture 成组培养 06.041

growth factor 生长因子 03.088

gynecoid pelvis 女型骨盆 02.131

H

HA 血友病A，*甲型血友病 10.143

haploid 单倍体 10.017

haplotype 单倍体基因型，*单体型 06.077

HB 血友病B，*乙型血友病 10.144

HBOC 遗传性乳腺癌-卵巢癌综合征 10.118

hCG 人绒毛膜促性腺激素 03.231

HD 亨廷顿病 10.125

heat-stable alkaline phosphatase 耐热性碱性磷酸酶 03.235

helper T cell 辅助性T细胞 03.250

hematospermia 血精[症] 04.242

hemoglobinopathy 血红蛋白病 10.139

hemophilia A 血友病A，*甲型血友病 10.143

hemophilia B 血友病B，*乙型血友病 10.144

hepatolenticular degeneration 肝豆状核变性 10.158

hereditary breast-ovarian cancer syndrome 遗传性乳腺癌-卵巢癌综合征 10.118

hereditary thrombophilia 遗传性易栓症 05.023

heritability 遗传率，*遗传力 10.207

heterodisomy uniparental disomy 单亲源异二[倍]体 10.195

heterogenous nuclear transfer 异种核移植 09.009

heteroplasmy 异质性，*杂质性 10.176

heterosexuality 异性恋 08.003

heterotopic pregnancy 复合妊娠 06.086

heterotypic division *异型分裂 03.025

heterozygote 杂合子 10.074

hetUPD 单亲源异二[倍]体 10.195

HH 低促性腺激素[性]性腺功能减退症，*促性腺激素功能低下型性腺功能减退症 04.078

high mutation rate 高突变率 10.180

high ovarian response 卵巢高反应 06.014

high-throughput sequencing 高通量测序 10.231

hilum of ovary 卵巢门 02.063

hip bone 髋骨 02.110

histological internal os *组织学内口 02.038

histology of endometrium 子宫内膜组织学 03.142

histone modification 组蛋白修饰 10.190

HLA 人类白细胞抗原 03.245

homologous nuclear transfer 同种核移植 09.008

homoplasmy 同质性，*纯质性 10.175

homosexuality 同性恋 08.004

homotypic division *同型分裂 03.026

homozygote 纯合子 10.073

hormone contraception 激素避孕 07.007

hormone replacement therapy 激素补充治疗 04.099

horn of uterus 子宫角 02.029

hPL 人胎盘催乳素 03.232

HPO 下丘脑-垂体-卵巢轴 03.113

HSAP 耐热性碱性磷酸酶 03.235

human chorionic gonadotropin 人绒毛膜促性腺激素 03.231

human leucocyte antigen 人类白细胞抗原 03.245

human leukocyte antigen class I gene 人类白细胞抗原 I 类基因 03.246

human menopausal gonadotropin 人类绝经期促性腺激素 06.011

human placental lactogen 人胎盘催乳素 03.232

human sperm bank 人类精子库 06.101

Huntington chorea *亨廷顿舞蹈症 10.125

Huntington disease 亨廷顿病 10.125

hydrocele 鞘膜积液 04.218

hydrocephalus 脑积水 10.214

hydrosalpinx 输卵管积水 04.024

hydrotubation 输卵管通液术 05.015

17α-hydroxylase 17α-羟化酶 03.080

3β-hydroxylase deficiency 3β-羟化酶缺乏症 10.162

11β-hydroxylase deficiency 11β-羟化酶缺乏症 10.161

17α-hydroxylase deficiency 17α-羟化酶缺乏症 10.163

17β-hydroxylase deficiency 17β-羟化酶缺乏症 10.164

21-hydroxylase deficiency 21-羟化酶缺乏症 10.160

17α-hydroxypregnenolone 17α-羟孕烯醇酮 03.072

17α-hydroxyprogesterone 17α-羟孕酮 03.073

hymen 处女膜 02.021

hyperandrogenism 高雄激素血症 04.114

hypergonadotropic azoospermia 高促性腺激素性无精子症 04.228

hypergonadotropic hypogonadism 高促性腺激素[性]性腺功能减退症，*高促性腺素性功能减退症 04.079，原发性性腺功能减退症 04.204

hyperinsulinism 高胰岛素血症 04.113

hyperprolactinemia 高催乳素血症 04.126

hypersexuality 性欲亢进 08.029

hyperthecosis 卵泡膜细胞增殖症 04.115

hypoactive sexual desire disorder 性欲减退症 08.028

hypoblast 下胚层 03.193

hypogonadotropic azoospermia 低促性腺激素性无精子症 04.229

hypogonadotropic hypogonadism 低促性腺激素[性]性腺功能减退症，*促性腺激素功能低下型性腺功能减退症 04.078

hypogonadotropic hypogonadism 继发性性腺功能减退症 04.205

hypomenorrhea 月经过少 04.045

hypophosphatemic rickets 低磷酸盐血症性佝偻病 10.167

hypospadias 尿道下裂 04.243

hypothalamic amenorrhea 下丘脑性闭经 04.082

hypothalamic-pituitary-gonadal axis 下丘脑-垂体-性腺轴 03.303

hypothalamic-pituitary-ovarian axis 下丘脑-垂体-卵巢轴 03.113

hypothalamic-pituitary-testicular axis 下丘脑-垂体-睾丸轴 03.304

hypothalamus 下丘脑 03.098

hypoxic culture 低氧培养 06.043

hysteroscopic resection of endometrial polyp 宫腔镜下子宫内膜息肉切除术 05.077

hysteroscopic tubal intubation 宫腔镜输卵管插管术 05.083

hysteroscopy 宫腔镜手术 05.066

I

ICI [阴茎]海绵体内注射 05.042

ICSI 卵胞质内单精子注射，*卵胞浆内单精子注射 06.032

idiopathic azoospermia 特发性无精子症 04.230

IGF 胰岛素样生长因子 03.089

IIEF 国际勃起功能指数问卷表 05.035

IL 白细胞介素 03.255

iliac lymph node 髂淋巴结 02.091

iliococcygeus 髂尾肌 02.156

ilium 髂骨 02.111

imbed *着床 03.176

immunocyte 免疫细胞 03.247

imperforate hymen 处女膜闭锁，*处女膜无孔 04.163

implantation window 种植窗，*着床窗 03.181

inadequate luteal function 黄体功能不足 04.064

inborn error of metabolism 先天性代谢缺陷 10.153

incomplete dominant inheritance 不完全显性遗传 10.107

incomplete induced abortion 人工流产不全 07.038

induced abortion surgery 流产术 07.032

induced abortion syndrome 人工流产综合征 07.036

inert intrauterine device 惰性宫内节育器 07.003

infantile uterus 幼稚子宫 04.148

infection of male reproductive system 男性生殖系统感染 04.174

inferior fascia of pelvic diaphragm 盆膈下筋膜 02.151

inferior fascia of urogenital diaphragm 尿生殖膈下筋膜 02.148

inferior pelvic aperture 骨盆出口，*骨盆下口 02.129

infertility 不孕[症] 05.002

inflammation of reproductive system 生殖系统炎症 04.001

informed consent form 知情同意书 12.010

inhibin 抑制素 03.084

innate defense of female genital tract 女性生殖道自然防御功能 04.004

inner cell mass 内细胞团，*内细胞群 03.171

insemination 授精 06.029

insensitive ovary syndrome 卵巢不敏感综合征 04.077

insertional translocation 插入易位 10.034

insulin-like growth factor 胰岛素样生长因子 03.089

insulin resistance 胰岛素抵抗 04.112

interiliac lymph node 髂间淋巴结 02.096

interleukin 白细胞介素 03.255

intermenstrual bleeding 经间期出血 04.046

internal genital organ of female 女性内生殖器 02.023

internal genital organ of male 男性内生殖器官 02.172

internal iliac lymph node 髂内淋巴结 02.094

internal pudendal artery 阴部内动脉 02.077

internal pudendal vein 阴部内静脉 02.084

international index of erectile function 国际勃起功能指数问卷表 05.035

interphase FISH 间期荧光原位杂交 10.223

interphase fluorescence *in situ* hybridization 间期荧光原位杂交 10.223

interstitial cell of testis [睾丸]间质细胞 03.275

interstitial portion of fallopian tube 输卵管间质部 02.051

intervillous space 绒毛间隙 03.220

intracavernosal injection [阴茎]海绵体内注射 05.042

intracervical insemination 宫颈管人工授精 06.020

intracytoplasmic sperm injection 卵胞质内单精子注射，*卵胞浆内单精子注射 06.032

intrauterine adhesiolysis 宫腔粘连松解术 05.074

intrauterine and extrauterine compound pregnancy 宫内外复合妊娠 06.087

intrauterine device 宫内节育器 07.002

intrauterine insemi-nation 宫腔内人工授精 06.019

intra-vaginal ejaculation latency time 阴道内射精潜伏期 03.328

intravaginal insemination 阴道内人工授精 06.021

inversion carrier 倒位携带者 10.041

in vitro activation of primordial follicle 原始卵泡体外激活 09.032

in vitro culture of follicle 卵泡体外生长培养 09.033

in vitro fertilization 体外受精 06.030

in vitro fertilization-embryo transfer 体外受精-胚胎移植 06.024

in vitro maturation 体外成熟培养 06.068

irregular dominance inheritance 不规则显性遗传 10.119

irregular menstruation 不规律月经 04.041

irregular shedding of endometrium 子宫内膜不规则脱落 04.065

ischial spine 坐骨棘 02.113

ischial tuberosity 坐骨结节 02.114

ischioanal fossa 坐骨肛门窝 02.143

ischiocavernosus muscle 坐骨海绵体肌 02.141

ischium 坐骨 02.112

isodisomy uniparental disomy 单亲源同二[倍]体 10.196

isolated deficiency of luteinizing hormone *孤立性LH缺乏症 10.131

isoUPD 单亲源同二[倍]体 10.196

isthmic portion of fallopian tube 输卵管峡部 02.052

isthmus of uterus 子宫峡部 02.032

IUD 宫内节育器 07.002

IVF-ET 体外受精-胚胎移植 06.024

IVM 体外成熟培养 06.068

IVS 绒毛间隙 03.220

J

joint probability of genetic disorder 遗传病联合概率 10.267

K

KAL 卡尔曼综合征，*性幼稚嗅觉丧失综合征 04.080

Kallmann syndrome 卡尔曼综合征，*性幼稚嗅觉丧失综合征 04.080

Klinefelter syndrome 克兰费尔特综合征，*XXY综合征 10.054

L

labium artery 阴唇动脉 02.079

labium majus 大阴唇 02.005

labium minus 小阴唇 02.008

labor protection 劳动保护 11.010

laparoscopic hydrotubation 腹腔镜下输卵管通液术 05.018

laparoscopic resection of deepinfiltrating endometriosis 深部浸润型子宫内膜异位症腹腔镜切除术 05.095

laparotomy 经腹手术 05.064

late onset hypogonadism in male 男性迟发性性腺功能减退症 04.207

late proliferative phase of endometrium 子宫内膜增殖晚期 03.148

late secretory phase of endometrium 子宫内膜分泌晚期 03.152

Laurence-Moon-Biedl syndrome 劳-穆-比综合征，*劳伦斯-穆恩-比德尔综合征 10.215

Leber hereditary optic neuropathy 莱伯遗传性视神经病变 10.186

lesser lip of pudendum 小阴唇 02.008

lesser pelvis *小骨盆 02.126

leukemia inhibitory factor 白血病抑制因子 03.256

levator ani muscle 肛提肌 02.152

levonorgestrel-releasing intrauterine system 左炔诺孕酮宫内缓释节育系统 04.072

Leydig cell *莱迪希细胞 03.275

LH 黄体生成素 03.104

LHCGR *黄体生成素/绒毛膜促性腺激素受体 03.107

LHON 莱伯遗传性视神经病变 10.186

LHR 黄体生成素受体 03.107

liability 易患性 10.206

libido 性欲 08.001

LIF 白血病抑制因子 03.256

ligament of uterus 子宫韧带 02.044

LNG-IUS 左炔诺孕酮宫内缓释节育系统 04.072

lobules of testis 睾丸小叶 02.194

locus 基因座 10.070

longitudinal vaginal septum 阴道纵隔 04.160

long-loop feedback 长反馈 03.109

loss of sexual desire 无性欲，*性欲缺失 08.027

lower genital tract infection 下生殖道感染 04.006

lumbar lymph node 腰淋巴结 02.089

luteal phase support 黄体期支持 06.015

luteinizing hormone 黄体生成素 03.104

luteinizing hormone, choriogonadotropin receptor *黄体生成素/绒毛膜促性腺激素受体 03.107

luteinizing hormone receptor 黄体生成素受体 03.107

luteinizing hormone surge 黄体生成素峰 03.060

luteum function stimulation therapy 黄体功能刺激疗法 04.073

luteum function supplementation therapy 黄体功能补充疗法 04.074

Lyonization *莱昂作用 10.193

M

macrophage 巨噬细胞 03.254

major histocompatibility complex 主要组织相容性复合体 03.244

male endocrine function 男性内分泌功能 03.305

male fertility preservation 男性生育力保存 06.095

male genital system 男性生殖系统 02.171

male health care 男性保健 11.007

male hypogonadism 男性性腺功能减退症 04.206

male reproductive endocrine disease 男性生殖内分泌疾病 04.203

male reproductive system 男性生殖系统 02.171

male Turner syndrome *男性特纳综合征 10.117

male urethra 男性尿道 02.234

manic-depressive disorder 躁狂抑郁症 10.212

Marfan syndrome 马方综合征,*马凡综合征 10.110

massively parallel signature sequencing *大规模平行测序 10.231

masturbation 自慰 08.013

maternal-fetal immune tolerance 母-胎免疫耐受 03.237

maternal-fetal interface 母胎界面 03.227

maternal health care 生育期保健 11.004

maternal inheritance 母系遗传 10.173

maternal serum prenatal screening in first trimester 孕早期母血清产前筛查 10.249

maternal serum prenatal screening in second trimester 孕中期母血清产前筛查 10.250

mature follicle *成熟卵泡 03.047

Mayer-Rokitansky-Kuster-Hauser syndrome 先天性子宫阴道缺如综合征 04.157

McCune-Albright syndrome 麦丘恩-奥尔布赖特综合征,*多发性骨纤维发育不良伴性早熟综合征 04.133

mediastinum testis 睾丸纵隔 02.192

medical induction 药物流产 07.040

medroxyprogesterone acetate 醋酸甲羟孕酮 04.108

medulla of ovary 卵巢髓质 02.062

meiosis 减数分裂 03.024

meiosis I 减数分裂I 03.025

meiosis II 减数分裂II 03.026

MELAS 线粒体脑肌病伴高乳酸血症和卒中样发作 10.184

membrane transport protein disease 膜转运蛋白病 10.149

membranous urethra 尿道膜部 02.237

menarche 月经初潮 03.009

menopausal transition period 绝经过渡期 03.014

menopause 绝经 03.015

menopause syndrome 绝经综合征 04.122

menorrhagia 月经过多 04.044

menstrual cycle 月经周期 03.137

menstrual period 月经期 03.138

menstrual phase of endometrium 子宫内膜月经期 03.153

menstrual volume 月经量 03.139

menstruation 月经 03.136

mental health care 心理保健 11.016

MERRF 肌阵挛性癫痫伴破碎红纤维综合征 10.183

mesoderm 中胚层 03.199

mesonephric duct 中肾管 03.127

mesonephros 中肾 03.126

mesosalpinx 输卵管系膜 02.058

mesovarium 卵巢系膜 02.065

metacentric chromosome 中着丝粒染色体,*等臂染色体 10.007

metaphase FISH 中期荧光原位杂交 10.222

metrorrhagia 子宫不规则出血 04.047

MHC 主要组织相容性复合体 03.244

microdeletion in Y chromosome Y染色体微缺失 10.067

microfluidic embryo culture 微流控胚胎培养 09.023

microfluidic oocyte cryopreservation 微流控卵母细胞冷冻保存 09.024

microfluidic sperm isolation 微流控精子优选 09.022

microfluidic sperm optimization 微流控精子优选 09.022

microfluidic sperm selection 微流控精子优选 09.022

microfluidic technology 微流控技术 09.021

micronized progesterone 微粒化孕酮 04.109

microsatellite polymorphism *微卫星多态性 10.102

midpiece of sperm tail 精子尾中段 03.285

mid-proliferative phase of endometrium 子宫内膜增殖中期 03.147

mid-secretory phase of endometrium 子宫内膜分泌中期 03.151

MIF 副中肾管抑制因子 03.135

mild oligozoospermia 轻度少精子症 04.241

mineralocorticoid 盐皮质激素 03.117

minisatellite DNA *小卫星DNA 10.100

minor gene 微效基因 10.200

missed aspiration 人工流产漏吸 07.037

missense mutation 错义突变 10.090

mitochondrial disorder 线粒体病 10.181

mitochondrial encephalomyopathy with lactic acidosis and stroke-like episode 线粒体脑肌病伴高乳酸血症和卒中样发作 10.184

mitochondrial genome 线粒体基因组 10.172

mitochondrial myopathy 线粒体肌病 10.182

mitosis 有丝分裂 03.023

MLPA 多重连接探针扩增技术 10.233

MMAF 精子鞭毛多发形态异常 10.171

moderate oligozoospermia 中度少精子症 04.240

molecular cytogenetic analysis 分子细胞遗传学分析 10.220

molecular disease 分子病 10.138

molecular genetics detection technology 分子遗传学检测技术 10.229

molecular karyotype analysis *分子核型分析 10.226

monogenic disease 单基因遗传病 10.104

monogenic character *单基因性状 10.203

monophasic basal body temperature 单相型体温 05.013

mono-pronucleus 单原核 06.047

monosomic 单体 10.022

mons pubis 阴阜 02.004

morning erection 晨间勃起 05.034

morphology evaluation of blastocyst 囊胚期形态学评估 06.053

morphology evaluation of cleavage-stage embryo 卵裂期胚胎形态学评估 06.050

morula 桑葚胚 03.169

mosaicism 嵌合体 10.043

MPSS *大规模平行测序 10.231

MRKH syndrome 先天性子宫阴道缺如综合征 04.157

mucosal immune system of genital tract 生殖道黏膜免疫系统 04.005

Müllerian duct *米勒管 03.128

Müllerian inhibiting factor 副中肾管抑制因子 03.135

multicolor FISH 多色荧光原位杂交 10.224

multicolorfluorescence in situ hybridization 多色荧光原位杂交 10.224

multinuclear blastomere 多核卵裂球 06.052

multiple gestation 多胎妊娠 06.083

multiple morphological abnormality of sperm flagella 精子鞭毛多发形态异常 10.171

multiplex ligation-dependent probe amplification 多重连接探针扩增技术 10.233

multi-pronuclei 多原核 06.048

mumps orchitis 流行性腮腺炎性睾丸炎 04.180

myoclonic epilepsy and ragged-red fiber disease 肌阵挛性癫痫伴破碎红纤维综合征 10.183

myomectomy 子宫肌瘤切除术 05.079

myometrium 子宫肌层 02.041

N

Naboth cyst 子宫颈腺囊肿，*纳博特囊肿 04.018

natural family planning 自然避孕，*安全期避孕 07.028

natural killer cell 自然杀伤细胞，*NK细胞 03.252

natural menopause 自然绝经 04.123

nature person 自然人 12.011

NCS 核仁通道系统 03.156

neck of penis 阴茎颈 02.181

neck of sperm tail 精子尾颈段，*精子尾连接段 03.284

negative predictive value 阴性预测值 10.246

negative reproductive right 消极生育权 12.004

neonatal period 新生儿期 03.002

nephrogenic cord 生肾索 03.119

nephromere 生肾节 03.118

nephrotome 生肾节 03.118

neurofibromatosis 神经纤维瘤病 10.115

NF 神经纤维瘤病 10.115

NFP 自然避孕，*安全期避孕 07.028

nilestriol 尼尔雌醇 04.106

NK cell 自然杀伤细胞，*NK细胞 03.252

NOA 非梗阻性无精子症 04.227

nocturnal erection 夜间勃起 03.321

nocturnal penile tumescence testing 夜间阴茎勃起试验 05.040

non-coding RNA 非编码核糖核酸 10.192

nondirective counseling of genetic disorder 遗传病非指向性咨询 10.269

non-gonococcal urethritis 非淋菌性尿道炎 04.196

noninvasive prenatal testing 无创产前筛查 10.251

nonobstructive azoospermia 非梗阻性无精子症 04.227

nonsense mutation 无义突变 10.089

nonspecific orchitis 非特异性睾丸炎 04.177

non-specific vulvitis 非特异性外阴炎 04.012

Noonan syndrome 努南综合征 10.117

normoxic culture 常氧培养 06.044

NPT 夜间阴茎勃起试验 05.040

O

P

paracentric inversion *臂内倒位 10.029

paramesonephric duct 中肾旁管，*副中肾管 03.128

paramesone phric duct malformation 中肾旁管发育异常 04.139

parametrium 宫旁组织 02.043

parietal pelvic fascia 盆膈筋膜 02.149

partial isodisomy 部分单亲源同二[倍]体，*节段性单亲源二[倍]体 10.197

partial isoUPD 部分单亲源同二[倍]体，*节段性单亲源二[倍]体 10.197

partial monosomy 4p syndrome 4p部分单体综合征 10.049

partial monosomy 5p syndrome 5p部分单体综合征 10.050

partial monosomy syndrome 部分单体综合征 10.048

Patau syndrome *帕托综合征 10.047

PB 会阴体 02.161

PCOS 多囊卵巢综合征 04.111

PCR 聚合酶链反应 10.234

PCR-SSCP 聚合酶链反应-单链构象多态性 10.237

PCT 性交后试验 05.019

PDE5i 5型磷酸二酯酶抑制剂 05.047

PDU 阴茎双功能超声检查 05.041

pedigree 系谱 10.270

pedigree analysis 系谱分析 10.272

pelvic adhesiolysis 盆腔粘连松解术 05.093

pelvic axis 骨盆轴 02.130

pelvic brim 骨盆分界 02.124

pelvic cavity 骨盆腔 02.128

pelvic diaphragm 盆膈 02.136

pelvic floor 骨盆底 02.135

pelvic inflammatory disease 盆腔炎[症]性疾病，*盆腔炎 04.019

pelvic inlet 骨盆入口 02.127

pelvic joint 骨盆关节 02.117

pelvic ligament 骨盆韧带 02.121

pelvic outlet 骨盆出口，*骨盆下口 02.129

pelvic peritonitis 盆腔腹膜炎 04.029

pelvic tuberculosis 盆腔结核 04.033

pelvis 骨盆 02.106

penile duplex ultrasound 阴茎双功能超声检查 05.041

penile erection 阴茎勃起 03.314

penile prosthesis implantation 阴茎假体植入 05.049

penile urethra 尿道海绵体部 02.238

penis 阴茎 02.174

PEO 进行性眼外肌麻痹 10.185

peptide hormone receptor 蛋白激素受体 03.097

pericentric inversion *臂间倒位 10.029

perimenopausal period 围绝经期 03.013

perimenopausal period care 围绝经期保健 11.005

perimetrium 子宫浆膜层 02.042

perineal artery 会阴动脉 02.078

perineal body 会阴体 02.161

perineal nerve 会阴神经 02.100

perineum 会阴 02.160

periodic change of cervical mucus 子宫颈黏液周期性变化 03.140

peripheral precocious puberty 外周性性早熟，*假性性早熟，*促性腺激素释放激素非依赖性性早熟 04.132

peripheral zone of prostate 前列腺外周区 02.217

peritoneal endometriosis 腹膜型子宫内膜异位症 04.167

PG 前列腺素 03.159

PGD 植入前遗传学诊断 06.070

PGS 植入前遗传学筛查 06.071

PGT 植入前遗传学检测 06.069

PGT-A 植入前非整倍体检测 06.072

PGT-M 植入前单基因遗传病检测 06.073

PGT-SR 植入前染色体结构重排检测 06.074

phenylketonuria 苯丙酮尿症 10.156

phimosis 包茎 04.214

phosphodie-sterase type 5 inhibitor 5型磷酸二酯酶抑制剂 05.047

physiological stage 生理分期 03.001

physiology of epididymis 附睾生理 03.293

physiology of testis 睾丸生理 03.259

PID 盆腔炎[症]性疾病，*盆腔炎 04.019

pinopode 胞饮突 03.155

pituitary amenorrhea 垂体性闭经 04.086

pituitary apoplexy 垂体卒中 04.087

pituitary down-regulation 垂体降调节 06.007

pituitary stimulating test 垂体兴奋试验 04.098

PKU 苯丙酮尿症 10.156

placenta 胎盘 03.206

placental barrier *胎盘屏障 03.227

placental defense function 胎盘防御功能 03.229

placental immune function 胎盘免疫功能 03.236

placental material exchange function 胎盘物质交换功

能 03.228

placental membrane *胎盘膜 03.227

placental synthesis function 胎盘合成功能 03.230

placental villus 胎盘绒毛 03.215

plasma protein disease 血浆蛋白病 10.142

plateau of excitation 性兴奋持续期 03.313

platypelloid pelvis 扁平型骨盆 02.132

POF 卵巢早衰 04.092

POI 早发性卵巢功能不全 04.091

point mutation 点突变 10.084

polar body biopsy 极体活检 06.080

polar body transfer 极体移植 09.002

polar trophoblast [胚]极滋养层，*胚端滋养层，*极端滋养层 03.175

polycystic ovary 多囊卵巢 04.110

polycystic ovary syndrome 多囊卵巢综合征 04.111

polygenic character *多基因性状 10.204

polygenic disease 多基因遗传病 10.199

polygenic inheritance 多基因遗传 10.198

polygenic inherited disease 多基因遗传病 10.199

polymenorrhea 月经频发 04.038

polymerase chain reaction 聚合酶链反应 10.234

polymerase chain reaction-single strand conformation polymorphism 聚合酶链反应-单链构象多态性 10.237

polypeptide hormone 多肽激素 03.083

polyploid 多倍体 10.020

polysomic 多体 10.024

poor ovarian response 卵巢低反应 06.013

POR 卵巢低反应 06.013

positive predictive value 阳性预测值 10.245

positive rate 阳性率 10.240

positive reproductive right 积极生育权 12.003

postcoital test 性交后试验 05.019

posterior fornix of vagina 阴道后穹隆 02.026

posterior labial commissure 唇后连合 02.007

posterior probability of genetic disorder 遗传病后概率 10.268

posthumous assisted reproduction 遗腹辅助生殖 12.016

post-implantation embryo development 植入后胚胎发育 03.188

postmeiotic division *后减数分裂 03.026

postmenopausal osteoporosis 绝经后骨质疏松 04.125

postmenopause 绝经后期 03.016

postpartum depression 产后抑郁 11.017

PPI 阴茎假体植入 05.049

PPV 阳性预测值 10.245

Prader orchiometer 睾丸测量模型 05.028

Prader-Willi syndrome 普拉德-威利综合征，*低肌张力-低智力-性腺发育低下-肥胖综合征 10.064

preantral follicle 窦前卵泡 03.037

precocious puberty 性早熟 04.130

pregnancy associated plasma protein-A 妊娠相关血浆蛋白A 03.233

pregnancy outcome 妊娠结局 06.088

pregnanediol 孕二醇 03.071

pregnane nucleus 孕烷核 03.069

pregnenolone 孕烯醇酮 03.070

preimplantation embryo development 植入前胚胎发育 03.162

preimplantation genetic diagnosis 植入前遗传学诊断 06.070

preimplantation genetic screening 植入前遗传学筛查 06.071

preimplantation genetic testing 植入前遗传学检测 06.069

preimplantation genetic testing for aneuploidy 植入前非整倍体检测 06.072

preimplantation genetic testing for monogenic disease 植入前单基因遗传病检测 06.073

preimplantation genetic testing-structural rearrangement 植入前染色体结构重排检测 06.074

prematuration 早泄 08.038

premature ejaculation 早泄 08.038

premature ovarian failure 卵巢早衰 04.092

premature ovarian insufficiency 早发性卵巢功能不全 04.091

premenstrual syndrome 经前期综合征 04.121

prenatal diagnosis 产前诊断，*宫内诊断 10.252

prenatal screening 产前筛查 10.239

prenatal ultrasound diagnosis 产前超声诊断 10.253

preovulatory follicle 排卵前卵泡 03.047

preprostatic sphincter 前列腺前括约肌 02.220

prepuce of clitoris 阴蒂包皮 02.014

prepuce of penis 阴茎包皮 02.182

prereductional division *前减数分裂 03.025

presacral nervous plexus 骶前神经丛 02.104

priapism 阴茎异常勃起 08.036

PRIF 催乳素释放抑制因子 04.127

primary amenorrhea 原发性闭经 04.076

primary dysmenorrhea 原发性痛经 04.119

primary follicle 初级卵泡 03.038

primary infertility 原发不孕 05.003

primary oocyte 初级卵母细胞 03.029

primary spermatocyte 初级精母细胞 03.270

primary villus 一级绒毛，*初级绒毛 03.216

primitive spermatogonium 精原干细胞 03.268

primordial follicle 原始卵泡，*始基卵泡 03.036

primordial germ cell 原始生殖细胞 03.021

primordial germ cell migration 原始生殖细胞迁移 03.263

primordial germ cell specification 原始生殖细胞特化 03.262

primordial gonad 原始性腺，*未分化性腺 03.124

primordial uterus 始基子宫 04.149

principal cell [附睾管]主细胞 02.205

principal piece of sperm tail 精子尾主段 03.286

priority of right to life and health principle 生命健康权优先原则 12.008

prior probability of genetic disorder 遗传病前概率 10.265

PRL 催乳素 03.105

proband 先证者 10.271

progestational challenge 孕激素试验 04.096

progesterone 孕酮 03.074

progesterone-induced endometrial atrophy therapy 孕激素内膜萎缩法 04.070

progesterone receptor 孕激素受体 03.095

progesterone-releasing intrauterine device 释放孕激素的宫内节育器 07.006

progesterone replacement therapy 孕激素补充疗法 04.101

progestin 孕激素 03.068

programmed cryopreservation 程序化冷冻保存 06.062

progressive external ophthalmoplegia 进行性眼外肌麻痹 10.185

progressive motility of sperm 精子前向运动 03.298

prolactin 催乳素 03.105

prolactinoma 催乳素瘤 04.128

prolactin release inhibiting factor 催乳素释放抑制因子 04.127

proliferative phase of endometrium 子宫内膜增殖期 03.145

prolonged menstrual period 经期延长 04.042

promontory of sacrum 骶岬 02.108

pronephros 前肾 03.125

pronuclear evaluation 原核评估 06.046

pronuclear transfer 原核移植 09.003

proper ligament of ovary 卵巢固有韧带 02.066

prospermia 早泄 08.038

prostaglandin 前列腺素 03.159

prostasome 前列腺小体 03.296

prostate 前列腺 02.214

prostatic urethra 尿道前列腺部 02.235

prostatitis 前列腺炎 04.189

protamine 鱼精蛋白 03.289

proximal fallopian tubal embolization 输卵管近端栓塞术 05.084

psychogenic erection 心理性勃起 03.322

pubic arch 耻骨弓 02.116

pubic symphysis 耻骨联合 02.118

pubis 耻骨 02.115

pubococcygeus 耻尾肌 02.155

puborectalis 耻骨直肠肌 02.154

pubovaginalis 耻骨阴道肌 02.153

pudendal nerve 阴部神经 02.099

pulsatile GnRH therapy 促性腺激素释放激素脉冲治疗 05.032

PWS 普拉德-威利综合征，*低肌张力-低智力-性腺发育低下-肥胖综合征 10.064

pyosalpinx 输卵管积脓 04.025

Q

qualitative character 质量性状 10.203

quantitative character 数量性状 10.204

R

rapid erection phase of penis　阴茎快速勃起期　03.319

real-time fluorescence quantitative PCR　实时荧光定量聚合酶链反应　10.235

receptor protein disease　受体蛋白病　10.147

recessive character　隐性性状　10.079

recessive gene　隐性基因　10.080

reciprocal translocation　相互易位　10.031

rectouterine pouch　直肠子宫陷凹　02.169

rectovesical septum　直肠膀胱隔　02.221

rectum　直肠　02.167

recurrence risk evaluation of genetic disorder　遗传病再发风险评估　10.261

recurrence risk of genetic disorder　遗传病再发风险　10.260

recurrent miscarriage　反复妊娠丢失　05.020

recurrent pregnant loss　反复妊娠丢失　05.020

recurrent spontaneous abortion　*反复自然流产　05.020

red-green blindness　红绿色盲　10.168

5α-reductase deficiency　5α-还原酶缺乏症　10.165

redundant prepuce　包皮过长　04.213

reflexogenic erection　反射性勃起　03.323

regular menstruation　规律月经　04.040

relative risk of genetic disorder　遗传病相对风险　10.263

repair of cesarean scar defect　剖宫产瘢痕憩室修补术　05.075

repeated implantation failure　反复着床失败　06.091

reproduction　生殖　01.002

reproductive aging　生殖衰老　11.009

reproductive autonomy　生育自主权　12.006

reproductive behavior　生殖行为　01.008

reproductive capability　生殖功能　01.006

reproductive cycle　生殖周期　01.007

reproductive ethics　生殖伦理学　12.001

reproductive health　生殖健康　11.008

reproductive health care　生殖保健　11.001

reproductive medicine　生殖医学　01.001

reproductive organ　生殖器官　01.004

reproductive organ transplantation　生殖器官移植　09.025

reproductive right　生育权，*生殖权利　01.009

reproductive right of single parent　单亲生育权　12.012

reproductive surgery　生殖外科手术　05.061

reproductive system　生殖系统　01.005

resection of longitudinal vaginal septum　阴道纵隔切除术　05.068

resection of oblique vaginal septum　阴道斜隔切除术　05.069

resection of peritoneal endometriosis　腹膜子宫内膜异位病灶去除术　05.094

resection of rudimentary uterine horn　残角子宫切除术　05.081

resection of transverse vaginal septum　阴道横隔切除术　05.067

resistant ovary syndrome　*卵巢抵抗综合征　04.077

restriction fragment length polymorphism　限制性片段长度多态性　10.099

retarded ejaculation　射精延迟，*射精迟缓　08.039

rete testis　睾丸网　02.197

retrograde ejaculation　逆行射精，*逆向射精　08.041

retrograde menstruation　经血逆流　04.171

RFLP　限制性片段长度多态性　10.099

right of informed consent　知情同意权　12.009

right of life and health　生命健康权　12.007

right of privacy　隐私权　12.005

ring chromosome　环状染色体　10.036

risk cut-off value　风险切割值　10.247

RM　反复妊娠丢失　05.020

Robertsonian translo-cation　罗伯逊易位　10.033

Robertsonian translocation carrier　罗伯逊易位携带者　10.039

root of penis　阴茎根　02.178

ROS　*卵巢抵抗综合征　04.077

round ligament of uterus　子宫圆韧带　02.045

round spermatid　圆形精子细胞　03.272

routine semen analysis　精液常规分析　05.054

RPL　反复妊娠丢失　05.020

RSA　*反复自然流产　05.020

rudimentary fallopian tube　输卵管痕迹　04.142

rudimentary uterine horn　残角子宫　04.151

S

sacral lymph node　骶淋巴结　02.090

sacrococcygeal joint　骶尾关节　02.120

sacroiliac joint　骶髂关节　02.119

sacrospinous ligament　骶棘韧带　02.123

sacrotuberous ligament　骶结节韧带　02.122

sacrum　骶骨　02.107

salpingectomy　输卵管切除术　05.086

salpingemphraxis　输卵管阻塞　04.028

salpingitis　输卵管炎　04.022

salpingo-oophoritis　输卵管卵巢炎　04.027

Sanger sequencing　桑格测序　10.230

SCA　脊髓小脑性共济失调　10.116

scar endometriosis　瘢痕子宫内膜异位症　04.170

scrotum　阴囊　02.188

secondary amenorrhea　继发性闭经　04.081

secondary dysmenorrhea　继发性痛经　04.120

secondary follicle　次级卵泡　03.040

secondary infertility　继发不孕　05.004

secondary oocyte　次级卵母细胞　03.031

secondary sexual characteristics　第二性征　03.005

secondary spermatocyte　次级精母细胞　03.271

secondary villus　二级绒毛，*次级绒毛　03.217

second generation sequencing technique　*第二代测序技术　10.231

second polar body　第二极体　03.028

second trimester induced abortion　中期引产术　07.034

secretory phase of endometrium　子宫内膜分泌期　03.149

seeding　植冰　06.063

selective internal pudendal arteriography　选择性阴部内动脉造影　05.044

semen　精液　03.326

semen analysis　精液检查　05.051

semen cryopreservation　精液冷冻保存　06.096

semen processing　精液处理　06.025

semi-autonomous replication　半自主复制　10.179

seminal plasma　精浆　03.327

seminal vesicle　精囊　02.212

seminal vesicle duct　精囊管　02.213

seminal vesiculitis　精囊炎　04.188

seminiferous tubule　生精小管　02.195

senility　老年期　03.017

sensitivity　灵敏度，*检出率　10.244

septate uterus　纵隔子宫　04.154

septulum testis　睾丸小隔　02.193

septum of penis　阴茎中隔　02.186

sequelae of pelvic inflammatory disease　盆腔炎后遗症　04.032

sequential culture　序贯培养　06.039

sequential estrogen and progesterone test　雌孕激素序贯试验　04.097

sequential estrogen and progesterone therapy　雌孕激素序贯法　04.071

Sertoli cell　*塞托利细胞　03.276

severe oligozoospermia　重度少精子症　04.239

sex chromosome　性染色体　10.012

sex chromosome disease　性染色体病　10.051

sex-determining region Y gene　Y染色体性别决定区　03.133

sex flush　性潮红　08.018

sex hygiene　性卫生　11.011

sex identification　性别鉴定　12.014

sex-influenced inheritance　从性遗传　10.126

sex selection　性别选择　12.015

sex therapy　性治疗　11.014

sexual arousal disorder　性唤起障碍　08.030

sexual arousal phase　性兴奋期　08.017

sexual aversion disorder　性厌恶　08.026

sexual behavior　性行为　08.007

sexual biological health　性生理卫生　11.012

sexual cord　性索　03.123

sexual desire　性欲　08.001

sexual desire disorder　性欲障碍　08.025

sexual desire phase　性欲期　08.016

sexual development　性发育　03.010

sexual dysfunction　性功能障碍　08.024

sexual excitation period　性兴奋期　03.312

sexual function　性功能　03.309

sexual function physiology　性功能生理　03.310

sexual health　性健康　11.015

sexual history　性生活史　05.033

sexual intercourse　性交　08.008

sexually transmitted diseases　性传播疾病　04.194

sexual maturity period　性成熟期，*育龄期　03.011

sexual orgasmic disorder　性高潮障碍　08.032

sexual orgasm phase　性高潮期　08.020

sexual orientation　性取向　08.002

sexual plateau phase　性持续期，*性平台期，*性高涨期　08.019

sexual psychological health　性心理卫生　11.013

sexual resolution phase　性消退期　08.021

sexual response　性反应　08.014

sexual response cycle　性反应周期　08.015

Sheehan syndrome　希恩综合征　04.088

shortened menstruation　经期过短　04.043

short-loop feedback　短反馈　03.110

short tandem repeat polymorphism　短串联重复序列多态性　10.102

short-term insemination　短时授精　06.031

sickle cell anemia　镰状细胞贫血　10.140

single embryo culture　单胚胎培养　06.042

single embryo transfer　单胚胎移植　06.057

single gene disorder　单基因遗传病　10.104

single molecule sequencing　单分子测序　10.232

single nucleotide polymorphism　单核苷酸多态性　10.101

single nucleotide polymorphism array　单核苷酸多态性阵列　10.227

single nucleotide polymorphism chip　*单核苷酸多态性芯片　10.227

single step culture　一步法培养　06.040

SIPA　选择性阴部内动脉造影　05.044

SMA　脊髓性肌萎缩　10.130

smooth chorion　平滑绒毛膜　03.223

SNP　单核苷酸多态性　10.101

somatic cell nuclear transfer　体细胞核移植　09.007

specificity　特异度　10.242

sperm　精子　03.280

sperm acrosin activity assay　精子顶体酶活性分析　05.059

spermatic cord　精索　02.210

spermatic nerve　精索神经　02.232

spermatic vein　精索静脉　02.229

spermatogenesis　精子发生　03.266

spermatogenic cell　生精细胞　03.260

spermatogenic development　生精细胞发育　03.261

spermatogenic epithelium　生精上皮　03.278

spermatogonia stem cell　精原干细胞　03.268

spermatogonium　精原细胞　03.267

spermatozoon　精子　03.280

sperm capacitation　精子获能　03.299

sperm chemotaxis　精子趋化　03.301

sperm DNA fragmen tation index　精子DNA碎片率　05.060

sperm donation　精子捐赠　06.100

sperm donor screening　供精者筛查　06.102

sperm granuloma　精子肉芽肿　04.186

sperm head　精子头　03.282

sperm hyperactivation　精子超活化　03.300

spermiation　精子释放　03.292

spermicide for external use　外用杀精剂　07.019

sperm immobilization　精子制动　06.033

spermiogenesis　精子形成　03.274

sperm maturation　精子成熟　03.294

sperm membrane　精子膜　03.288

sperm morphology analysis　精子形态学分析　05.057

sperm motility　精子运动　03.297

sperm motility rate　精子活动率，*精子活力　05.056

sperm structure　精子结构　03.281

sperm swim-up method　精子上游法　06.026

sperm tail　精子尾[部]　03.283

spinal bifida　脊柱裂　10.209

spinal muscular atrophy　脊髓性肌萎缩　10.130

spindle nuclear transfer　纺锤体核移植　09.005

spinocerebellar ataxia　脊髓小脑性共济失调　10.116

SRY　Y染色体性别决定区　03.133

SSC　精原干细胞　03.268

StAR deficiency　类固醇激素合成急性调节蛋白缺乏症　10.166

static mutation　静态突变　10.083

stem villus　绒毛膜干　03.219

steroid hormone　类固醇激素，*甾体激素　03.061

steroid hormone receptor　类固醇激素受体　03.093

steroid 21-hydroxylase deficiency　*类固醇21-羟化酶缺乏症　10.159

steroidogenic acute regulatory protein deficiency　类固醇激素合成急性调节蛋白缺乏症　10.166

straight seminiferous tubule　直精小管，*直细精管，*精直小管　02.196

streak ovary　条索状卵巢　04.136

STRP　短串联重复序列多态性　10.102

structural protein deficiency disease　结构蛋白缺陷病　10.145

subaortic lymph node　主动脉下淋巴结　02.097

subdermal implant　皮下埋植避孕剂　07.014

submetacentric chromosome　亚中着丝粒染色体　10.008

superficial dorsal vein of penis　阴茎背浅静脉　02.225

superficial inguinal lymph node　腹股沟浅淋巴结　02.087

superficial perineal fascia　会阴浅筋膜　02.138

superficial transverse muscle of perineum　会阴浅横肌　02.139

superior fascia of pelvic diaphragm　盆膈上筋膜　02.150

superior fascia of urogenital diaphragm　尿生殖膈上筋膜　02.147

superior pelvic aperture　骨盆入口　02.127

supernumerary ovary　副卵巢　04.138

superovulation　*超[促]排卵　06.004

super X syndrome　*超X综合征　10.053

super Y syndrome　*超Y综合征　10.055

supravaginal part of cervix　子宫颈阴道上部　02.034

surgical abortion　手术流产　07.031

surgical approach　手术入路　05.062

surrogacy　代孕　06.105

susceptibility　易感性　10.205

suspensory ligament of ovary　卵巢悬韧带　02.067

suspensory ligament of penis　阴茎悬韧带　02.187

sustained release contraceptive　缓释避孕药　07.013

sustentacular cell　[睾丸]支持细胞　03.276

Swyer syndrome　*斯威伊尔综合征　10.056

syncytiotrophoblast　合体滋养层　03.174

syncytiotrophoblast cell　合体滋养细胞　03.240

synonymous mutation　同义突变　10.088

system　生殖系统　01.005

T

T cell subset　T细胞亚群　03.249

TCRS　宫腔镜下子宫纵隔切除术　05.076

TDF　睾丸决定因子　03.134

telomere　端粒　10.006

teratozoospermia　畸形精子症　04.233

terminator codon mutation　终止密码突变　10.091

tertiary villus　三级绒毛　03.218

testicular artery　睾丸动脉　02.227

testicular atrophy　睾丸萎缩　04.220

testicular disorder of sexual development　睾丸型性发育异常　10.059

testicular feminization syndrome　*睾丸女性化综合征　10.148

testicular function failure　睾丸功能衰竭　04.219

testicular torsion　睾丸扭转，*精索扭转　04.216

testicular tumor　睾丸肿瘤　04.217

testis　睾丸　02.189

testis-determining factor　睾丸决定因子　03.134

testosterone　睾酮　03.307

testosterone replacement therapy　睾酮替代治疗　05.030

TGF-β　转化生长因子-β　03.091

thalassemia　地中海贫血　10.141

Th cell　辅助性T细胞　03.250

theca externa　卵泡外膜　03.043

theca interna　卵泡内膜　03.042

theca lutein cell　卵泡膜黄体细胞　03.057

thelarche　乳房萌发　03.007

therapeutic cloning　治疗性克隆　09.006

third generation sequencing technique　*第三代测序技术　10.232

three-dimensional culture　三维培养　09.015

three-dimensional culture of endometrium　子宫内膜三维培养　09.017

three-dimensional printing　三维打印，*3D打印　09.018

three-dimensional printing of ovary　卵巢三维打印　09.019

three-dimensional printing of uterus　子宫三维打印　09.020

threshold　阈值　10.177

threshold effect　阈值效应　10.178

thrombophilia　易栓症　05.022

thromboxane　血栓素　03.161

tibolone　替勃龙　04.107

time-lapse imaging　延时成像技术　06.054

tissue engineering technology　组织工程技术　09.014

T lymphocyte　T[淋巴]细胞　03.248

TNF 肿瘤坏死因子 03.257

TOA 输卵管卵巢脓肿 04.026

transcervical resection of septum 宫腔镜下子宫纵隔切除术 05.076

transforming growth factor-β 转化生长因子-β 03.091

transition 转换 10.086

transition zone of prostate 前列腺移行区 02.216

transrectal ultrasonography 经直肠超声检查 05.029

transvaginal surgery 经阴道手术 05.063

transverse vaginal septum 阴道横隔 04.159

transversion 颠换 10.087

trichomonal vaginitis 滴虫阴道炎 04.008

trigger 扳机 06.012

trilaminar germ disc 三胚层胚盘 03.197

trisomic 三体 10.023

trisomy syndrome 三体综合征 10.044

18-trisomy syndrome 18-三体综合征 10.046

13-trisomy syndrome 13-三体综合征 10.047

21-trisomy syndrome 21-三体综合征,*先天愚型 10.045

trophoblast 滋养层 03.172

trophoblast cell 滋养细胞 03.238

TRT 睾酮替代治疗 05.030

true pelvis 真骨盆 02.126

TRUS 经直肠超声检查 05.029

TSC 结节性硬化症 10.112

tubal branch of uterine artery 子宫动脉输卵管支 02.072

tubal patency test 输卵管通畅试验 05.014

tubal sterilization 输卵管绝育术 05.085

tuberculosis of epididymis 附睾结核 04.187

tuberculosis of fallopian tube 输卵管结核 04.034

tuberculosis of testis 睾丸结核 04.182

tuberculous pelvitis *结核性盆腔炎 04.033

tuberous sclerosis 结节性硬化症 10.112

tubo-ovarian abscess 输卵管卵巢脓肿 04.026

tumescence phase of penis 阴茎充盈期 03.317

tumor necrosis factor 肿瘤坏死因子 03.257

tunica albuginea 阴茎白膜 02.185,睾丸白膜 02.191

tunica albuginea of corpus cavernosa *阴茎海绵体白膜,*尿道海绵体白膜 02.185

tunica albuginea of ovary 卵巢白膜 02.060

tunica vaginalis 睾丸鞘膜 02.190

Turner syndrome 特纳综合征,*先天性卵巢发育不全 10.052

TV 滴虫阴道炎 04.008

two-cell hypothesis 两细胞-两促性腺激素假说,*双细胞和双促性腺激素假说 03.082

two-gonadotropin 两细胞-两促性腺激素假说,*双细胞和双促性腺激素假说 03.082

TX 血栓素 03.161

type B spermatogonium B型精原细胞 03.269

U

ultrashort-loop feedback 超短反馈 03.111

ultrasound contrast hysterosalpingography 经超声子宫输卵管造影 05.017

umbilical cord 脐带 03.208

umbilical cord blood 脐带血 03.210

unclaimed embryo 无主胚胎 12.017

undeveloped ovary 卵巢未发育 04.134

unexplained infertility 原因不明性不孕 05.006

unicornous uterus 单角子宫 04.150

unilateral double oviduct 单侧双输卵管 04.144

uniparental disomy 单亲二[倍]体疾病 10.194

uNK cell 子宫自然杀伤细胞,*uNK细胞 03.253

UPD 单亲二[倍]体疾病 10.194

ureter 输尿管 02.166

urethra 尿道 02.165

urethral sphincter 尿道括约肌 02.146

urethrovaginal sphincter *尿道阴道括约肌 02.146

urogenital diaphragm 尿生殖膈 02.144

urogenital fold 尿生殖褶 03.131

urogenital ridge 尿生殖嵴 03.120

urogenital sinus malformation 尿生殖窦发育异常 04.162

urogenital triangle 尿生殖三角 02.162

uterine adnexa 子宫附件 02.049

uterine amenorrhea 子宫性闭经 04.094

uterine artery 子宫动脉 02.069

uterine cavity 子宫腔 02.031

uterine natural killer cell 子宫自然杀伤细胞,*uNK细胞 03.253

uterine orifice of fallopian tube 输卵管子宫口 02.056

uterine perforation 子宫穿孔 07.035

uterine transplantation 子宫移植 09.029

uterine vein 子宫静脉 02.081

uterine venous plexus 子宫静脉丛 02.085

uterosacral ligament of uterus 子宫骶韧带 02.048

uterosalpingostomy 子宫输卵管吻合术 05.087

uterus 子宫 02.027

uterus body branch of uterine artery 子宫动脉宫体支 02.070

V

vacation pill 探亲避孕药 07.012

vacuum aspiration 负压吸引术 07.033

vacuum erection device 真空勃起装置 05.048

vagina 阴道 02.024

vaginal artery 阴道动脉 02.076

vaginal branch of uterine artery 子宫动脉阴道支 02.075

vaginal contraceptive sponge 阴道避孕海绵 07.021

vaginal fornix 阴道穹[隆] 02.025

vaginal intercourse 阴道交 08.009

vaginal microecological environment balance 阴道微生态平衡 04.003

vaginal microenvironment 阴道微生态 04.002

vaginal orifice 阴道口 02.020

vaginal part of cervix 子宫颈阴道部 02.035

vaginal venous plexus 阴道静脉丛 02.086

vaginal vestibule 阴道前庭 02.016

vaginismus 阴道痉挛 08.033

vaginoplasty 阴道成形术 05.070

variable number tandem repeat 可变数目串联重复序列 10.100

varicocele 精索静脉曲张 04.215

vas deferens 输精管 02.208

vas deferens obstruction 输精管梗阻 04.225

vasoconstrictors 血管收缩因子 03.158

vasography 输精管造影术 05.026

vaso-seminal vesiculography 精道造影，*输精管精囊造影 05.025

VED 真空勃起装置 05.048

vena dorsalis profunda penis 阴茎背深静脉 02.224

vena oviductus 输卵管静脉 02.083

venereal lymphogranuloma 性病性淋巴肉芽肿 04.199

vermiform appendix 阑尾 02.168

verumontanum 精阜 02.236

vesicouterine pouch 膀胱子宫陷凹 02.170

vesicular follicle *囊状卵泡 03.044

vesiculo-deferential artery 输精管精囊动脉 02.228

vestibular fossa of vagina 阴道前庭窝 02.022

vibration induced ejaculation 振动刺激诱导射精 05.045

villous chorion *丛密绒毛膜 03.224

villous trophoblast 绒毛滋养细胞 03.241

villus *绒毛 03.215

viral orchitis 病毒性睾丸炎 04.179

visiting pill 探亲避孕药 07.012

vitrification cryopreservation 玻璃化冷冻保存 06.064

VNTR 可变数目串联重复序列 10.100

vulvae *外阴 02.003

vulvovaginal candidiasis 外阴阴道假丝酵母菌病 04.009

vulvovaginitis 外阴阴道炎 04.007

VVC 外阴阴道假丝酵母菌病 04.009

W

WD *威尔逊病 10.158

Wharton's jelly 华通胶 03.209

whole chromosome painting 全染色体涂抹 10.225

whole genome amplification 全基因组扩增 06.078

WHS *沃尔夫-赫希霍恩综合征 10.049

Williams syndrome 威廉姆斯综合征 10.066

Wilson disease *威尔逊病 10.158

Wolffian duct *沃尔夫管 03.127

Wolf-Hirschhorn syndrome *沃尔夫-赫希霍恩综合征 10.049

WS 威廉姆斯综合征 10.066

X

X-chromosome inactivation　X染色体失活　10.193

X-linked dominant hereditary disease　X连锁显性遗传病　10.133

X-linked dominant inheritance　X连锁显性遗传　10.132

X-linked recessive hereditary disease　X连锁隐性遗传病　10.135

X-linked recessive inheritance　X连锁隐性遗传　10.134

X-ray hysterosalpingography　经X线子宫输卵管造影　05.016

46, XX disorder of sexual development　46, XX型女性性发育异常　10.057

XX male syndrome　*XX男性综合征　10.059

XXX syndrome　超雌综合征，*XXX综合征　10.053

46, XY disorder of sexual development　46, XY型女性性发育异常　10.058

XY pure gonadal dysgenesis　XY单纯性腺发育不全，*XY完全型性腺发育不全　10.056

XYY syndrome　超雄综合征，*XYY综合征　10.055

Y

Y-linked hereditary disease　Y连锁遗传病　10.137

Y-linked inheritance　Y连锁遗传　10.136

Z

ZIFT　合子输卵管内移植　06.023

zona pellucida　透明带　03.039

zona reaction　透明带反应　03.164

zygote　受精卵　03.166

zygote intrafallopian transfer　合子输卵管内移植　06.023

汉 英 索 引

A

阿谢曼综合征　Asherman syndrome　04.095

*艾滋病　acquired immunodeficiency syndrome，AIDS　04.202

*爱德华兹综合征　Edwards syndrome　10.046

*安全期避孕　natural family planning，NFP　07.028

B

白体　corpus albicans　03.059

白细胞介素　interleukin，IL　03.255

白血病抑制因子　leukemia inhibitory factor，LIF　03.256

扳机　trigger　06.012

瘢痕子宫内膜异位症　scar endometriosis　04.170

半乳糖血症　galactosemia　10.154

半自主复制　semi-autonomous replication　10.179

包茎　phimosis　04.214

包皮过长　redundant prepuce　04.213

包皮系带　frenulum of prepuce　02.183

包蜕膜　decidua capsularis　03.185

胞饮突　pinopode　03.155

苯丙酮尿症　phenylketonuria，PKU　10.156

闭经　amenorrhea　04.075

闭孔淋巴结　obturator lymph node　02.098

闭孔神经　obturator nerve　02.105

闭锁卵泡　atretic follicle　03.053

壁蜕膜　decidua parietalis　03.186

避孕　contraception　07.001

避孕膏　contraceptive jelly　07.022

避孕贴片　contraceptive patch　07.016

避孕咨询　contraception counseling　07.042

*臂间倒位　pericentric inversion　10.029

*臂内倒位　paracentric inversion　10.029

边缘性行为　borderline sex behavior　08.012

扁平型骨盆　platypelloid pelvis　02.132

变性高效液相色谱法　denaturing high performance liquid chromatography，DHPLC　10.238

表观遗传重编程　epigenetic reprogramming　03.264

表观遗传学　epigenetics　10.187

表皮生长因子　epidermal growth factor，EGF　03.090

*表型正常的平衡的染色体结构重排者　carrier of chromosomal structural aberration　10.038

病毒性睾丸炎　viral orchitis　04.179

玻璃化冷冻保存　vitrification cryopreservation　06.064

勃起功能障碍　erectile dysfunction　08.035

不规律月经　irregular menstruation　04.041

不规则显性遗传　irregular dominance inheritance　10.119

不射精[症]　anejaculation　08.040

不完全显性遗传　incomplete dominant inheritance　10.107

不孕[症]　infertility　05.002

部分单亲源同二[倍]体　partial isodisomy，partial isoUPD　10.197

部分单体综合征　partial monosomy syndrome　10.048

4p部分单体综合征　partial monosomy 4p syndrome　10.049

5p部分单体综合征　partial monosomy 5p syndrome　10.050

C

残角子宫 rudimentary uterine horn 04.151

残角子宫切除术 resection of rudimentary uterine horn 05.081

插入易位 insertional translocation 10.034

产后抑郁 postpartum depression 11.017

产前超声诊断 prenatal ultrasound diagnosis 10.253

产前筛查 prenatal screening 10.239

产前诊断 prenatal diagnosis 10.252

长反馈 long-loop feedback 03.109

长效避孕针 contraceptive injection 07.011

长形精子细胞 elongated spermatid 03.273

常染色体 autosome 10.013

常染色体显性遗传 autosomal dominant inheritance 10.105

常染色体显性遗传病 autosomal dominant hereditary disease 10.108

常染色体显性遗传多囊肾病 autosomal dominant polycystic kidney disease, ADPKD 10.114

常染色体隐性遗传 autosomal recessive inheritance 10.128

常染色体隐性遗传病 autosomal recessive hereditary disease 10.129

常氧培养 normoxic culture 06.044

超雌综合征 XXX syndrome 10.053

*超[促]排卵 superovulation 06.004

超短反馈 ultrashort-loop feedback 03.111

超雄综合征 XYY syndrome 10.055

*超X综合征 super X syndrome 10.053

*超Y综合征 super Y syndrome 10.055

晨间勃起 morning erection 05.034

成骨不全 osteogenesis imperfecta 10.120

*成人型多囊肾病 adult polycystic kidney disease 10.114

*成熟卵泡 mature follicle 03.047

成纤维细胞生长因子 fibroblast growth factor 03.092

成组培养 group culture 06.041

程序化冷冻保存 programmed cryopreservation 06.062

耻骨 pubis 02.115

耻骨弓 pubic arch 02.116

耻骨联合 pubic symphysis 02.118

耻骨阴道肌 pubovaginalis 02.153

耻骨直肠肌 puborectalis 02.154

耻尾肌 pubococcygeus 02.155

出生缺陷 birth defect 10.258

初级精母细胞 primary spermatocyte 03.270

初级卵母细胞 primary oocyte 03.029

初级卵泡 primary follicle 03.038

*初级绒毛 primary villus 03.216

处女膜 hymen 02.021

处女膜闭锁 imperforate hymen 04.163

*处女膜无孔 imperforate hymen 04.163

触发效应 flare-up effect 06.009

垂体卒中 pituitary apoplexy 04.087

垂体降调节 pituitary down-regulation 06.007

垂体兴奋试验 pituitary stimulating test 04.098

垂体性闭经 pituitary amenorrhea 04.086

纯合子 homozygote 10.073

*纯质性 homoplasmy 10.175

唇腭裂 cleft lip and palate 10.211

唇后连合 posterior labial commissure 02.007

唇前连合 anterior labial commissure 02.006

雌二醇 estradiol 03.066

17β-雌二醇 17β-estradiol 04.105

雌激素 estrogen 03.063

雌激素补充治疗 estrogen replacement therapy 04.100

雌激素撤退性出血 estrogen withdrawal bleeding 04.059

雌激素受体 estrogen receptor 03.094

雌激素突破性出血 estrogen breakthrough bleeding 04.060

雌三醇 estriol 03.067

雌酮 estrone 03.065

雌烷核 estrane nucleus 03.064

雌孕激素人工周期疗法 estrogen-progesterone artificial cycle therapy 04.102

雌孕激素序贯法 sequential estrogen and progesterone therapy 04.071

雌孕激素序贯试验 sequential estrogen and progesterone test 04.097

次级精母细胞 secondary spermatocyte 03.271

次级卵母细胞 secondary oocyte 03.031

次级卵泡 secondary follicle 03.040

*次级绒毛 secondary villus 03.217

*从头测序技术　de novo sequencing　10.232
从性遗传　sex-influenced inheritance　10.126
*丛密绒毛膜　villous chorion　03.224
促卵泡激素　follicle-stimulating hormone，FSH　03.103
促性腺激素　gonadotropin　03.102
*促性腺激素功能低下型性腺功能减退症　hypogonadotropic hypogonadism，HH　04.078
促性腺激素释放激素　gonadotropin-releasing hormone，GnRH　03.099
*促性腺激素释放激素非依赖性性早熟　peripheral precocious puberty　04.132
促性腺激素释放激素激动剂　gonadotrophin releasing hormone agonist　06.008
促性腺激素释放激素拮抗剂　gonadotrophin releasing hormone antagonist　06.010

促性腺激素释放激素脉冲治疗　pulsatile GnRH therapy　05.032
促性腺激素释放激素受体　gonadotropin-releasing hormone receptor，GnRH receptor　03.106
*促性腺激素释放激素依赖性性早熟　central precocious puberty　04.131
促性腺激素治疗　gonadotropin therapy　05.031
醋酸甲羟孕酮　medroxyprogesterone acetate　04.108
催乳素　prolactin，PRL　03.105
催乳素瘤　prolactinoma　04.128
催乳素释放抑制因子　prolactin release inhibiting factor，PRIF　04.127
*脆骨病　osteogenesis imperfecta　10.120
错义突变　missense mutation　10.090

D

*3D打印　three-dimensional printing　09.018
*大骨盆　greater pelvis　02.125
*大规模平行测序　massively parallel signature sequencing，MPSS　10.231
大阴唇　labium majus，greater lip of pudendum　02.005
代孕　surrogacy　06.105
单倍体　haploid　10.017
单倍体基因型　haplotype　06.077
单侧双输卵管　unilateral double oviduct　04.144
XY单纯性腺发育不全　XY pure gonadal dysgenesis　10.056
单分子测序　single molecule sequencing　10.232
单核苷酸多态性　single nucleotide polymorphism，SNP　10.101
*单核苷酸多态性芯片　single nucleotide polymorphism chip　10.227
单核苷酸多态性阵列　single nucleotide polymorphism array　10.227
*单基因性状　monogenic character　10.203
单基因遗传病　monogenic disease，single gene disorder　10.104
单角子宫　unicornous uterus　04.150
单角子宫矫治术　correction of unicornuate uterus　05.082
单胚胎培养　single embryo culture　06.042
单胚胎移植　single embryo transfer　06.057

单亲二[倍]体疾病　uniparental disomy，UPD　10.194
单亲生育权　reproductive right of single parent　12.012
单亲源同二[倍]体　isodisomy uniparental disomy，isoUPD　10.196
单亲源异二[倍]体　heterodisomy unipa-rental disomy，hetUPD　10.195
单体　monosomic　10.022
*单体型　haplotype　06.077
单相型体温　monophasic basal body temperature　05.013
单原核　mono-pronucleus　06.047
胆固醇　cholesterol　03.062
胆固醇侧链裂解酶　cholesterol side chain cleavage enzyme　03.079
蛋白激素受体　peptide hormone receptor　03.097
倒位携带者　inversion carrier　10.041
*道格拉斯腔　Douglas pouch　02.169
*道格拉斯陷窝　Douglas pouch　02.169
地中海贫血　thalassemia　10.141
*等臂染色体　metacentric chromosome　10.007
等位基因　allele　10.071
等位基因特异性寡核苷酸　allele-specific oligonucleotide，ASO　10.236
等位基因脱扣　allele dropout，ADO　06.076
低促性腺激素性无精子症　hypogonadotropic azoospermia　04.229

低促性腺激素[性]性腺功能减退症 hypogonadotropic hypogonadism，HH 04.078

*低肌张力-低智力-性腺发育低下-肥胖综合征 Prader-Willi syndrome，PWS 10.064

低磷酸盐血症性佝偻病 hypophosphatemic rickets 10.167

低氧培养 hypoxic culture 06.043

滴虫阴道炎 trichomonal vaginitis，TV 04.008

底蜕膜 decidua basalis 03.184

骶骨 sacrum 02.107

骶棘韧带 sacrospinous ligament 02.123

骶岬 promontory of sacrum 02.108

骶结节韧带 sacrotuberous ligament 02.122

骶淋巴结 sacral lymph node 02.090

骶髂关节 sacroiliac joint 02.119

骶前神经丛 presacral nervous plexus 02.104

骶尾关节 sacrococcygeal joint 02.120

*第二代测序技术 second generation sequencing technique 10.231

第二极体 second polar body 03.028

第二性征 secondary sexual characteristics 03.005

*第三代测序技术 third generation sequencing technique 10.232

*第一代测序技术 first generation sequencing technique 10.230

第一极体 first polar body 03.027

颠换 transversion 10.087

点突变 point mutation 10.084

电刺激取精术 electroejaculation 05.046

顶浆分泌 apocrine 03.154

顶体 acrosome 03.290

*顶体蛋白 acrosin 03.291

顶体反应 acrosome reaction 03.302

顶体素 acrosin 03.291

顶臀长 crown-rump length，CRL 03.204

动态突变 dynamic mutation 10.097

冻胚移植 frozen embryo transfer 06.066

窦卵泡计数 antral follicle count，AFC 05.009

窦前卵泡 preantral follicle 03.037

窦状卵泡 antral follicle 03.044

端粒 telomere 10.006

短串联重复序列多态性 short tandem repeat polymorphism，STRP 10.102

短反馈 short-loop feedback 03.110

短时授精 short-term insemination 06.031

*断头精子症 acephalic spermatozoa 10.170

多倍体 polyploid 10.020

多重连接探针扩增技术 multiplex ligation-dependent probe amplification，MLPA 10.233

*多发性骨纤维发育不良伴性早熟综合征 McCune-Albright syndrome 04.133

多核卵裂球 multinuclear blastomere 06.052

*多基因性状 polygenic character 10.204

多基因遗传 polygenic inheritance 10.198

多基因遗传病 polygenic disease，polygenic inherited disease 10.199

多囊卵巢 polycystic ovary 04.110

多囊卵巢综合征 polycystic ovary syndrome，PCOS 04.111

多色荧光原位杂交 multicolorfluorescence *in situ* hybridization，multicolor FISH 10.224

多胎妊娠 multiple gestation 06.083

DNA多态性 DNA polymorphism 10.098

多肽激素 polypeptide hormone 03.083

多体 polysomic 10.024

多原核 multi-pronuclei 06.048

惰性宫内节育器 inert intrauterine device 07.003

E

儿童期 childhood 03.003

儿童期保健 childhood care 11.002

二倍体 diploid 10.019

二级绒毛 secondary villus 03.217

二胚层胚盘 bilaminar germ disc 03.191

F

反复妊娠丢失 recurrent miscarriage，RM；recurrent pregnant loss，RPL 05.020

反复着床失败 repeated implantation failure 06.091

*反复自然流产 recurrent spontaneous abortion，RSA 05.020

反射性勃起 reflexogenic erection 03.323

芳香化酶 aromatase 03.081

纺锤体核移植 spindle nuclear transfer 09.005

放射冠 corona radiata 03.049

非编码核糖核酸 non-coding RNA 10.192

非梗阻性无精子症 nonobstructive azoospermia，NOA 04.227

非淋菌性尿道炎 non-gonococcal urethritis 04.196

非特异性睾丸炎 nonspecific orchitis 04.177

非特异性外阴炎 non-specific vulvitis 04.012

非整倍体 aneuploid 10.021

肥胖 obesity 04.116

*分裂球 blastomere 03.168

分子病 molecular disease 10.138

*分子核型分析 molecular karyotype analysis 10.226

分子细胞遗传学分析 molecular cytogenetic analysis 10.220

分子遗传学检测技术 molecular genetics detection technology 10.229

风险切割值 risk cut-off value 10.247

夫精人工授精 artificial insemination by husband 06.017

辅助孵化 assisted hatching 06.059

*辅助生育技术 assisted reproductive technology，ART 06.001

辅助生殖技术 assisted reproductive technology，ART 06.001

辅助生殖技术伦理 ethics in assisted reproductive technology 12.013

辅助生殖伦理学 assisted reproductive ethics 12.002

辅助性T细胞 helper T cell，Th cell 03.250

负压吸引术 vacuum aspiration 07.033

附睾 epididymis 02.200

附睾梗阻 epididymal obstruction 04.226

附睾管 epididymal duct 02.204

[附睾管]基细胞 basal cell 02.206

[附睾管]主细胞 principal cell 02.205

附睾结核 tuberculosis of epididymis 04.187

附睾生理 physiology of epididymis 03.293

附睾体 corpus epididymidis 02.202

附睾头 caput epididymidis 02.201

附睾尾 cauda epididymidis 02.203

附睾小体 epididymosome 03.295

附睾炎 epididymitis 04.183

*附件炎 adnexitis 04.027

复方短效口服避孕药 compound short-acting oral contraceptive 07.009

复方长效口服避孕药 compound long-acting oral contraceptive 07.010

复合非整倍体 complex aneuploid 10.025

复合妊娠 heterotopic pregnancy 06.086

复合易位 complex translocation 10.035

复合杂合子 compound heterozygote 10.075

副卵巢 supernumerary ovary 04.138

副输卵管 accessory fallopian tube 04.143

*副中肾管 paramesonephric duct 03.128

副中肾管抑制因子 Müllerian inhibiting factor，MIF 03.135

腹股沟浅淋巴结 superficial inguinal lymph node 02.087

腹股沟深淋巴结 deep inguinal lymph node 02.088

腹膜型子宫内膜异位症 peritoneal endometriosis 04.167

腹膜子宫内膜异位病灶去除术 resection of peritoneal endometriosis 05.094

腹腔镜手术 operative laparoscopy 05.065

腹腔镜下输卵管通液术 laparoscopic hydrotubation 05.018

G

肝豆状核变性 hepatolenticular degeneration 10.158

肛交 anal intercourse 08.010

肛门三角　anal triangle　02.163

肛门外括约肌　external anal sphincter　02.142

肛神经　anal nerve　02.102

肛提肌　levator ani muscle　02.152

肛提肌腱弓　arcus tendineus levator ani, ATLA　02.158

高促性腺激素性无精子症　hypergonadotropic azoospermia　04.228

高促性腺激素[性]性腺功能减退症　hypergonadotropic hypogonadism　04.079

*高促性腺素性功能减退症　hypergonadotropic hypogonadism　04.079

高催乳素血症　hyperprolactinemia　04.126

高通量测序　high-throughput sequencing　10.231

高突变率　high mutation rate　10.180

高雄激素血症　hyperandrogenism　04.114

高胰岛素血症　hyperinsulinism　04.113

睾酮　testosterone　03.307

睾酮替代治疗　testosterone replacement therapy, TRT　05.030

睾丸　testis　02.189

睾丸白膜　tunica albuginea　02.191

睾丸测量模型　Prader orchiometer　05.028

睾丸动脉　testicular artery　02.227

睾丸功能衰竭　testicular function failure　04.219

[睾丸]间质细胞　interstitial cell of testis　03.275

睾丸结核　tuberculosis of testis　04.182

睾丸决定因子　testis-determining factor, TDF　03.134

睾丸扭转　testicular torsion　04.216

*睾丸女性化综合征　testicular feminization syndrome　10.148

睾丸鞘膜　tunica vaginalis　02.190

睾丸生理　physiology of testis　03.259

睾丸输出小管　efferent ductule of testis　02.198

睾丸网　rete testis　02.197

睾丸萎缩　testicular atrophy　04.220

睾丸小隔　septulum testis　02.193

睾丸小叶　lobules of testis　02.194

睾丸型性发育异常　testicular disorder of sexual development　10.059

睾丸炎　orchitis　04.175

[睾丸]支持细胞　sustentacular cell　03.276

睾丸肿瘤　testicular tumor　04.217

睾丸纵隔　mediastinum testis　02.192

梗阻性无精子症　obstructive azoospermia, OA　04.223

更年期　climacteric period　03.012

弓形子宫　arcuate uterus　04.155

功能性下丘脑性闭经　functional hypothalamic amenorrhea, FHA　04.083

供精人工授精　artificial insemination by donor　06.018

供精者筛查　sperm donor screening　06.102

*宫颈　cervix uteri　02.033

宫颈管人工授精　intracervical insemination　06.020

宫颈环扎术　cervical cerclage　05.073

宫颈息肉摘除术　cervical polypectomy　05.071

宫颈阴道重建术　cervicovaginal reconstruction　05.072

宫内节育器　intrauterine device, IUD　07.002

宫内外复合妊娠　intrauterine and extrauterine compound pregnancy　06.087

*宫内诊断　prenatal diagnosis　10.252

宫旁组织　parametrium　02.043

宫腔镜手术　hysteroscopy　05.066

宫腔镜输卵管插管术　hysteroscopic tubal intubation　05.083

宫腔镜下子宫内膜息肉切除术　hysteroscopic resection of endometrial polyp　05.077

宫腔镜下子宫纵隔切除术　transcervical resection of septum, TCRS　05.076

宫腔内人工授精　intrauterine insemination　06.019

宫腔粘连松解术　intrauterine adhesiolysis　05.074

*宫外孕　extrauterine pregnancy　06.085

共显性遗传　codominance inheritance　10.122

*孤立性LH缺乏症　isolated deficiency of luteinizing hormone　10.131

骨盆　pelvis　02.106

骨盆出口　pelvic outlet, inferior pelvic aperture　02.129

骨盆底　pelvic floor　02.135

骨盆底外层　outer layer of pelvic floor　02.137

骨盆分界　pelvic brim　02.124

骨盆关节　pelvic joint　02.117

骨盆腔　pelvic cavity　02.128

骨盆韧带　pelvic ligament　02.121

骨盆入口　pelvic inlet, superior pelvic aperture　02.127

*骨盆下口　pelvic outlet, inferior pelvic aperture　02.129

骨盆轴　pelvic axis　02.130

固定绒毛　anchoring villus　03.222

刮宫术　dilatation and curettage　04.066

*冠状沟　coronal sulcus　02.181

极度少精子症 extreme oligozoospermia 04.238

*极端滋养层 polar trophoblast 03.175

极体活检 polar body biopsy 06.080

极体移植 polar body transfer 09.002

急性附睾炎 acute epididymitis 04.184

急性睾丸炎 acute orchitis 04.176

急性盆腔结缔组织炎 acute pelvic parametritis 04.030

急性细菌性前列腺炎 acute bacterial prostatitis, ABP 04.190

急性异常子宫出血 acute abnormal uterine bleeding 04.049

急性子宫颈炎 acute cervicitis 04.015

脊髓小脑性共济失调 spinocerebellar ataxia, SCA 10.116

脊髓性肌萎缩 spinal muscular atrophy, SMA 10.130

脊柱裂 spinal bifida 10.209

计算机辅助精液分析 computer-assisted sperm analysis, CASA 05.052

继发不孕 secondary infertility 05.004

继发性闭经 secondary amenorrhea 04.081

继发性痛经 secondary dysmenorrhea 04.120

继发性性腺功能减退症 hypogonadotropic hypogonadism 04.205

*加性效应 additive effect 10.201

家族性高胆固醇血症 familial hypercholesterolemia 10.121

家族性精神发育迟缓 familial mental retardation 10.213

家族性腺瘤性息肉病 familial adenomatous polyposis, FAP 10.113

甲磺酸溴隐亭 bromocriptine mesylate 04.129

*甲型血友病 hemophilia A, HA 10.143

假骨盆 false pelvis 02.125

*假性性早熟 peripheral precocious puberty 04.132

假阳性率 false positive rate 10.241

假阴性率 false negative rate 10.243

尖锐湿疣 condyloma acuminatum 04.201

间期荧光原位杂交 interphase fluorescence *in situ* hybridization, interphase FISH 10.223

*检出率 sensitivity 10.244

减数分裂 meiosis 03.024

减数分裂Ⅰ meiosisⅠ 03.025

减数分裂Ⅱ meiosisⅡ 03.026

减胎术 fetal reduction 06.084

碱基置换 base substitution 10.085

*节段性单亲源二[倍]体 partial isodisomy, partial isoUPD 10.197

节育 birth control 07.029

*节制生育 birth control 07.029

结构蛋白缺陷病 structural protein deficiency disease 10.145

结合雌激素 conjugated estrogen 04.104

*结核性盆腔炎 tuberculous pelvitis 04.033

结节性硬化症 tuberous sclerosis, TSC 10.112

解剖学内口 anatomical internal os 02.039

紧急避孕 emergency contraception 07.017

进行性假肥大性肌营养不良 Duchenne and Becker muscular dystrophies 10.146

进行性眼外肌麻痹 progressive external ophthalmoplegia, PEO 10.185

近端着丝粒染色体 acrocentric chromosome 10.009

近亲婚配 consanguineous marriage 10.262

经超声子宫输卵管造影 ultrasound contrast hysterosalpingography 05.017

经腹手术 laparotomy 05.064

经间期出血 intermenstrual bleeding 04.046

经期过短 shortened menstruation 04.043

经期延长 prolonged menstrual period 04.042

经前期综合征 premenstrual syndrome 04.121

经X线子宫输卵管造影 X-ray hysterosalpingography 05.016

经血逆流 retrograde menstruation 04.171

经阴道手术 transvaginal surgery 05.063

经直肠超声检查 transrectal ultrasonography, TRUS 05.029

精道造影 vaso-seminal vesiculography 05.025

精阜 verumontanum 02.236

精浆 seminal plasma 03.327

精浆生化分析 biochemical composition of seminal plasma 05.053

精囊 seminal vesicle 02.212

精囊管 seminal vesicle duct 02.213

精囊炎 seminal vesiculitis 04.188

精索 spermatic cord 02.210

精索静脉 spermatic vein 02.229

精索静脉曲张 varicocele 04.215

*精索扭转 testicular torsion 04.216

精索神经 spermatic nerve 02.232

精液　semen　03.326
精液常规分析　routine semen analysis　05.054
精液处理　semen processing　06.025
精液检查　semen analysis　05.051
精液冷冻保存　semen cryopreservation　06.096
精原干细胞　spermatogonia stem cell，SSC；primitive spermatogonium　03.268
精原细胞　spermatogonium　03.267
*精直小管　straight seminiferous tubule　02.196
精子　sperm，spermatozoon　03.280
精子鞭毛多发形态异常　multiple morphological abnormality of sperm flagella，MMAF　10.171
精子超活化　sperm hyperactivation　03.300
精子成熟　sperm maturation　03.294
精子顶体酶活性分析　sperm acrosin activity assay　05.059
精子发生　spermatogenesis　03.266
精子活动率　sperm motility rate　05.056
*精子活力　sperm motility rate　05.056
精子获能　sperm capacitation　03.299
精子畸形率　abnormal sperm rate　05.055
精子结构　sperm structure　03.281
精子捐赠　sperm donation　06.100
精子膜　sperm membrane　03.288
精子前向运动　progressive motility of sperm　03.298
精子趋化　sperm chemotaxis　03.301
精子肉芽肿　sperm granuloma　04.186

精子上游法　sperm swim-up method　06.026
精子释放　spermiation　03.292
精子DNA碎片率　sperm DNA fragmen tation index，DFI　05.060
精子头　sperm head　03.282
精子尾[部]　sperm tail　03.283
精子尾颈段　neck of sperm tail　03.284
*精子尾连接段　neck of sperm tail　03.284
精子尾末段　end piece of sperm tail　03.287
精子尾中段　midpiece of sperm tail　03.285
精子尾主段　principal piece of sperm tail　03.286
精子形成　spermiogenesis　03.274
精子形态学分析　sperm morphology analysis　05.057
精子运动　sperm motility　03.297
精子制动　sperm immobilization　06.033
静态突变　static mutation　10.083
巨噬细胞　macrophage　03.254
聚合酶链反应　polymerase chain reaction，PCR　10.234
聚合酶链反应-单链构象多态性　polymerase chain reaction-single strand conformation polymorphism，PCR-SSCP　10.237
绝经　menopause　03.015
绝经过渡期　menopausal transition period　03.014
绝经后骨质疏松　postmenopausal osteoporosis　04.125
绝经后期　postmenopause　03.016
绝经综合征　menopause syndrome　04.122

K

卡尔曼综合征　Kallmann syndrome，KAL　04.080
抗精子抗体　anti-sperm antibody，ASA　05.058
抗磷脂[抗体]综合征　antiphospholipid antibody syndrome　05.021
抗米勒管激素　anti-Müllerian hormone，AMH　05.008
拷贝数多态性　copy number polymorphism，CNP　10.103
颗粒黄体细胞　granulosa lutein cell　03.058
颗粒细胞　granulosa cell　03.032
可变数目串联重复序列　variable number tandem re-

peat，VNTR　10.100
克兰费尔特综合征　Klinefelter syndrome　10.054
空蝶鞍综合征　empty sella syndrome　04.089
控制性超促排卵　controlled ovarian hyperstimulation，COH　06.004
口服避孕药　oral contraceptive　07.008
口交　oral intercourse　08.011
*快乐木偶综合征　angelman syndrome，AS　10.065
髋骨　hip bone　02.110

L

卵巢周期　ovarian cycle　03.034

卵冠丘复合体　oocyte corona cumulus complex　03.050

卵裂　cleavage　03.167

卵裂期胚胎形态学评估　morphology evaluation of cleavage-stage embryo　06.050

卵裂球　blastomere　03.168

卵裂球活检　blastomere biopsy　06.081

卵母细胞　oocyte　03.019

卵母细胞成熟阻滞　oocyte mature arrest　06.035

卵母细胞发育　oocyte development　03.020

卵母细胞辅助激活　assisted oocyte activation，AOA　06.037

卵母细胞激活　oocyte activation　03.163

卵母细胞捐赠　oocyte donation　06.103

卵母细胞冷冻保存　oocyte cryopre-servation　06.094

卵母细胞评估　oocyte evaluation　06.034

卵母细胞生发泡移植　oocyte germinal vesicle transfer　09.004

卵母细胞形态异常　oocyte morphology abnormality　06.036

卵泡　ovarian follicle，follicle　03.033

卵泡重构　follicle reconsition　09.016

卵泡刺激素　follicle-stimulating hormone，FSH　03.103

卵泡刺激素受体　follicle stimulating hormone receptor，FSHR　03.108

卵泡发育　follicular development　03.035

卵泡发育监测　follicle development monitoring　06.003

卵泡膜　follicular theca　03.041

卵泡膜黄体细胞　theca lutein cell　03.057

卵泡膜细胞增殖症　hyperthecosis　04.115

卵泡内膜　theca interna　03.042

卵泡腔　follicular cavity　03.051

卵泡体外生长培养　*in vitro* culture of follicle　09.033

卵泡外膜　theca externa　03.043

卵泡选择　follicle selection　03.046

卵泡液　follicular fluid　03.052

卵泡抑制素　follistatin　03.086

卵泡周期募集　cyclic follicle recruitment　03.045

卵丘　cumulus oophorus　03.048

卵原干细胞　oogonial stem cell　09.012

卵原细胞　oogonium　03.022

卵子发生　oogenesis　03.018

罗伯逊易位　Robertsonian translocation　10.033

罗伯逊易位携带者　Robertsonian translocation carrier　10.039

M

*马凡综合征　Marfan syndrome　10.110

马方综合征　Marfan syndrome　10.110

麦丘恩-奥尔布赖特综合征　McCune-Albright syndrome　04.133

蔓状静脉丛　pampiniform plexus　02.230

慢性非细菌性前列腺炎　chronic nonbacterial prostatitis，CNP　04.193

慢性附睾炎　chronic epididymitis　04.185

慢性睾丸炎　chronic orchitis　04.178

慢性盆腔结缔组织炎　chronic pelvic parametritis　04.031

慢性盆腔疼痛综合征　chronic pelvic pain syndrome，CPPS　04.192

慢性输卵管炎　chronic salpingitis　04.023

慢性细菌性前列腺炎　chronic bacterial prostatitis，CBP　04.191

慢性异常子宫出血　chronic abnormal uterine bleeding　04.048

慢性子宫颈炎　chronic cervicitis　04.016

*猫叫综合征　cri-du-chat syndrome，CdCS　10.050

*米勒管　Müllerian duct　03.128

泌精　emission　03.325

密度梯度离心法　density gradient centrifugation method　06.027

免疫细胞　immunocyte　03.247

膜转运蛋白病　membrane transport protein disease　10.149

母胎界面　maternal-fetal interface　03.227

母-胎免疫耐受　maternal-fetal immune tolerance　03.237

母系遗传　maternal inheritance　10.173

*纳博特囊肿　Naboth cyst　04.018

耐热性碱性磷酸酶　heat-stable alkaline phosphatase，HSAP　03.235

男型骨盆　android pelvis　02.134

男性保健　male health care　11.007

男性不育诊断　diagnosis of male infertility　05.050

男性迟发性性腺功能减退症　late onset hypogonadism in male　04.207

男性内分泌功能　male endocrine function　03.305

男性内生殖器官　internal genital organ of male　02.172

男性尿道　male urethra　02.234

男性生育力保存　male fertility preservation　06.095

男性生殖内分泌疾病　male reproductive endocrine disease　04.203

男性生殖系统　male reproductive system，male genital system　02.171

男性生殖系统感染　infection of male reproductive system　04.174

*男性特纳综合征　male Turner syndrome　10.117

男性外生殖器官　external genital organ of male　02.173

男性性腺功能减退症　male hypogonadism　04.206

*XX男性综合征　XX male syndrome　10.059

囊胚　blastocyst　03.170

囊胚活检　blastocyst biopsy　06.082

囊胚期形态学评估　morphology evaluation of blastocyst　06.053

囊性纤维化　cystic fibrosis，CF　10.150

*囊性纤维化跨膜传导调节蛋白　cystic fibrosis transmembrane conductance regulator，CFTR　04.211

*囊性纤维化跨膜电导调节因子　cystic fibrosis transmembrane conductance regulator，CFTR　04.211

囊性纤维化跨膜转导调节因子　cystic fibrosis transmembrane conductance regulator，CFTR　04.211

*囊状卵泡　vesicular follicle　03.044

脑积水　hydrocephalus　10.214

内胚层　endoderm　03.198

内皮素　endothelin　03.160

*内细胞群　inner cell mass　03.171

内细胞团　inner cell mass　03.171

能育无睾综合征　fertile eunuch syndrome　10.131

尼尔雌醇　nilestriol　04.106

*逆向射精　retrograde ejaculation　08.041

逆行射精　retrograde ejaculation　08.041

*念珠菌性阴道炎　candidal vaginitis　04.009

尿道　urethra　02.165

尿道海绵体　corpus spongiosum，cavernous body of urethra　02.176

*尿道海绵体白膜　tunica albuginea of corpus cavernosa　02.185

尿道海绵体部　penile urethra　02.238

尿道括约肌　urethral sphincter　02.146

尿道膜部　membranous urethra　02.237

尿道前列腺部　prostatic urethra　02.235

尿道球　bulb of urethra　02.184

尿道球腺　bulbourethral gland　02.222

尿道外口　external orifice of urethra　02.019

尿道下裂　hypospadias　04.243

*尿道阴道括约肌　urethrovaginal sphincter　02.146

尿道舟状窝　fossa scaphoidea of urethra　02.239

尿生殖窦发育异常　urogenital sinus malformation　04.162

尿生殖膈　urogenital diaphragm　02.144

尿生殖膈上筋膜　superior fascia of urogenital diaphragm　02.147

尿生殖膈下筋膜　inferior fascia of urogenital diaphragm　02.148

尿生殖嵴　urogenital ridge　03.120

尿生殖三角　urogenital triangle　02.162

尿生殖褶　urogenital fold　03.131

努南综合征　Noonan syndrome　10.117

女型骨盆　gynecoid pelvis　02.131

女性保健　female health care　11.006

女性不孕诊断　diagnosis of female infertility　05.005

女性内生殖器　internal genital organ of female　02.023

女性生育力保存　female fertility preservation　06.093

女性生殖道自然防御功能　innate defense of female genital tract　04.004

女性生殖内分泌疾病　female reproductive endocrine disease　04.036

女性生殖器官　genital organ of female　02.002

*女性生殖器结核　genital tuberculosis　04.033

女性生殖系统　female genital system, female reproductive system　02.001

女性外生殖器　external genital organ of female　02.003

女用避孕套　female condom　07.025

P

*帕托综合征　Patau syndrome　10.047

排卵　ovulation　03.054

排卵前卵泡　preovulatory follicle　03.047

排卵障碍相关异常子宫出血　abnormal uterine bleeding-ovulatory dysfunction, AUB-O　04.058

膀胱　bladder　02.164

膀胱子宫陷凹　vesicouterine pouch　02.170

*胚端滋养层　polar trophoblast　03.175

[胚]极滋养层　polar trophoblast　03.175

胚盘　germ disc　03.190

*胚泡　blastocyst　03.170

胚胎　embryo　03.189

*胚胎穿透　embryo penetration　03.179

胚胎定位　embryo apposition　03.177

*胚胎复苏　embryo thawing　06.065

胚胎干细胞　embryonic stem cell　09.013

胚胎活检　embryo biopsy　06.079

胚胎解冻　embryo thawing　06.065

胚胎捐赠　embryo donation　06.104

胚胎冷冻保存　embryo cryopreservation　06.060

胚胎黏附　embryo adhesion　03.178

胚胎培养　embryo culture　06.038

胚胎评估　embryo evaluation　06.045

胚胎侵入　embryo invasion　03.179

胚胎碎片　embryo fragmentation　06.051

胚胎形态动力学　embryonic morphokinetic　06.055

胚胎移植　embryo transfer　06.056

胚胎植入　embryo implantation　03.176

胚外中胚层　extraembryonic mesoderm　03.194

配子捐赠　gamete donation　06.099

配子输卵管内移植　gamete intrafallopian transfer, GIFT　06.022

盆膈　pelvic diaphragm　02.136

盆膈筋膜　parietal pelvic fascia　02.149

盆膈上筋膜　superior fascia of pelvic diaphragm　02.150

盆膈下筋膜　inferior fascia of pelvic diaphragm　02.151

盆筋膜腱弓　arcus tendineus fascia pelvis, ATFP　02.159

盆腔腹膜炎　pelvic peritonitis　04.029

盆腔结核　pelvic tuberculosis　04.033

盆腔外子宫内膜异位症　extrapelvic endometriosis　04.169

*盆腔炎　pelvic inflammatory disease, PID　04.019

盆腔炎后遗症　sequelae of pelvic inflammatory disease　04.032

盆腔炎[症]性疾病　pelvic inflammatory disease, PID　04.019

盆腔粘连松解术　pelvic adhesiolysis　05.093

皮下埋植避孕剂　subdermal implant　07.014

片段重复　fragment duplication　10.095

片段重排　fragment rearrangement　10.096

片段缺失　fragment deletion　10.094

片段突变　fragment mutation　10.093

平衡易位　balanced translocation　10.032

平衡易位携带者　balanced translocation carrier　10.040

平滑绒毛膜　chorion leave, smooth chorion　03.223

屏障避孕　barrier contraception　07.023

剖宫产瘢痕憩室修补术　repair of cesarean scar defect　05.075

葡萄糖-6-磷酸脱氢酶缺乏症　glucose-6-phosphate dehydrogenase deficiency, G6PD deficiency　10.155

普拉德-威利综合征　Prader-Willi syndrome, PWS　10.064

Q

脐带　umbilical cord　03.208

脐带穿刺术　cordocentesis　10.256

脐带血　umbilical cord blood　03.210

器官发生　organogenesis　03.201

髂骨　ilium　02.111

髂间淋巴结　interiliac lymph node　02.096

髂淋巴结 iliac lymph node 02.091

髂内淋巴结 internal iliac lymph node 02.094

髂外淋巴结 external iliac lymph node 02.093

髂尾肌 iliococcygeus 02.156

髂总淋巴结 common iliac lymph node 02.092

*前减数分裂 prereductional division 03.025

前列腺 prostate 02.214

前列腺包膜 capsule of prostate 02.219

前列腺前括约肌 preprostatic sphincter 02.220

前列腺前纤维肌肉间质区 anterior fibromuscular stroma of prostate 02.218

前列腺素 prostaglandin，PG 03.159

前列腺外周区 peripheral zone of prostate 02.217

前列腺小体 prostasome 03.296

前列腺炎 prostatitis 04.189

前列腺移行区 transition zone of prostate 02.216

前列腺中央区 central zone of prostate 02.215

前肾 pronephros 03.125

前庭大腺 greater vestibular gland 02.018

前庭球 bulb of vestibule 02.017

前戏 foreplay 08.022

嵌合体 mosaicism 10.043

17α-羟化酶 17α-hydroxylase 03.080

3β-羟化酶缺乏症 3β-hydroxylase deficiency 10.162

11β-羟化酶缺乏症 11β-hydroxylase deficiency 10.161

17α-羟化酶缺乏症 17α-hydroxylase deficiency 10.163

17β-羟化酶缺乏症 17β-hydroxylase deficiency 10.164

21-羟化酶缺乏症 21-hydroxylase deficiency 10.160

17α-羟孕酮 17α-hydroxyprogesterone，17α-OH-proge-sterone 03.073

17α-羟孕烯醇酮 17α-hydroxypregnenolone，17α-OH-pregnenolone 03.072

*巧克力囊肿 chocolate cyst 04.166

鞘膜积液 hydrocele 04.218

青春期 adolescence 03.004

青春期保健 adolescent health care 11.003

青春期发动 onset of puberty 03.006

轻度少精子症 mild oligozoospermia 04.241

清宫术 evacuation of uterus 07.041

*情感障碍 affective disorder 10.212

球海绵体肌 bulbocavernosus muscle 02.140

球海绵体肌反射 bulbocavernosus reflex，BCR 05.036

球海绵体肌反射潜伏时间 bulbocavernosus reflex latency time 05.037

*曲细精管 contorted seminiferous tubule 02.195

取卵术 oocyte retrieval 06.028

全基因组扩增 whole genome amplification 06.078

全染色体分析 comprehensive chromosome screening，CCS 06.075

全染色体涂抹 whole chromosome painting 10.225

全身凝血相关疾病所致异常子宫出血 abnormal uterine bleeding-coagulopathy，AUB-C 04.054

R

染色单体 chromatid 10.003

染色体 chromosome 10.001

染色体臂 chromosome arm 10.005

染色体病 chromosomal disorder 10.042

染色体重复 chromosome duplication 10.028

*染色体重排 chromosome rearrangement 10.026

染色体带型 chromosome banding pattern 10.011

染色体倒位 chromosome inversion 10.029

染色体多态性 chromosomal polymorphism 10.014

染色体核型 chromosome karyotype 10.010

染色体核型分析 chromosome karyotype analysis 10.218

染色体畸变 chromosomal aberration 10.015

染色体结构畸变 chromosomal structure aberration 10.026

染色体结构畸变携带者 carrier of chromosomal structural aberration 10.038

*染色体结构异常 chromosome structural abnormality 10.026

染色体缺失 chromosome deletion 10.027

X染色体失活 X-chromosome inactivation 10.193

染色体数目畸变 chromosome numerical aberration 10.016

*染色体数目异常 chromosome numerical abnormality 10.016

*染色体微重复综合征 chromosome microduplication syndrome 10.061

Y染色体微缺失 microdeletion in Y chromosome 10.067

染色体微缺失综合征 chromosome microdeletion syndrome 10.061

染色体微阵列 chromosomal microarray 10.226

Y染色体无精子症因子c区缺失 deletion of azoospermia factor c region of Y chromosome 10.068

Y染色体性别决定区 sex-determining region Y gene, SRY 03.133

染色体异常型性发育异常 abnormal chromosomal disorder of sexual development 10.060

染色体易位 chromosome translocation 10.030

染色质 chromatin 10.002

染色质重塑 chromatin remodeling 10.191

人单精子冷冻保存 cryopreservation of single human spermatozoa 06.098

人工绝经 artificial menopause 04.124

人工流产 artificial abortion 07.030

人工流产不全 incomplete induced abortion 07.038

人工流产漏吸 missed aspiration 07.037

人工流产综合征 induced abortion syndrome 07.036

人工配子 artificial gamete 09.011

人工授精 artificial insemination 06.016

人类白细胞抗原 human leucocyte antigen, HLA 03.245

人类白细胞抗原Ⅰ类基因 human leukocyte antigen class Ⅰ gene 03.246

人类精子库 human sperm bank 06.101

人类绝经期促性腺激素 human menopausal gonadotropin 06.011

人绒毛膜促性腺激素 human chorionic gonadotropin, hCG 03.231

人胎盘催乳素 human placental lactogen, hPL 03.232

人微量精子冷冻保存 cryopreservation of small number of human spermatozoa 06.097

妊娠结局 pregnancy outcome 06.088

妊娠相关血浆蛋白A pregnancy associated plasma protein-A, PAPP-A 03.233

*绒毛 villus 03.215

绒毛间隙 intervillous space, IVS 03.220

绒毛膜 chorion 03.213

绒毛膜板 chorionic plate 03.214

绒毛膜干 stem villus 03.219

*绒毛膜绒毛 chorionic villus 03.215

绒毛膜绒毛吸取术 chorionic villus sampling, CVS 10.255

绒毛外滋养细胞 extravillous trophoblast cell 03.242

绒毛滋养细胞 villous trophoblast 03.241

肉芽肿性睾丸炎 granulomatous orchitis 04.181

乳房萌发 thelarche 03.007

软骨发育不全 achondroplasia, ACH 10.111

软下疳 chancroid 04.198

弱精子症 asthenospermia 04.232

S

*塞托利细胞 Sertoli cell 03.276

三级绒毛 tertiary villus 03.218

三胚层胚盘 trilaminar germ disc 03.197

三体 trisomic 10.023

三体综合征 trisomy syndrome 10.044

13-三体综合征 13-trisomy syndrome 10.047

18-三体综合征 18-trisomy syndrome 10.046

21-三体综合征 21-trisomy syndrome 10.045

三维打印 three-dimensional printing 09.018

三维培养 three-dimensional culture 09.015

桑格测序 Sanger sequencing 10.230

桑葚胚 morula 03.169

上胚层 epiblast 03.192

少畸精子症 oligoteratozoospermia 04.235

少精子症 oligozoospermia 04.231

少弱畸形精子症 oligoasthenoteratozoospermia, OAT 04.236

少弱精子症 oligoasthenospermia 04.234

射精 ejaculation 03.324

*射精迟缓 retarded ejaculation 08.039

射精管 ejaculatory duct 02.211

射精管梗阻 ejaculatory duct obstruction, EDO 04.224

射精痛 ejaculation pain 08.042

射精延迟 retarded ejaculation 08.039

射精障碍 ejaculatory disorder 08.037

深部浸润型子宫内膜异位症 deep-infiltrating endometriosis 04.168

深部浸润型子宫内膜异位症腹腔镜切除术 laparoscopic resection of deepinfiltrating endometriosis 05.095

神经纤维瘤病 neurofibromatosis, NF 10.115

肾上腺　adrenal gland　03.115

肾上腺功能初现　adrenarche　03.008

生发泡　germinal vesicle　03.030

生发上皮　germinal epithelium　03.122

生化妊娠　biochemical pregnancy　06.090

生精上皮　spermatogenic epithelium　03.278

生精上皮周期　cycle of seminiferous epithelium　03.279

生精细胞　spermatogenic cell　03.260

生精细胞发育　spermatogenic development　03.261

生精小管　seminiferous tubule　02.195

生精周期　duration of spermatogenesis　03.277

生理分期　physiological stage　03.001

生命健康权　right of life and health　12.007

生命健康权优先原则　priority of right to life and health principle　12.008

生肾节　nephrotome，nephromere　03.118

生肾索　nephrogenic cord　03.119

生育力　fertility　05.001

生育力保存　fertility preservation　06.092

*生育期　childbearing period　03.011

生育期保健　maternal health care　11.004

生育权　reproductive right　01.009

生育自主权　reproductive autonomy　12.006

生长因子　growth factor　03.088

生殖　reproduction　01.002

生殖保健　reproductive health care　11.001

生殖道黏膜免疫系统　mucosal immune system of genital tract　04.005

生殖功能　reproductive capability　01.006

生殖嵴　genital ridge　03.121

生殖健康　reproductive health　11.008

生殖结节　genital tubercle　03.132

生殖伦理学　reproductive ethics　12.001

生殖母细胞　gonocyte　03.265

生殖器官　reproductive organ　01.004

生殖器官移植　reproductive organ transplantation　09.025

生殖器念珠菌病　genital candidiasis　04.197

生殖器疱疹　genital herpes　04.200

*生殖权利　reproductive right　01.009

生殖衰老　reproductive aging　11.009

生殖外科手术　reproductive surgery　05.061

生殖系统　reproductive system, genital, system　01.005

生殖系统炎症　inflammation of reproductive system 04.001

生殖细胞　germ cell　01.003

*生殖腺嵴　genital ridge　03.121

生殖行为　reproductive behavior　01.008

生殖医学　reproductive medicine　01.001

生殖周期　reproductive cycle　01.007

实时荧光定量聚合酶链反应　real-time fluorescence quantitative PCR　10.235

*始基卵泡　primordial follicle　03.036

始基子宫　primordial uterus　04.149

视听性刺激勃起功能检测　audio-visual sexual stimulation，AVSS　05.039

释放孕激素的宫内节育器　progesterone-releasing intrauterine device　07.006

手术流产　surgical abortion　07.031

手术入路　surgical approach　05.062

受精　fertilization　03.165

受精卵　zygote　03.166

受精失败　fertilization failure　06.049

受体蛋白病　receptor protein disease　10.147

授精　insemination　06.029

输精管　vas deferens　02.208

输精管动脉　deferential artery　02.226

输精管梗阻　vas deferens obstruction　04.225

输精管壶腹　ampulla of deferent duct　02.209

输精管精囊动脉　vesiculo-deferential artery　02.228

*输精管精囊造影　vaso-seminal vesiculography　05.025

输精管造影术　vasography　05.026

输卵管　fallopian tube, oviduct　02.050

输卵管发育异常　oviduct dysplasia　04.140

输卵管腹腔口　abdominal orifice of fallopian tube　02.057

输卵管痕迹　rudimentary fallopian tube　04.142

输卵管壶腹部　ampulla portion of fallopian tube　02.053

输卵管积脓　pyosalpinx　04.025

输卵管积水　hydrosalpinx　04.024

输卵管间质部　interstitial portion of fallopian tube　02.051

输卵管结核　tuberculosis of fallopian tube　04.034

输卵管近端栓塞术　proximal fallopian tubal embolization　05.084

输卵管静脉　vena oviductus　02.083

输卵管绝育术　tubal sterilization　05.085

输卵管卵巢脓肿　tubo-ovarian abscess, TOA　04.026

输卵管卵巢炎　salpingo-oophoritis　04.027

输卵管切除术　salpingectomy　05.086

输卵管缺失　absence of fallopian tube　04.141

输卵管伞　fimbria of fallopian tube　02.055

输卵管伞部　fimbria portion of fallopian tube　02.054

输卵管伞端成形术　fimbriated extremity of fallopian-plasty　05.088

输卵管通畅试验　tubal patency test，fallopian tube patency test　05.014

输卵管通液术　hydrotubation　05.015

输卵管系膜　mesosalpinx　02.058

输卵管峡部　isthmic portion of fallopian tube　02.052

输卵管炎　salpingitis　04.022

输卵管子宫口　uterine orifice of fallopian tube　02.056

输卵管阻塞　salpingemphraxis　04.028

输尿管　ureter　02.166

数量性状　quantitative character　10.204

双侧双输卵管　bilateral double oviduct　04.145

双重杂合子　double heterozygote　10.076

双角子宫　bicornuate uterus　04.153

*双细胞和双促性腺激素假说　two-gonadotropin，two-cell hypothesis　03.082

双相型体温　biphasic basal body temperature　05.012

双性恋　bisexuality　08.005

双着丝粒染色体　dicentric chromosome　10.037

双子宫　didelphic uterus　04.152

顺行输精管造影　antegrade vasography　05.027

*斯威伊尔综合征　Swyer syndrome　10.056

酸性黏多糖　acid mucopolysaccharide，AMPS　03.157

缩宫素酶　oxytocinase　03.234

T

胎儿　fetus　03.203

胎儿附属物　fetal appendage　03.205

胎儿颈部透明层厚度筛查　nuchal translucency screening，NT screening　10.248

胎儿镜　fetoscopy　10.257

胎儿小叶　fetal lobule　03.226

胎儿叶　fetal leaf　03.225

胎膜　fetal membrane　03.207

胎盘　placenta　03.206

胎盘防御功能　placental defense function　03.229

胎盘合成功能　placental synthesis function　03.230

胎盘免疫功能　placental immune function　03.236

*胎盘膜　placental membrane　03.227

*胎盘屏障　placental barrier　03.227

胎盘绒毛　placental villus　03.215

胎盘物质交换功能　placental material exchange function　03.228

探亲避孕药　vacation pill，visiting pill　07.012

*唐氏综合征　Down syndrome　10.045

糖皮质激素　glucocorticoid　03.116

特发性无精子症　idiopathic azoospermia　04.230

特纳综合征　Turner syndrome　10.052

特异度　specificity　10.242

体蒂　body stalk　03.195

体外成熟培养　in vitro maturation，IVM　06.068

体外射精　coitus interruptus　07.027

体外受精　in vitro fertilization　06.030

体外受精-胚胎移植　in vitro fertilization-embryo transfer，IVF-ET　06.024

体细胞核移植　somatic cell nuclear transfer　09.007

替勃龙　tibolone　04.107

天使综合征　angelman syndrome，AS　10.065

条索状卵巢　streak ovary　04.136

*调情　borderline sex behavior　08.012

*同型分裂　homotypic division　03.026

同性恋　homosexuality　08.004

同义突变　synonymous mutation　10.088

同质性　homoplasmy　10.175

同种核移植　homologous nuclear transfer　09.008

痛经　dysmenorrhea　04.118

透明带　zona pellucida　03.039

透明带反应　zona reaction　03.164

蜕膜　decidua　03.183

蜕膜反应　decidual reaction　03.182

*蜕膜化　decidualization　03.182

蜕膜基质细胞　decidual stromal cell，DSC　03.243

臀淋巴结　gluteal lymph node　02.095

脱氢表雄酮　dehydroepiandrosterone　03.077

脱氧核糖核酸甲基化　DNA methylation　10.189

W

外胚层 ectoderm 03.200

*外阴 vulvae 02.003

外阴阴道假丝酵母菌病 vulvovaginal candidiasis, VVC 04.009

外阴阴道炎 vulvovaginitis 04.007

外用避孕药 chemical contraceptive 07.020

外用杀精剂 spermicide for external use 07.019

外用药物避孕 contraception with external drug 07.018

外周性性早熟 peripheral precocious puberty 04.132

完全显性遗传 complete dominant inheritance 10.106

*XY完全型性腺发育不全 XY pure gonadal dysgenesis 10.056

*完全性性早熟 central precocious puberty 04.131

*威尔逊病 Wilson disease, WD 10.158

威廉姆斯综合征 Williams syndrome, WS 10.066

微粒化孕酮 micronized progesterone 04.109

微流控技术 microfluidic technology 09.021

微流控精子优选 microfluidic sperm isolation, microfluidic sperm optimization, microfluidic sperm selection 09.022

微流控卵母细胞冷冻保存 micro fluidic oocyte cryo-preservation 09.024

微流控胚胎培养 microfluidic embryo culture 09.023

1p36微缺失综合征 1p36 deletion syndrome 10.063

22q11.2微缺失综合征 22q11.2 deletion syndrome 10.062

*微卫星多态性 microsatellite polymorphism 10.102

微效基因 minor gene 10.200

围绝经期 perimenopausal period 03.013

围绝经期保健 peri-menopausal period care 11.005

尾骨 coccyx 02.109

尾骨肌 coccygeus 02.157

萎缩型子宫内膜 atrophic endometrium 04.063

*未分化性腺 primordial gonad 03.124

未分类异常子宫出血 abnormal uterine bleeding-not otherwise classified, AUB-N 04.057

*沃尔夫管 Wolffian duct 03.127

*沃尔夫-赫希霍恩综合征 Wolf-Hirschhorn syndrome, WHS 10.049

无创产前筛查 noninvasive prenatal testing 10.251

无精液症 aspermia 04.221

无精子症 azoospermia 04.222

无脑儿 anencephaly 10.208

*无脑畸形 anencephaly 10.208

无头精子症 acephalic spermatozoa 10.170

无性恋 asexuality 08.006

无性欲 loss of sexual desire 08.027

无义突变 nonsense mutation 10.089

无主胚胎 unclaimed embryo 12.017

戊酸雌二醇 estradiol valerate 04.103

X

希恩综合征 Sheehan syndrome 04.088

系谱 pedigree 10.270

系谱分析 pedigree analysis 10.272

*NK细胞 natural killer cell, NK cell 03.252

*uNK细胞 uterine natural killer cell, uNK cell 03.253

细胞黏附分子 cell adhesion molecule, CAM 03.258

T细胞亚群 T cell subset 03.249

细胞遗传学诊断技术 cytogenetic diagnostic technique 10.217

细胞因子 cytokine 03.087

细胞质移植技术 cytoplasm transfer technology 09.010

细胞滋养层 cytotrophoblast 03.173

细胞滋养细胞 cytotrophoblast cell 03.239

细菌性阴道病 bacterial vaginosis, BV 04.010

下胚层 hypoblast 03.193

下丘脑 hypothalamus 03.098

下丘脑-垂体-睾丸轴 hypothalamic-pituitary-testicular axis 03.304

下丘脑-垂体-卵巢轴 hypothalamic-pituitary-ovarian axis, HPO 03.113

下丘脑-垂体-性腺轴 hypothalamic-pituitary-gonadal axis 03.303

下丘脑性闭经　hypothalamic amenorrhea　04.082

下生殖道感染　lower genital tract infection　04.006

先天性代谢缺陷　inborn error of metabolism　10.153

先天性单侧输精管缺如　congenital unilateral absence of vas deferens, CUAVD　04.209

先天性耳前瘘　congenital preauricular fistula, CPF　10.109

*先天性卵巢发育不全　Turner syndrome　10.052

先天性葡萄糖-半乳糖吸收不良　congenital glucose-galactose malabsorption, CGGM　10.152

先天性肾上腺皮质增生症　congenital adrenal hyperplasia, CAH　10.159

先天性输精管缺如　congenital absence of vas deferens, CAVD　04.208

先天性双侧输精管缺如　congenital bilateral absence of vas deferens, CBAVD　04.210

先天性无子宫　congenital uterus absence　04.147

先天性心脏病　congenital heart disease　10.210

先天性子宫畸形　congenital uterine anomaly　04.146

先天性子宫颈发育异常　congenital cervical dysplasia　04.156

先天性子宫阴道缺如综合征　Mayer-Rokitansky-Kuster-Hauser syndrome, MRKH syndrome　04.157

*先天愚型　21-trisomy syndrome　10.045

先证者　proband　10.271

*G显带　G-banding　10.219

显性基因　dominant gene　10.078

显性性状　dominant character　10.077

限制性片段长度多态性　restriction fragment length polymorphism, RFLP　10.099

线粒体病　mitochondrial disorder　10.181

线粒体肌病　mitochondrial myopathy　10.182

线粒体基因组　mitochondrial genome　10.172

线粒体脑肌病伴高乳酸血症和卒中样发作　mitochondrial encephalomyopathy with lactic acidosis and stroke-like episode, MELAS　10.184

线索细胞　clue cell　04.011

腺垂体　adenohypophysis　03.100

腺垂体生殖激素　adenohypophysis reproductive hormone　03.101

相互易位　reciprocal translocation　10.031

消极生育权　negative reproductive right　12.004

*小骨盆　lesser pelvis　02.126

*小卫星DNA　minisatellite DNA　10.100

小阴唇　labium minus, lesser lip of pudendum　02.008

小阴唇粘连　adhesion of labia minora　04.013

携带者筛查　carrier screening　10.273

泄殖腔膜　cloacal membrane　03.129

泄殖腔褶　cloacal fold　03.130

心理保健　mental health care　11.016

心理性勃起　psychogenic erection　03.322

新生儿期　neonatal period　03.002

B型精原细胞　type B spermatogonium　03.269

5型磷酸二酯酶抑制剂　phosphodie-sterase type 5 inhibitor, PDE5i　05.047

46, XX型女性性发育异常　46, XX disorder of sexual development, DSD　10.057

46, XY型女性性发育异常　46, XY disorder of sexual development　10.058

性别鉴定　sex identification　12.014

性别选择　sex selection　12.015

性病性淋巴肉芽肿　venereal lymphogranuloma　04.199

性潮红　sex flush　08.018

性成熟期　sexual maturity period　03.011

性持续期　sexual plateau phase　08.019

性传播疾病　sexually transmitted diseases　04.194

性发育　sexual development　03.010

性反应　sexual response　08.014

性反应周期　sexual response cycle　08.015

性高潮　orgasm　03.311

性高潮期　sexual orgasm phase　08.020

性高潮障碍　sexual orgasmic disorder, orgasmic dysfunction　08.032

*性高涨期　sexual plateau phase　08.019

性功能　sexual function　03.309

性功能生理　sexual function physiology　03.310

性功能障碍　sexual dysfunction　08.024

性唤起障碍　sexual arousal disorder　08.030

性健康　sexual health　11.015

性交　sexual intercourse, coitus　08.008

性交后试验　postcoital test, PCT　05.019

性交痛　dyspareunia　08.034

性快感缺失　anorgasmia　08.031

*性快感障碍　anorgasmia　08.031

*性平台期　sexual plateau phase　08.019

性取向　sexual orientation　08.002

性染色体　sex chromosome　10.012

性染色体病　sex chromosome disease　10.051

性生活史 sexual history 05.033

性生理卫生 sexual biological health 11.012

性索 sexual cord 03.123

性卫生 sex hygiene 11.011

性消退期 sexual resolution phase 08.021

性心理卫生 sexual psychological health 11.013

性行为 sexual behavior 08.007

性兴奋持续期 plateau of excitation 03.313

性兴奋期 sexual excitation period 03.312

性兴奋期 sexual arousal phase 08.017

性厌恶 sexual aversion disorder 08.026

*性幼稚嗅觉丧失综合征 Kallmann syndrome，KAL 04.080

性欲 sexual desire，libido 08.001

性欲减退症 hypoactive sexual desire disorder 08.028

性欲亢进 hypersexuality 08.029

性欲期 sexual desire phase 08.016

*性欲缺失 loss of sexual desire 08.027

性欲障碍 sexual desire disorder 08.025

*性原细胞 gonocyte 03.265

性早熟 precocious puberty 04.130

性治疗 sex therapy 11.014

雄激素 androgen 03.075

雄激素不敏感综合征 androgen insensitivity syn-drome，AIS 10.148

雄激素结合蛋白 androgen binding protein 03.306

雄激素受体 androgen receptor，AR 03.096

雄激素性秃发 androgenetic alopecia 10.127

雄烷核 androstane nucleus 03.076

雄烯二酮 androstenedione 03.078

序贯培养 sequential culture 06.039

选择性单胚胎移植 elective single embryo transfer，eSET 06.058

选择性阴部内动脉造影 selective internal pudendal arteriography，SIPA 05.044

血附睾屏障 blood-epididymis barrier 02.207

血睾屏障 blood-testis barrier 02.199

血管收缩因子 vasoconstrictors 03.158

血红蛋白病 hemoglobinopathy 10.139

血浆蛋白病 plasma protein disease 10.142

血精[症] hematospermia 04.242

*血-生精小管屏障 blood-seminiferous tubule barrier 02.199

血栓素 thromboxane，TX 03.161

血体 corpus hemorrhagicum 03.055

ABO血型系统 ABO blood group 10.123

血友病A hemophilia A，HA 10.143

血友病B hemophilia B，HB 10.144

Y

亚中着丝粒染色体 submetacentric chromosome 10.008

延迟显性遗传 delayed dominance inheritance 10.124

延时成像技术 time-lapse imaging 06.054

盐皮质激素 mineralocorticoid 03.117

*衍生染色体 derivative chromosome 10.031

眼皮肤白化病 oculocutaneous albinism 10.157

羊齿状结晶 ferning pattern 03.141

羊膜 amnion 03.212

羊膜腔穿刺术 amniocentesis 10.254

*羊膜腔镜 fetoscopy 10.257

羊水 amniotic fluid 03.211

羊水栓塞 amniotic fluid embolism 07.039

阳性率 positive rate 10.240

阳性预测值 positive predictive value，PPV 10.245

腰淋巴结 lumbar lymph node 02.089

药物流产 medical induction 07.040

药物性闭经 drug-induced amenorrhea 04.085

叶状绒毛膜 chorion frondosum 03.224

夜间勃起 nocturnal erection 03.321

夜间阴茎勃起试验 nocturnal penile tumescence test-ing，NPT 05.040

一步法培养 single step culture 06.040

一级绒毛 primary villus 03.216

医源性异常子宫出血 abnormal uterine bleeding-iatrogenic，AUB-I 04.056

胰岛素抵抗 insulin resistance 04.112

胰岛素样生长因子 insulin-like growth factor，IGF 03.089

移码突变 frame-shift mutation 10.092

遗传病贝叶斯定理 Bayes theorem of genetic disorder 10.264

遗传病非指向性咨询 nondirective counseling of ge-

阴茎包皮　prepuce of penis　02.182

阴茎背动脉　dorsal artery of penis　02.223

阴茎背浅静脉　superficial dorsal vein of penis　02.225

阴茎背深静脉　vena dorsalis profunda penis　02.224

阴茎背神经　dorsal nerve of penis　02.231

阴茎背神经传导速度试验　dorsal nerve conduction velocity test　05.038

阴茎勃起　penile erection　03.314

阴茎勃起消退期　detumescence phase of penis　03.320

阴茎充分勃起期　full erection phase of penis　03.318

阴茎充盈期　tumescence phase of penis　03.317

阴茎充盈前期　filling phase of penis　03.316

阴茎根　root of penis　02.178

阴茎海绵体　corpus cavernosa, cavernous body of penis　02.175

*阴茎海绵体白膜　tunica albuginea of corpus cavernosa　02.185

[阴茎]海绵体内注射　intracavernosal injection，ICI　05.042

[阴茎]海绵体造影　cavernosography　05.043

阴茎假体植入　penile prosthesis implantation，PPI　05.049

阴茎脚　crus of penis　02.177

阴茎颈　neck of penis　02.181

阴茎快速勃起期　rapid erection phase of penis　03.319

阴茎疲软期　flaccid phase of penis　03.315

阴茎双功能超声检查　penile duplex ultrasound，PDU　05.041

阴茎套　condom　07.024

阴茎体　body of penis　02.179

阴茎头　glans penis，balanus　02.180

阴茎悬韧带　suspensory ligament of penis　02.187

阴茎异常勃起　priapism　08.036

阴茎中隔　septum of penis　02.186

阴囊　scrotum　02.188

阴性预测值　negative predictive value，NPV　10.246

隐睾　cryptorchidism　04.212

隐匿性精子症　cryptozoospermia　04.237

隐私权　right of privacy　12.005

隐性基因　recessive gene　10.080

隐性性状　recessive character　10.079

荧光原位杂交　fluorescence in situ hybridization，FISH　10.221

游离睾酮　free testosterone　03.308

游离绒毛　free villus　03.221

有丝分裂　mitosis　03.023

*幼年期　childhood　03.003

幼稚子宫　infantile uterus　04.148

诱导排卵　ovulation induction　06.002

鱼精蛋白　protamine　03.289

*育龄期　sexual maturity period　03.011

阈值　threshold　10.177

阈值效应　threshold effect　10.178

原肠作用　gastrulation　03.196

原发不孕　primary infertility　05.003

原发性闭经　primary amenorrhea　04.076

原发性痛经　primary dysmenorrhea　04.119

原发性性腺功能减退症　hypergonadotropic hypogonadism　04.204

原核评估　pronuclear evaluation　06.046

原核移植　pronuclear transfer　09.003

原始卵泡　primordial follicle　03.036

原始卵泡体外激活　in vitro activation of primordial follicle　09.032

原始生殖细胞　primordial germ cell　03.021

原始生殖细胞迁移　primordial germ cell migration　03.263

原始生殖细胞特化　primordial germ cell specification　03.262

原始性腺　primordial gonad　03.124

原因不明性不孕　unexplained infertility　05.006

圆头精子症　globozoospermia　10.169

圆形精子细胞　round spermatid　03.272

月经　menstruation　03.136

月经初潮　menarche　03.009

月经过多　menorrhagia　04.044

月经过少　hypomenorrhea　04.045

月经量　menstrual volume　03.139

月经频发　polymenorrhea　04.038

月经期　menstrual period　03.138

月经稀发　oligomenorrhea　04.039

月经周期　menstrual cycle　03.137

孕二醇　pregnanediol　03.071

孕激素　progestin　03.068

孕激素补充疗法　progesterone replacement therapy　04.101

孕激素内膜萎缩法　progesterone-induced endometrial atrophy therapy　04.070

孕激素试验　progestational challenge　04.096

孕激素受体　progesterone receptor　03.095

孕龄　gestational age　03.202

孕酮　progesterone　03.074

孕烷核　pregnane nucleus　03.069

孕烯醇酮　pregnenolone　03.070

孕早期母血清产前筛查　maternal serum prenatal screening in first trimester　10.249

孕中期母血清产前筛查　maternal serum prenatal screening in second trimester　10.250

运动性闭经　exercise-related amenorrhea　04.084

Z

杂合子　heterozygote　10.074

*杂质性　heteroplasmy　10.176

*甾体激素　steroid hormone　03.061

早发性卵巢功能不全　premature ovarian insufficiency, POI　04.091

早泄　prematuration, prospermia, premature ejaculation　08.038

躁狂抑郁症　manic-depressive disorder　10.212

真骨盆　true pelvis　02.126

真空勃起装置　vacuum erection device, VED　05.048

真蜕膜　decidua vera　03.187

*真性性早熟　central precocious puberty　04.131

诊断性刮宫　diagnostic curettage　04.067

阵列比较基因组杂交　array comparative genomic hybridization　10.228

振动刺激诱导射精　vibration induced ejaculation　05.045

整倍体　euploid　10.018

知情同意权　right of informed consent　12.009

知情同意书　informed consent form　12.010

直肠　rectum　02.167

直肠膀胱隔　rectovesical septum　02.221

直肠子宫陷凹　rectouterine pouch　02.169

直精小管　straight seminiferous tubule　02.196

*直细精管　straight seminiferous tubule　02.196

植冰　seeding　06.063

植入后胚胎发育　post-implantation embryo development　03.188

植入前单基因遗传病检测　preimplantation genetic testing for monogenic disease, PGT-M　06.073

植入前非整倍体检测　preimplantation genetic testing for aneuploidy, PGT-A　06.072

植入前胚胎发育　preimplantation embryo development　03.162

植入前染色体结构重排检测　preimplantation genetic testing-structural rearrangement, PGT-SR　06.074

植入前遗传学检测　preimplantation genetic testing, PGT　06.069

植入前遗传学筛查　preimplantation genetic screening, PGS　06.071

植入前遗传学诊断　preimplantation genetic diagnosis, PGD　06.070

质量性状　qualitative character　10.203

治疗性克隆　therapeutic cloning　09.006

中度少精子症　moderate oligozoospermia　04.240

中胚层　mesoderm　03.199

中期引产术　second trimester induced abortion　07.034

中期荧光原位杂交　metaphase FISH　10.222

中肾　mesonephros　03.126

中肾管　mesonephric duct　03.127

中肾旁管　paramesonephric duct　03.128

中肾旁管发育异常　paramesonephric duct malformation　04.139

中枢性性早熟　central precocious puberty　04.131

中着丝粒染色体　metacentric chromosome　10.007

终止密码突变　terminator codon mutation　10.091

肿瘤坏死因子　tumor necrosis factor, TNF　03.257

种植窗　implantation window　03.181

重度少精子症　severe oligozoospermia　04.239

主动脉下淋巴结　subaortic lymph node　02.097

主要组织相容性复合体　major histocompatibility complex, MHC　03.244

转化生长因子-β　transforming growth factor-β, TGF-β　03.091

转换　transition　10.086

*着床　imbed　03.176

*着床窗　implantation window　03.181

着丝粒　centromere　10.004

*着丝粒融合　centric fusion　10.033

滋养层　trophoblast　03.172

滋养细胞　trophoblast cell　03.238

子宫　uterus　02.027

子宫不规则出血　metrorrhagia　04.047

子宫穿孔　uterine perforation　07.035

子宫底　fundus of uterus　02.028

子宫骶韧带　uterosacral ligament of uterus　02.048

子宫动脉　uterine artery　02.069

子宫动脉宫底支　fundus branch of uterine artery　02.071

子宫动脉宫体支　uterus body branch of uterine artery　02.070

子宫动脉卵巢支　ovarian branch of uterine artery　02.073

子宫动脉输卵管支　tubal branch of uterine artery　02.072

子宫动脉阴道支　vaginal branch of uterine artery　02.075

子宫动脉子宫颈-阴道支　cervix-vaginal branch of uterine artery　02.074

子宫附件　uterine adnexa　02.049

子宫肌层　myometrium　02.041

子宫肌瘤切除术　myomectomy　05.079

子宫肌瘤消融术　ablation of hysteromyoma　05.080

子宫浆膜层　perimetrium　02.042

子宫角　horn of uterus　02.029

子宫颈　cervix uteri　02.033

子宫颈管　cervical canal　02.036

子宫颈内口　orificium internum isthmus　02.038

子宫颈黏液周期性变化　periodic change of cervical mucus　03.140

子宫颈外口　orificium externum isthmus, external cervical orifice　02.037

子宫颈息肉　cervical polyp　04.017

子宫颈腺囊肿　Naboth cyst　04.018

子宫颈炎　cervicitis　04.014

子宫颈阴道部　vaginal part of cervix　02.035

子宫颈阴道上部　supravaginal part of cervix　02.034

子宫静脉　uterine vein　02.081

子宫静脉丛　uterine venous plexus　02.085

子宫阔韧带　broad ligament of uterus　02.046

*子宫帽　diaphragm　07.026

子宫内膜　endometrium　02.040

子宫内膜不典型增生　atypical endometrial hyperplasia, AH　04.062

子宫内膜不规则脱落　irregular shedding of endometrium　04.065

子宫内膜恶变和不典型增生所致异常子宫出血　abnormal uterine bleeding-malignancy and hyperplasia, AUB-M　04.053

子宫内膜分泌期　secretory phase of endometrium　03.149

子宫内膜分泌晚期　late secretory phase of endometrium　03.152

子宫内膜分泌早期　early secretory phase of endometrium　03.150

子宫内膜分泌中期　mid-secretory phase of endometrium　03.151

子宫内膜功能层　functional layer of endometrium　03.143

子宫内膜活检术　endometrial biopsy　05.078

子宫内膜基底层　basal layer of endometrium　03.144

子宫内膜结核　endometrial tuberculosis　04.035

子宫内膜局部异常所致异常子宫出血　abnormal uterine bleeding-endometrial disorder, AUB-E　04.055

子宫内膜容受性　endometrial receptivity　03.180

子宫内膜三维培养　three-dimensional culture of endometrium　09.017

子宫内膜脱落法　endometrium shedding therapy　04.068

子宫内膜息肉　endometrial polyp　04.021

子宫内膜息肉所致异常子宫出血　abnormal uterine bleeding-polyp, AUB-P　04.050

子宫内膜修复法　endometrium repair and regeneration therapy　04.069

子宫内膜炎　endometritis　04.020

子宫内膜异位性疾病　endometriotic disease　04.164

子宫内膜异位症　endometriosis, EMT　04.165

子宫内膜月经期　menstrual phase of endometrium　03.153

子宫内膜增生　endometrial hyperplasia, EH　04.061

子宫内膜增殖期　proliferative phase of endometrium　03.145

子宫内膜增殖晚期　late proliferative phase of endometrium　03.148

子宫内膜增殖早期　early proliferative phase of endometrium　03.146

子宫内膜增殖中期　mid-proliferative phase of endometrium　03.147

子宫内膜准备　endometrial preparation　06.067

子宫内膜组织学　histology of endometrium　03.142

子宫平滑肌瘤所致异常子宫出血　abnormal uterine

（SCPC-BZBDZI11-0035）

ISBN 978-7-03-071769-6

定价：118.00 元